MYASTHENIA GRAVIS

中国罕见病防治与保障

重症肌无力

指 导　中国罕见病联盟

主 编　焉传祝　赵　琨　赵重波

副主编　胡　欣　董　咚

U0388049

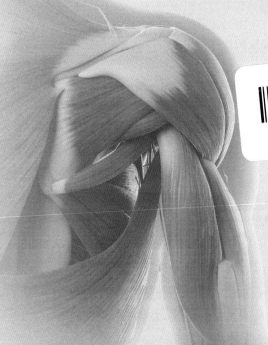

人民卫生出版社

·北京·

图书在版编目（CIP）数据

中国罕见病防治与保障. 重症肌无力 / 焉传祝，
赵琨，赵重波主编. -- 北京 ： 人民卫生出版社，2024.
10. -- ISBN 978-7-117-37012-7

Ⅰ. R442.9；R746.1

中国国家版本馆 CIP 数据核字第 2024499JL0 号

| 人卫智网 | www.ipmph.com | 医学教育、学术、考试、健康，购书智慧智能综合服务平台 |
| 人卫官网 | www.pmph.com | 人卫官方资讯发布平台 |

中国罕见病防治与保障——重症肌无力
Zhongguo Hanjianbing Fangzhi yu Baozhang
——Zhongzhengjiwuli

主　　编：焉传祝　赵　琨　赵重波
出版发行：人民卫生出版社（中继线 010-59780011）
地　　址：北京市朝阳区潘家园南里 19 号
邮　　编：100021
E - mail：pmph @ pmph.com
购书热线：010-59787592　010-59787584　010-65264830
印　　刷：北京盛通印刷股份有限公司
经　　销：新华书店
开　　本：710 × 1000　1/16　印张：17
字　　数：261 千字
版　　次：2024 年 10 月第 1 版
印　　次：2024 年 10 月第 1 次印刷
标准书号：ISBN 978-7-117-37012-7
定　　价：69.00 元

打击盗版举报电话：010-59787491　E-mail：WQ @ pmph.com
质量问题联系电话：010-59787234　E-mail：zhiliang @ pmph.com
数字融合服务电话：4001118166　E-mail：zengzhi @ pmph.com

《中国罕见病防治与保障》系列书籍
第一届编委会

主　编 张抒扬　李林康

副主编 倪　鑫　赵　琨　刘军帅　崔丽英　顾学范

编　委（以姓氏笔画为序）

王奕鸥　田　庄　史录文　刘军帅　李林康
李景南　吴　晶　沈　琳　宋红梅　张　波
张抒扬　陈丽萌　邵　蓉　罗小平　赵　琨
胡　欣　晋红中　顾学范　倪　鑫　徐凯峰
焉传祝　崔丽英　董　咚　詹思延　魏文斌

《中国罕见病防治与保障——重症肌无力》
编委会

主　编 焉传祝　赵　琨　赵重波

副主编 胡　欣　董　咚

编　委（以姓氏笔画为序）

卜碧涛　　王勤周　从瑞瑞　石原悠棋　冯慧宇
宁　凡　　毕抓劲　刘明生　闫　翀　　苏　悦
苏曼其其格　李志军　李海峰　还　逍　　宋　捷
张　清　　张环宇　陈　颐　林　婧　　罗苏珊
周水珍　　赵　芮　赵　琨　赵重波　　郝洪军
胡　欣　　姚晓黎　桂梦翠　奚剑英　　衷画画
焉传祝　　梅　丹　常　婷　笪宇威　　董　咚
蒋　睿

秘书组 郑佳音　李柯欣　刘念启　王新玲

003

前言

　　重症肌无力是一种比较古老的神经系统疾病，350年前英国医生就对本病有所描述。目前在所有的自身免疫性疾病中，重症肌无力是自身抗体和靶抗原都比较明确且最为经典的一种。并非如它的名字所提示的那样都是重症，临床上既有仅累及眼外肌导致眼睑下垂的轻症，也有全身肌肉严重受累，导致完全失去生活自理能力，甚至出现呼吸困难和吞咽困难等威胁生命的肌无力危象发生。但幸运的是重症肌无力是一种可治疗的罕见病，尽管不能根治，但多数患者可以通过维持药物治疗达到不影响日常生活的轻微临床表现状态。治疗重症肌无力的药物既有快速起效的对症治疗药如胆碱酯酶抑制剂（acetylcholinesterase inhibitors，AChEI），又有从病因上纠正免疫紊乱的药物（如糖皮质激素）和非激素类细胞毒性免疫抑制剂（如硫唑嘌呤），这些药物都有不同程度的不良反应，给长期服用的患者带来了严重的困扰。

　　近年来，在党和国家的高度关注下，在全社会的努力下，中国罕见病防治与保障体系建设逐步完善。长期以来人们进行着不懈努力和不断探索，以期找到最佳的重症肌无力治疗方案，一些新型的非激素类免疫抑制剂和生物靶向药物的出现为重症肌无力患者摆脱长期服用大量激素所引起的各种不良反应带来了希望。目前，几乎所有的神经病学教科书都有重症肌无力的章节，但通常受篇幅的限制，只能对疾病的概念和诊治原则进行简单介绍，不能覆盖重症肌无力的流行病学研究、药品可及情况、患者组织发展、患者经济负担及保障等方面。为了让社会各界，尤其是临床医疗、制药企业、药物研发机构、医疗保障机构、慈善机构等相关行业和政府管理部门对重症肌无力有更加深入地了解，由中国罕见病联盟、北京罕见病诊疗与保障学会、北京瑞洋博惠公益基金会发起，组织有关专家撰写了《中国罕见病防治与保障——重症肌无力》。

本书的编者均为长期从事重症肌无力及罕见病的临床诊疗及研究、公共卫生方面的专家，以临床实践现状为出发点，结合国内外研究进展，对重症肌无力疾病进行全方面介绍，围绕重症肌无力的流行病学研究、诊断、治疗、患者管理与预后、国际前沿研究及药物研发、患者疾病负担、社会关爱组织发展、患者保障等角度全面展现重症肌无力的诊疗与保障研究成果以及未来发展趋势，以期服务于政府决策、医生教育和患者知识普及。

本书在编写过程中得到了中国罕见病联盟执行理事长李林康、北京协和医院院长张抒扬的精心指导和大力支持，各领域专家的鼎力相助与支持，中国罕见病联盟刘念启老师的组织协调，在此表示衷心的感谢。本书编撰时间仓促，难免有疏漏和不妥之处，敬请广大读者批评、指正。

焉传祝　赵　琨　赵重波

2023 年 8 月

目录

第一章

重症肌无力的定义及概述

第一节　重症肌无力的定义及历史沿革

重症肌无力（myasthenia gravis，MG）是一种由乙酰胆碱受体（acetylcholine receptor，AChR）抗体、骨骼肌特异性受体酪氨酸激酶（muscle-specific receptor tyrosine kinase，MuSK）抗体和低密度脂蛋白受体相关蛋白4（low-density lipoprotein receptor-related protein 4，LRP4）抗体以及潜在的未知抗体介导的自身免疫性神经肌肉接头（neuromuscular junction，NMJ）传递障碍性疾病。病理上主要累及 NMJ 突触后膜，临床表现主要为有明显日间波动特征的局限性或全身性肌肉无力。MG 是一种可治疗的罕见疾病，抗 AChR 抗体阳性 MG 患病率为（70~163）/10 万，抗 MuSK 抗体阳性 MG 患病率为（1.9~2.9）/10 万，男女发病比率为 1：3。

MG 作为一种典型的自身免疫疾病，从疾病的临床认识到病理机制的探索，距今已经走过了 350 多年的历程，无数科学家为此付出了巨大的艰辛和努力，表明"在科学的道路上，没有平坦的大路可走，只有在崎岖的道路上不畏劳苦的人才有希望到达光辉的顶点"。

1672 年，英国学者 Thomas Willis 医生报告了首例 MG 患者。

1877 年，英国学者 Sameul Wilks 医生首次描述了 MG 患者的肌无力危象及其死亡后的尸检结果，未发现脑、延髓和脊髓异常。

1879 年，Wilhelm Erb 和 Samuel Goldflam 详细描述了 MG 患者的临床特征，并强调了其症状的波动性。因此，本病也曾被称为 Erb-Goldflam 病。

1895 年，Friedrich Jolly 将本病正式命名为"假性麻痹性重症肌无力"（myasthenia gravis pseudoparalytica），同时在电刺激治疗时发现重复神经刺激（repetitive nerve stimulation，RNS）肌肉可出现波幅递减现象，后者为 NMJ

受累提供了重要的电生理依据。

1901 年，Laquer L 报道 MG 患者有胸腺改变。

1905 年，Buzzard EF 报道 MG 患者的肌肉活检病理可见肌纤维间和血管周围有淋巴细胞浸润，称为"淋巴溢"。

1911 年，Sauerbruch 进行了第一例胸腺瘤切除手术，病理报告为胸腺增生。

1934 年，Henry Dale 发现乙酰胆碱的释放是 NMJ 化学传递的关键机制；同年，Walker Mary 开始用胆碱酯酶抑制剂毒扁豆碱治疗 MG 并取得良好的效果。

1935 年，Viet HR 首次尝试将口服或静脉注射新斯的明的治疗反应作为诊断 MG 的一项临床试验。

1944 年，Blalock A 报道 20 例胸腺切除手术，2 例有胸腺瘤。其中 1 例 19 岁伴胸腺瘤的 MG 患者行胸腺切除术后肌无力症状明显好转。

1949 年，Torda 和 Wolff 首次使用促肾上腺皮质激素治疗 MG 患者，治疗初期病情加重，数日后多数患者出现持续性好转。

1953 年，Osserman KE 发现将短效的依酚氯铵用于 MG 患者的诊断，其效果更好。

1954 年，Osserman KE 和 1955 年 Schwab RS 分别提出用溴吡斯的明和安贝氯铵治疗 MG 患者。

1958 年，Osserman KE 首次提出 MG 分型，后于 1971 年进行了改良，将 MG 分为 6 种亚型：眼肌型（Ⅰ型）、轻度全身型（ⅡA 型）、中度全身型（ⅡB 型）、急性重症型（Ⅲ型）、迟发重症型（Ⅳ型）、肌萎缩型（Ⅴ型），改良 Osserman 分型至今被广泛应用于临床。

1959 年，Coers C 和 Desmedt J 首次描述了 MG 患者 NMJ 损伤的组织病理学特点。

1960 年，Stricker 报告了 8 例合并肾衰竭的严重 MG 患者，在经血液透析治疗后，5 例短期内肌无力症状获得明显改善。推测血液中有一类能够阻滞神经肌肉信号传递的小分子物质。

1960 年，Simpson J 和 Nastuk W 提出 MG 可能是一种自身免疫疾病。

1969 年，Mertens H 报告 38 例 MG 患者应用 6-巯基嘌呤、硫唑嘌呤、甲氨蝶呤、放线菌和类固醇等不同组合和联合治疗，32 例患者取得良好疗效，自此开启了免疫抑制剂用于 MG 添加治疗的新时代。

1971 年，Kjaer M 首次报告应用泼尼松治疗 MG 的经验，7 例患者中 6 例几乎完全缓解。这一报告为后来将糖皮质激素作为治疗 MG 的首选药物奠定了基础。

1973 年，Patrick J 和 Lindstrom J 在用纯化的 AChR 免疫兔子来制作 AChR 抗体时，意外发现了 AChR 抗体可以和兔子自身的 AChR 结合，并使兔子产生类似 MG 的症状，证实了骨骼肌突触后膜 AChR 是自身抗体攻击的靶点。这一发现对 MG 的发病机制研究具有里程碑意义。

1973—1974 年，Ekstedt 和 Stalberg 报告单纤维肌电图可以作为检测 NMJ 传导障碍的敏感方法。

1975 年，Toyka K V 和 Kao I 将 MG 患者的 AChR 抗体被动转移给小鼠，诱导小鼠出现 MG 症状。

1976 年，Lindstrom J 用放射免疫沉淀的方法在 MG 患者的血清中发现了 AChR 抗体。

1977 年，Dau P 报告 5 例 MG 患者应用血浆交换治疗取得良好的疗效。

1980 年，Norcross 首先探索用酶联免疫吸附试验检测 AChR 抗体。

1984 年，Gajdos 报告应用静脉注射大剂量免疫球蛋白（intravenous immunoglobulin，IVIG）可改善 MG 患者的症状。

1984 年，Goulon 报告应用环孢霉素治疗 MG，在治疗 4 个月时出现了肯定的临床疗效。

1985 年，Arsura E 报告了大剂量甲泼尼龙冲击治疗（每天 2g，连用 5 天）能快速缓解 MG 患者的肌无力症状并减少治疗早期的症状加重。

1997 年，Yoshikawa H 发现他克莫司可以阻止实验性自身免疫性大鼠发病。

1998 年，麦考酚酯首次应用于治疗难治性 MG 取得成功。

2001 年，Hoch W 和 Vincent A 在 AChR 抗体阴性的 MG 患者中发现了 MuSK 抗体，这是时隔 25 年后在 MG 患者中发现的第二个致病性抗体。

2003 年，Konishi T 报告他克莫司作为 MG 的添加治疗可有效改善肌无力的症状。

2003 年，Wylam M E 报告利妥昔单抗成功治疗难治性 MG。

2011 年，Higuchi O 和 Yamanashi Y 在 AChR 和 MuSK 抗体双阴性的 MG 患者中发现了 LRP4 抗体。

2017 年，Howard J F 的Ⅲ期临床试验显示，依库珠单抗治疗 AChR 抗体阳性 MG 安全有效。

中国对 MG 的描述可追溯到《黄帝内经》，称其为"痹证"，记载了其发病"四肢无力、萎弱不用"之候。MG 临床症状多样，中医文献对其有不同的描述，如眼睑下垂者，称为"睑废"；视物重影者称为"视歧"；出现舌强不能言、吞咽无力、声音嘶哑、足废不能行者，称为"喑痱"。现代中医学将 MG 归属于"痿证""痿躄""肉枯""睑废""视歧""虚损"病证范畴。痿证的命名概括了 MG 的主要症状，其他的命名只是本病局部症状的表述，故祖国医学对 MG 多以"痿证"称之。

关于 MG 的治疗，早在《黄帝内经》中就提出了"治痿独取阳明"的理念，阐述了从脾胃论治 MG 的理论依据。中医学认为，MG 发病的根本是脾胃虚弱，治疗以调补脾胃、固本培元为重点。临证常见中气不足、肝肾亏虚、脾肾阳虚等证，多应用补中益气汤、四君子汤、六味地黄丸、左归丸、右归丸及生脉饮等方加减进行调补，但无论何种证型，补气养血始终贯穿治疗全过程，故"健脾益气养血"为本病治疗根本大法。此外，针灸、穴位注射、督灸、温针灸等也是非常有特色的中医疗法，根据患者的体质、症状辨证，"量身定制"个性化治疗方案。

中国现代西医对 MG 的报道始于新中国成立前，主要集中于临床回顾性的病例分析和血清自身抗体检测方面的探索。近年来，越来越多的神经科医生专注 MG 的临床诊治和科学研究，复旦大学附属华山医院赵重波团队，空军军医大学唐都医院李柱一、常婷团队，天津医科大学总医院施福东团队，中山大学附属第一医院刘卫彬团队，首都医科大学宣武医院笪宇威、李海峰团队，中南大学湘雅医院杨欢团队，北京协和医院管宇宙团队，华中科技大学同济医学院附属同济医院卜碧涛团队，山东大学齐鲁医院焉传祝团队，北京大学第一医院袁云、王朝霞团队，北京医院张华团队等在 MG 的临床和科研领域都作出了令人瞩目的成绩，在国内外学术界也具有一定的影响力。

1937 年，北京协和医院许英魁教授报道了一例 28 岁的 MG 患者，经用麻黄碱和毒扁豆碱治疗后症状改善。

1978 年，涂来慧在国内建立抗 AChR 抗体放射免疫测定技术，并应用于 MG 的临床诊断。

1982 年，丛志强教授报告 70 例儿童型 MG 的临床特点。

1989 年，陈清棠报告 121 例 MG 的临床特征。

1985—1990 年，许贤豪教授在国内外杂志发表了多篇 MG 相关论文，对 MG 患者的锥体束征、MG 危象的急救、AChR 抗体相对滴度与 MG 严重程度的相关性进行了研究报道。

2020 年，施福东教授等发表了基于人口资料的中国人 MG 的发病率、病死率和经济负担的数据。

第二节　重症肌无力的发病机制

MG 的主要发病机制为自身抗体攻击神经肌肉接头的突触后膜，引起神经肌肉接头传递障碍，出现骨骼肌无力和易疲劳等临床症状。MG 虽然是认识较为充分的自身免疫病，但其病理机制比较复杂，是宿主遗传易感性、病毒感染等环境因素及胸腺异常相关免疫因素之间复杂的相互作用的结果，除抗体介导外，细胞免疫依赖、补体途径的作用，以及某些细胞因子和其他分子的作用也参与到 MG 的发病机制中。

一、神经肌肉接头的生理功能

神经肌肉接头由突触前膜、突触后膜和突触间隙三部分组成。突触前膜由神经末梢轴索膜形成，内含大量储存乙酰胆碱的囊泡和凝集蛋白（agrin），每个囊泡中含有大约 10 000 个乙酰胆碱分子，这种囊泡被称作"量子"；突触后膜由折叠成很多皱襞和凹陷的肌膜形成，这些皱襞使突触后膜的面积大大增加。皱襞的隆起部集中分布着 AChR，此外突触后膜上还存在着维持神经肌肉接头功能的跨膜蛋白，如 MuSK 和 LRP4；突触前膜和突触后膜之间约 20nm 宽的空隙称为突触间隙，在突触间隙中含有乙酰胆碱酯酶（acetylcholinesterase，AChE），可以将乙酰胆碱分解为胆碱和乙酸，终止兴奋的传递，分解产生的胆碱可再经由突触间隙被神经末梢上特异的蛋白摄取并回收利用。

神经肌肉接头的传递过程是电学和化学传递相结合的复杂过程，当神经元动作电位到达运动神经末梢时，突触前膜去极化，电压门控 Ca^{2+} 通道开放，引起 Ca^{2+} 内流，突触前膜胞质内 Ca^{2+} 浓度迅速增高，突触前膜内的囊泡向突触前膜移动并融合，释放乙酰胆碱至突触间隙，扩散到突触间隙中的乙酰胆碱分子大部分被 AChE 降解，剩余的乙酰胆碱与位于突触后膜皱襞的 AChR 结合，促进 Na^+ 通道开放，Na^+ 内流，突触后膜发生去极化，产生肌肉终板动作电位，引起骨骼肌细胞兴奋，并通过兴奋-收缩耦联引起骨骼肌收缩。

神经冲动电位促使突触前膜释放乙酰胆碱的同时，agrin 也一并从突触前膜释放。Agrin 蛋白与突触后膜的 LRP4 相结合，Agrin-LRP4 复合体激活突触后膜 MuSK，与之联结并使 MuSK 磷酸化，继而募集 Dok7（Homo sapiens docking protein 7，Dok7）使其酪氨酸磷酸化，激活胞质内信号转导通路后通过锚定缔合蛋白（rapsyn）固定突触后膜 AChR 簇。Agrin-LRP4-MuSK 信号通路诱导 AChR 簇集是维持神经肌肉接头结构和功能完整性的关键因素，所有靶点的损伤都可能破坏其结构或功能，导致神经肌肉接头传递障碍（图 1-1）。

二、MG 相关抗体

MG 是自身抗体介导的免疫性疾病，所有参与神经肌肉接头信号传递环节蛋白的抗体均可能致病。目前已发现的抗体包括 AChR 抗体、MuSK 抗体、LRP4 抗体、agrin 抗体、titin 抗体、Kv1.4 抗体、雷诺丁受体（ryanodine receptor，RyR）抗体、胶原蛋白 Q（collagen Q，ColQ）抗体及皮层肌动蛋白（cortactin）抗体等。虽然不同抗体导致的 MG 临床症状相似，但病理机制有很大差异。

MG 自身抗体中最常见的是 AChR 抗体，80% 以上的 MG 患者血清中可

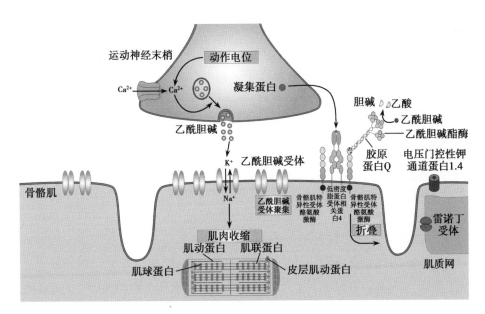

图 1-1　神经肌肉接头示意图

以检测到 AChR 抗体。成人骨骼肌烟碱型 AChR 分子量为 250kD，由 α、β、δ、ε 四种同源亚单位构成五聚体跨膜糖蛋白（$α_2βεδ$），胎儿型 AChR 由 α、β、δ、γ 四种亚单位构成（$α_2βγδ$）。α 亚单位上有一个与乙酰胆碱结合的特异部位，也是 AChR 抗体的结合位点。AChR 抗体主要为 IgG1、IgG3 两个亚型，有学者根据抗体的作用机制分为结合性抗体、调节性抗体和阻断性抗体，不同类型抗体在阻碍神经肌肉接头信号传递过程中发挥不同的致病作用。

结合性抗体：AChR 抗体与 AChR 结合激活补体，形成膜攻击复合物（membrane attack complex，MAC），造成突触后膜结构破坏，例如终板皱褶简化、突触间隙变宽、突触后膜碎片进入突触间隙等，使得突触后膜对 AChR 的敏感性降低。同时，这种补体介导的损伤还能导致电压门控 Na^+ 通道数目减少，使得终板电位无法达到肌肉兴奋阈值。目前普遍认为补体激活是 AChR 抗体致病的主要病理机制，电镜检查发现神经肌肉接头处突触后膜大量 IgG 和 C3 沉积提供了最直接的证据。

调节性抗体：AChR 是神经肌肉接头处突触后膜的主要抗原，AChR 抗体为二价抗体，可以同时结合两个抗原，AChR 抗体与 AChR 发生交联介导抗原调节，可加速突触后膜 AChR 的内化与降解，使突触后膜 AChR 数量减少。

阻断性抗体：AChR 抗体与 AChR 的细胞外结构域结合，直接阻断乙酰胆碱结合位点，造成神经肌肉接头处乙酰胆碱依赖性信号传导的抑制。以上过程均能够对神经肌肉接头及其传导造成不同程度的损伤，最终导致不能产生引起肌纤维收缩的动作电位，引起 MG 的临床症状。

约 4% 的 MG 患者血清中可以检出 MuSK 抗体。与 AChR 抗体不同，MuSK 抗体绝大多数为 IgG4 亚型，极少数为 IgG1、IgG2、IgG3 亚型。IgG4 抗体的效应功能与其他类型抗体不同。IgG4 抗体与补体 C1q 和 Fc 受体的亲和力差，不能通过经典途径激活补体级联反应。MuSK IgG4 抗体由短寿命浆细胞产生，主要通过阻断 MuSK 和 LRP4 之间的相互作用来发挥致病性。MuSK IgG4 抗体通过与 MuSK 胞外结构域中的免疫球蛋白样功能区结合，阻止"Agrin-LRP4-MuSK"复合物的形成和活化，影响 MuSK 的磷酸化和 AChR 簇形成，导致骨骼肌无力和易疲劳。将 MuSK 抗体阳性而 AChR 抗体阴性 MG 患者的 IgG 被动转移到小鼠，可使其突触后 AChR 的密度减少，并引起终板结构功能发生改变。

也有研究显示，MuSK 抗体通过阻止 MuSK 与 ColQ 结合，导致 AChE 活性降低。ColQ 在神经肌肉接头处与 AChE 结合，CoLQ 的 C 端与 MuSK 结合，通过这种方式将 AChE 锚定在突触后膜上。MuSK 抗体阻止 ColQ 与 MuSK 结合，引起突触间隙的 AChE 缺乏，造成乙酰胆碱堆积，持续产生终板电位，导致终板受体敏感性降低，从而引发肌无力症状，这种机制可能是 MuSK MG 对胆碱酯酶抑制剂类药物抵抗的原因。MuSK IgG4 抗体可在体内动态地与其他 IgG4 抗体进行 Fab 臂交换（Fab-arm exchange，FAE），通过交换形成单价或双特异性抗体，尽管这种机制尚不完全清楚，但推测该过程在 MuSK MG 的免疫病理学中起重要作用。

约 10% 的 MG 患者 AChR 抗体和 MuSK 抗体均为阴性，其中 7%~33% 的患者可检测出 LRP4 抗体。LRP4 是一种跨膜蛋白，主要分布在神经肌肉接头处，它的主要功能是在突触后膜作为 agrin 和 MuSK 的共受体促进 AChR 的聚集。LRP4 可与 MuSK 形成异二聚体维持基本活动，当运动神经末梢释放 agrin 后，agrin 与 LRP4 之间存在诱导匹配识别，二者形成二聚体，两个 agrin-LRP4 的二聚体又重组形成四聚体超复合物，这种超复合物改变了最初的 LRP4 与 MuSK 的结合形式，促进了 MuSK 的活化和磷酸化，产生下游信号。LRP4 抗体主要分为 IgG1、IgG2 两个亚型。目前认为 LRP4 抗体通过干扰 LRP4 与 agrin 和 MuSK 的结合，抑制由 agrin 诱导的 MuSK 活化及 AChR 聚集，影响神经肌肉接头的信号传导。在 LRP4 抗体阳性的 MG 患者中相对占据主导地位的是 IgG1 抗体，这与 AChR-MG 的抗体亚型相同［这一类 MG 被称为乙酰胆碱受体抗体阳性的重症肌无力（acetylcholine receptor-MG，AChR-MG）］，IgG1 抗体具有很强的补体结合能力，经过一系列的活化反应，最后在突触后膜形成 MAC，从而破坏突触后膜。LRP4 抗体也可能通过交联，诱导 LRP4 内化，造成细胞表面的 LRP4 减少而发生病变。LRP4 抗体在其他疾病中亦被发现，如对肌萎缩侧索硬化、兰伯特-伊顿肌无力综合征（Lambert-Eaton myasthenic syndrome，LEMS）等疾病进行的研究显示，LRP4 抗体具有致病性，但具体机制尚不十分清晰，有待进一步研究阐明。

约 5% 的 MG 患者血清中 AChR 抗体、MuSK 抗体以及 LRP4 抗体均为阴性，称为抗体阴性 MG。抗体阴性 MG 的具体发病机制还不是很清楚，在这些患者中，偶见抗 agrin 抗体。Agrin 抗体的出现缺乏明显的规律性，在 AChR 抗体阳性、阴性患者中均可出现。动物实验发现，诱导小鼠产生针对 Agrin 的自身抗体，可以出现 MG 的症状，证明 Agrin 抗体可能在 MG 的发展中起到致病作用。

部分研究在 MG 患者血清中检测出其他抗体，如横纹肌抗体，包括连接素（titin）抗体和 RyR 抗体，电压门控钾通道（voltage-gated potassium channels，VGKC）抗体、皮层肌动蛋白抗体、ColQ 抗体等，部分抗体的致病机制已得到了初步的验证，如 titin 抗体可能是通过表位扩展与胞内抗原反应，从而对骨骼肌收缩产生影响；皮层肌动蛋白抗体可能与抗原瞬时结合，抑制突触后膜 AChR 聚集；ColQ 抗体可能破坏 ColQ-AChE 复合物，降低突触间隙 AchE 数量。但是很多抗体的致病性尚不明确，它们的详细致病机制尚需进一步探索。

尽管近年来发现了较多新抗体，但仍有部分患者血清无上述可检测到的抗体，科学家怀疑还有其他自身免疫抗体参与 MG 的发病，相信随着 MG 研究的深入，会有越来越多的抗体被发现。

三、遗传和环境因素

MG 是一种自身免疫性疾病，但也有一定遗传易感性，是遗传因素和环境因素共同作用的结果，国内早在 1982 年即有家族性 MG 的报道，后来研究发现 MG 有一定家族聚集倾向，MG 患者的亲属患病率显著高于普通人群，而且双生子研究中也观察到单卵双生的双生子同患 MG 的概率明显高于双卵双生者，关于双胞胎和家族性群体等特殊 MG 人群的研究发现了一些与自身免疫性有关的 MG 候选基因，因此遗传易感因素在 MG 发展中起着重要作用。

近年来，全基因组关联分析（genome-wide association study，GWAS）通过对单核苷酸多态性（single nucleotide polymorphism，SNP）序列进行基因分析，发现了一些与 MG 密切相关的基因，如人类白细胞抗原（human leukocyte antigen，HLA）、细胞毒性 T 淋巴细胞相关抗原 4（cytotoxic T lymphocyte-associated antigen 4，CTLA-4）及烟碱型胆碱受体 α1（nicotinic acetylcholine receptor alpha 1，CHRNA1）等基因。

HLA 是人类基因组中多态性程度最高的基因，自 1972 年 Piskanen 首次发现 HLA-B8 与 MG 密切相关后，MG 在 HLA 遗传基因方面的研究越来越多，基因的多态性与 MG 患者的种族、疾病类型、是否伴有胸腺瘤等有密切关系。除 HLA 基因外，许多非 HLA 连锁基因位点也参与 MG 的遗传易感性。一项针对中国人群的队列研究发现 CTLA4 基因异常表达参与 MG 的发生，血清 CTLA4 蛋白水平与血清 AChR 抗体浓度呈正相关，且可能与 MG 的严重程度有关。CHRNA1 是编码 AChR α 亚基的基因，其多态性是预测高水平 AChR 抗体的独立危险因素，并且与迟发型 MG 相关。

随着检测手段的发展，表观遗传学在 MG 中的作用也逐渐被发现和重视，包括非基因序列的改变引起基因表达变化（如 DNA 甲基化等），以及微小核糖核酸（microribonucleic acids，miRNAs）等。MG 患者外周血单核细胞中存在许多差异表达基因和甲基化，这些基因或甲基化水平的微小变化可能共同导致 MG 发病及进展。目前很多与 MG 相关的表观遗传学研究集中于 miRNA，对 MG 特异性 miRNA 的检测和功能研究有望对 MG 的发病机制、诊断和治疗提供新的视野和思路。

环境因素与 MG 的发病也存在相关性，如感染、肠道菌群、饮食、污染物和药物等，这些因素也可能作为诱发因素导致其复发。病毒感染，尤其是 EB 病毒感染，与 MG 的发病机制密切相关。在许多自身免疫病的靶器官中检测到了 EB 病毒感染的 B 细胞，在 MG 患者增生的胸腺中同样也检测到；EB 病毒可能导致胸腺的持续炎症，进而促使自身抗原的敏感化，引起自身免疫反应。病毒的交叉抗原学说及病毒感染导致 Bcl 及 Fas 基因转录异常被认为是 MG 合并胸腺瘤的可能发病机制之一。与健康对照者比较，MG 患者肠道菌群紊乱，粪便代谢物发生变化，且不同严重程度的 MG 患者肠道菌群也有显著差异，这证明肠道菌群组成和活性的紊乱可能与 MG 的发病机制有关。

第三节　重症肌无力与胸腺

胸腺作为人体重要的免疫器官，是 T 细胞分化、发育、成熟的场所。MG 患者切除胸腺后其细胞免疫、体液免疫均受抑制，可使 AChR 抗体减少，提示胸腺能诱导和维持 MG 自身抗体产生，在 MG 的发生、发展中起重要作用。

一、胸腺病理改变与 MG

胸腺位于胸腔前纵隔，胸骨后面，紧靠心脏，由淋巴组织构成。人出生时，胸腺重 10~15g，到青春期为 30~40g，此后胸腺逐渐退化萎缩，淋巴细胞减少，脂肪组织增多。到老年时仅 15g。胸腺的结构表面有结缔组织被膜，结缔组织深入胸腺实质将胸腺分为许多不完全分隔的小叶。髓质中淋巴细胞少而稀疏，主要为上皮性网状细胞。胸腺是淋巴细胞发育成熟的主要部位，淋巴细胞通过从皮质向髓质移行完成在胸腺中的发育过程。在其分化成熟过程中，可先后发生各种分化抗原的表达，各种细胞受体的表达，并通过正和负选择过程，最终形成 T 细胞库。最后成熟 T 细胞被迁移出胸腺，进入外周淋巴器官，参与淋巴细胞再循环，并分布于全身组织。

虽然 MG 的发病机制尚未完全阐明，但目前一致认为胸腺在 MG 的发生发展中扮演重要角色。据报道，75%~90% 的 MG 患者伴有胸腺异常，其中 85% 为胸腺增生，15% 为胸腺瘤，约 30% 的胸腺瘤患者合并 MG。胸腺可能作为异常免疫应答的重要场所参与了 MG 的发病，并为异常免疫应答提供了细胞分子水平的环境基础。胸腺的病理改变也是 MG 病理学重要组成部分。

MG 患者的胸腺病理改变主要为胸腺增生、胸腺退化或萎缩和胸腺瘤，其中以胸腺增生最为常见，包括胸腺滤泡增生、胸腺弥漫增生或胸腺炎症，胸腺滤泡增生的病理改变表现为髓质扩大，以 B 淋巴细胞为主的淋巴细胞增生，含有 IgM 和 IgD，伴异位生发中心（germinal centers，GCs）形成。胸腺弥漫增生或胸腺炎症的病理改变与滤泡增生相似，组织学表现为实质内的弥漫 B 细胞浸润，但不伴 GCs 形成。胸腺增生在 AChR 抗体阳性的早发型重症肌无力（early-onset myasthenia gravis，EOMG）患者中最为常见，约 9% 的 MG 患者可见胸腺退化或萎缩，多见于 MuSK 抗体阳性患者，病理表现为皮质和髓质萎缩，脂肪组织浸润和替代，常伴角化囊性胸腺小体，又称赫氏小体（Hassall's corpuscles），残余的胸腺髓质内可见大量 B 细胞或浆细胞浸润，甚至可有 GCs 形成，目前有观点认为赫氏小体通过调节 T 细胞免疫应答在 MG 发病机制中发挥作用，这提示老年患者退化胸腺内可能也存在活跃的组织增生和免疫活化反应。

胸腺瘤是来源于胸腺上皮或向胸腺上皮分化的肿瘤，根据胸腺瘤中上皮细胞的形态，将胸腺瘤分为两大类：梭形和卵圆形上皮细胞为 A 型，树突状或上皮样细胞为 B 型。肿瘤组织中具有两种肿瘤细胞形态者为 AB 型胸腺瘤，B 型胸腺瘤根据上皮细胞和淋巴细胞的比例以及肿瘤细胞异形性进一步分为 B1、B2、B3 型，胸腺癌为 C 型胸腺瘤。多数研究认为 MG 胸腺瘤组织学类型以 AB、B1、B2 型占多数，其中 B2 型胸腺瘤与 MG 关系最为密切，其次是 AB 型和 B1 型。

二、胸腺免疫微环境与 MG

胸腺含有自身抗原产生细胞，包括胸腺肌样细胞（thymic myoid cell）和抗原呈递细胞（antigen presenting cell，APC），如树突状细胞（dendritic cell，DC），胸腺内免疫微环境具备对 AChR 进行免疫应答的所有条件，如 T 细胞、B 细胞、浆细胞及表达 AChR 的肌样细胞等。在 MG 患者的胸腺组织中还有触发 MG 必需的且对 AChR 特异的 T 细胞，MG 胸腺内的 GCs 还存在对 AChR 特异的 B 细胞。

胸腺肌样细胞是一种胚胎源性干细胞，该细胞类似横纹肌并可表达完整 AChR 分子，此外，多种骨骼肌蛋白编码基因在胸腺肌样细胞内的表达水平均明显高于胸腺上皮细胞和胸腺细胞，说明生理条件下胸腺肌样细胞在诱导对肌肉抗原完全性耐受中起重要作用。对于某些特定遗传素质个体，在感染、肿瘤等病理条件下胸腺微环境紊乱，导致细胞表面 AChR 构型变化并作为抗原物质，传递给 APC 从而激活抗原特异性 T、B 淋巴细胞，诱导 AChR 抗体形成。

AChR 抗体的合成需要多种淋巴细胞及细胞因子的参与。胸腺上皮细胞等在病毒感染等触发事件后可分泌白细胞介素 6（interleukin-6，IL-6）和 γ 干扰素（interferon-γ，IFN-γ），并上调 AChR 的表达。同时在细胞因子的作用下，APC 吞噬、处理、呈递 AChR 抗原到 T 淋巴细胞，启动 1 型辅助 T 细胞（type 1 T helper cell，Th1）、17 型辅助 T 细胞（type 17 T helper cell，Th17）和滤泡辅助性 T 细胞（T follicular helper cells，Tfh）亚群分化。Th1 细胞和 APC 产生 IFN-γ、IL-6 来维持和扩大慢性炎症。Th17 细胞产生 IL-17 和 IL-21 抑制调节性 T 细胞（regulatory T cell，Treg），促进 Tfh 细胞的发育。Tfh 细胞与 B 细胞相互作用形成 GCs，在 B 淋巴细胞活化因子（B cell activating factor，BAFF）和 IL-6 的作用下促进 B 细胞的成熟和抗 AChR 抗体的产生。

三、病毒感染引发胸腺免疫应答与 MG

由病毒或细菌感染引起的胸腺慢性炎症可能触发自身免疫反应，通过激活宿主免疫系统和分子模拟，导致 MG 的发生。已有研究证明，MG 患者的胸腺增生组织或胸腺瘤中可检测到 EB 病毒 DNA，并且在 EOMG 患者的胸腺中发现 EB 病毒持续感染和再激活的证据，这提示 EB 病毒在 MG 的自

身免疫和胸腺瘤发展中起着作用。EB 病毒编码小 RNA 可激活 Toll 样受体 3
（Toll-like receptor 3，TLR3）信号并诱导 I 型干扰素（interferon，IFN）和促
炎细胞因子表达；EB 病毒能够感染、激活和永生化胸腺内的自身抗体产生
细胞，并通过 Toll 样受体（Toll-like receptor，TLR）介导的途径维持慢性炎
症，通过炎症性趋化因子在胸腺中招募外周淋巴细胞，共同参与胸腺淋巴
结构及异位 GCs 的形成。

　　MG 患者胸腺中 TLR3 和 Toll 样受体 4（Toll-like receptor 4，TLR4）的
表达增加支持病毒感染可能是胸腺异常 MG 发病的原因。TLR 是参与固有
免疫的一类重要蛋白质分子，与多种自身免疫病的发病相关。TLR4 阳性的
MG 胸腺中可检测到能够激活 TLR4 的巨细胞病毒、带状疱疹病毒、单纯疱
疹病毒 1 型和 2 型、呼吸道合胞病毒和肠道病毒等病毒，因此入侵胸腺的
病原体激活 TLR4 介导的先天免疫反应可能导致或维持胸腺慢性炎症，从而
导致 MG 的发生。

　　已有越来越多报道人类细小病毒 B19（B19V）与胸腺 B 细胞增生、GCs
形成等密切相关。B19V 是一种与 EB 病毒在自身免疫性疾病中的作用相似
的病毒，与多种自身免疫性疾病有关。MG 的发病与 GCs 的存在密切相关，
B19V 感染是胸腺瘤异位 GCs 形成的重要因素。虽然在胸腺瘤相关 MG 患者
的增殖性 GCs 中可检测到 B19V DNA 和蛋白质，但是还需要进一步的研究
来阐明 B19V 在 MG 胸腺异常中的作用。

四、胸腺内 T 细胞选择及免疫平衡与 MG

　　T 细胞在胸腺中经历阳性和阴性选择，成为具有主要组织相容性复合体
（major histocompatibility complex，MHC）限制性、自身耐受的成熟 T 细胞并
输出到胸腺外的组织中。胸腺细胞中对自身抗原表现为低敏感性的 T 细胞，
作为阳性选择的结果，被输出到周围淋巴组织中，以识别外源性抗原，维
护自身的正常免疫反应。阳性选择决定了成熟 T 细胞的 MHC 限制性。而那
些对自身抗原有着高亲和力的 T 细胞，通过特异性 CD4$^+$ T 细胞及其他细胞
因子的协同作用，发生凋亡或失能，这是胸腺内的阴性选择结果。阴性选
择使机体获得自身免疫耐受。由于阴性选择是清除自身反应性 T 细胞、形

成自身免疫耐受的关键环节，因此，阴性选择缺陷是导致 MG 发生的原因之一。

自身免疫调节因子（autoimmune regulator，AIRE）是调控胸腺细胞阴性选择的关键因子，由胸腺髓质上皮细胞（medullary thymic epithelial cells，mTEC）表达，通过调控胸腺中多种组织特异性抗原的表达，促进自身反应性 T 细胞的清除，建立中枢耐受，避免了自身免疫病的发生。既往研究发现，AIRE 基因敲除小鼠易患 MG；在胸腺瘤患者中 mTEC 以及 AIRE 相关自身抗原表达下调，造成 T 细胞阴性选择缺陷。AIRE 是 Treg 细胞的重要调节因子，可能通过影响 Treg 细胞的形成在自免疫耐受中发挥作用。叉头状转录因子 P3（forkhead box protein P3，Foxp3）和 Th17 均与免疫抑制相关，AIRE 基因敲除小鼠能够持续地表达 $CD4^+Foxp3^+$ 和高表达 Th17，易患自身免疫性 MG，这说明 AIRE 和 Treg 细胞同时参与了 MG 的发病。

细胞毒性 T 淋巴细胞相关抗原 4（cytotoxic T lymphocyte-associated antigen 4，CTLA4）也在胸腺阴性选择中发挥关键作用。CTLA4 基因变异和表达异常在胸腺瘤 MG 的机制中发挥重要作用，CTLA4 表达升高，胸腺 T 细胞出现阴性选择缺陷；在晚发型重症肌无力（Late-onset myasthenia gravis，LOMG）患者中，外周 CTLA4 表达显著降低，T 细胞共刺激因子及胸腺幼稚 T 细胞输出减少，促进自身反应性 T 细胞外周逃逸及活化，介导了外周免疫耐受的破坏。

Th17/Treg 细胞表达失衡是近年来包括 MG 在内的很多自身免疫性疾病的研究热点，二者在诱导中枢及外周免疫耐受中起重要的作用。Th17 细胞及 Treg 细胞在分化及功能上相互拮抗。作为一种 $CD4^+T$ 细胞，Th17 细胞在介导慢性炎症及引起自身免疫性疾病的发病中发挥作用，而 Treg 细胞则通过抑制 $CD4^+T$ 细胞的活化及增殖，从而维持机体的免疫耐受。伴胸腺瘤的 MG 患者外周血单核细胞中 Th17 和 Th17 相关细胞因子增高，伴胸腺增生的 MG 患者血清中也可见 IL-17 水平增高，这都提示 IL-17 的表达上调可能与 MG 的发生发展相关。

很多研究发现，MG 患者 Treg 细胞功能存在缺陷，不能有效抑制 T 细胞增殖，从而导致自身免疫耐受破坏，这种功能缺陷的主要原因是对 Treg 细胞功能和发育起重要作用的转录因子 Foxp3 的表达缺失。Treg 细胞除与

Th17 细胞存在拮抗的关系外，还可以向 Th17 细胞转化。针对 Treg 细胞与 Th17 细胞表达失衡的机制研究也很多，可能是上游的某些基因发生激活或改变，引起调控 Th 细胞分化的细胞因子、趋化因子或转录因子的表达或功能发生改变，进而影响到二者的分化改变。针对 Treg 细胞与 Th17 细胞之间的平衡进行治疗将可能成为治疗 MG 的新途径。

近年来，关于 Tfh 细胞和滤泡调节性 T 细胞（follicular regulatory T cells，Tfr）在 MG 发病机制的研究越来越多。Tfh 是位于淋巴滤泡的独立的 CD4$^+$T 淋巴细胞亚群，来源于初始 T 细胞（naive T cell，Tn），参与和维持 GCs 的形成，以及促进 B 细胞在该部位的活化、增殖、突变、转化和分化，Tfh 分泌的细胞因子 IL-21 可诱导分泌自身抗体。Tfr 细胞是 Treg 细胞的子集，具有免疫抑制功能，可以通过调控 Tfh 细胞影响 GCs 中 B 细胞的数量从而控制淋巴滤泡的免疫应答。与健康对照相比，MG 患者 Tfh 细胞增加，Tfr 细胞比例下降，并与 MG 患者疾病形式、临床症状严重程度相关；对进行免疫治疗的 MG 患者持续监测，随临床症状减轻，患者 Tfh/Tfr 细胞比值降低，表明 Tfh/Tfr 细胞的失衡参与了 MG 的病理机制。

胸腺在 MG 发病机制中的关键作用已然明确，MG 患者的胸腺发生病理学改变，并作为自身免疫反应活化和维持的场所。胸腺内的 AChR 自身抗原、APC、AChR 特异性 T 细胞及自身反应性抗体共同形成 MG 发生发展和维持的条件。胸腺的免疫微环境以及 T 淋巴细胞亚群的失衡与 MG 的发生和疾病进展密切相关。此外，还有很多其他机制也逐渐被发现，如 IFN 在 MG 患者胸腺慢性炎症反应维持发挥重要作用。尽管如此，胸腺作为 MG 的始动部位，诱导 MG 发生的具体通路和靶点依然有待更多的研究探索。

参考文献

［1］GILHUS N E, SKEIE G O, ROMI F, et al. Myasthenia gravis-autoantibody characteristics and their implications for therapy［J］. Nat Rev Neurol, 2016, 12（5）: 259-268.

［2］FICHTNER M L, JIANG R, BOURKE A, et al. Autoimmune Pathology in Myasthenia Gravis Disease Subtypes Is Governed by Divergent Mechanisms of Immunopathology［J］. Front Immunol, 2020, 11: 776.

［3］GILHUS N E, VERSCHUUREN J J. Myasthenia gravis: subgroup classification and therapeutic strategies〔J〕. Lancet Neurol, 2015, 14（10）: 1023-1036.

〔4〕KONECZNY I, HERBST R. Myasthenia Gravis: Pathogenic Effects of Autoantibodies on Neuromuscular Architecture〔J〕. Cells, 2019, 8（7）: 671.

〔5〕KONECZNY I, COSSINS J, WATERS P, et al. MuSK myasthenia gravis IgG4 disrupts the interaction of LRP4 with MuSK but both IgG4 and IgG1-3 can disperse preformed agrin-independent AChR clusters〔J〕. PLoS One, 2013, 8（11）: e80695.

〔6〕ZONG Y, ZHANG B, GU S, et al. Structural basis of agrin-LRP4-MuSK signaling〔J〕. Genes Dev, 2012, 26（3）: 247-258.

〔7〕RIVNER M H, LIU S, QUARLES B, et al. Agrin and low-density lipoprotein-related receptor protein 4 antibodies in amyotrophic lateral sclerosis patients〔J〕. Muscle Nerve, 2017, 55（3）: 430-432.

〔8〕CHIA R, SAEZ-ATIENZAR S, MURPHY N, et al. Identification of genetic risk loci and prioritization of genes and pathways for myasthenia gravis: a genome-wide association study〔J〕. Proc Natl Acad Sci U S A, 2022, 119（5）: e2108672119.

〔9〕RENTON A E, PLINER H A, PROVENZANO C, et al. A genome-wide association study of myasthenia gravis〔J〕. JAMA Neurol, 2015, 72（4）: 396-404.

〔10〕ZHENG P, LI Y, WU J, et al. Perturbed Microbial Ecology in Myasthenia Gravis: Evidence from the Gut Microbiome and Fecal Metabolome〔J〕. Adv Sci（Weinh）, 2019, 6（18）: 1901441.

〔11〕YAMADA Y, WEIS C A, THELEN J, et al. Thymoma Associated Myasthenia Gravis（TAMG）: Differential Expression of Functional Pathways in Relation to MG Status in Different Thymoma Histotypes〔J〕. Front Immunol, 2020, 11: 664.

〔12〕GRADOLATTO A, NAZZAL D, TRUFFAULT F, et al. Both Treg cells and Tconv cells are defective in the Myasthenia gravis thymus: roles of IL-17 and TNF-α〔J〕. J Autoimmun, 2014, 52: 53-63.

〔13〕GONG L, TIAN J, ZHANG Y, et al. Human Parvovirus B19 May Be a Risk Factor in Myasthenia Gravis with Thymoma〔J〕. Ann Surg Oncol, 2023, 30（3）: 1646-1655.

〔14〕YANG S, FUJIKADO N, KOLODIN D, et al. Immune tolerance. Regulatory T cells generated early in life play a distinct role in maintaining self-tolerance〔J〕. Science, 2015, 348（6234）: 589-594.

〔15〕WU Y, LUO J, GARDEN O A. Immunoregulatory Cells in Myasthenia Gravis〔J〕. Front Neurol, 2020, 11: 593431.

〔16〕MASI G, O'CONNOR K C. Novel pathophysiological insights in autoimmune myasthenia gravis〔J〕. Curr Opin Neurol, 2022, 35（5）: 586-596.

第二章

重症肌无力的流行病学

重症肌无力的流行病学研究已超过 70 年，多数研究在北美和欧洲进行，亚洲仅在东亚地区有过个别研究。该病的发病率和患病率在全球差别较大，发病率为（1.7~21.3）/100 万，患病率为（15~179）/100 万。美洲的发病率最高，欧洲大陆最低。

患病率（prevalence）是指在某特定人群中，某一时间段所有新旧患者占的比例，取决于发病率和病程。发病率（incidence）是指某一时间段，在某特定人群中，所有新发患者占的比例。这两者都是最常用的描述疾病流行病学特征的概念。

第一节　欧美重症肌无力流行病学研究

一、MG 的患病率和年发病率

由于对疾病认识的深入、诊断的标准化、治疗水平的提高以及总体预期寿命的增加，自 20 世纪 50 年代以来，流行病学数据显示 MG 患者在增加，到 20 世纪 90 年代，该病的发病率比 20 世纪 50 年代至少高 4 倍。1976 年后的平均发病率大约是 1976 年以前的两倍，分别为 6.5/10 万人年和 3.5/10 万人年。近期研究显示，2019 年英国、瑞典和波兰 MG 年发病率相近，分别为 2.5/10 万、2.9/10 万和 2.4/10 万，德国略高，约为 4.6/10 万，上述结果均高于 2010 年系统回顾估计的 MG 年发病率（0.17~2.1）/10 万。Antje Mevius 认为早期研究 MG 发病率被低估，可能与门诊治疗的患者未被纳入有关。

近 20 年，欧美国家 MG 的年患病率在（1.5~36.71）/10 万，其中欧洲和加拿大的研究数据接近：2013 年加拿大患病率为 32.0/10 万，2016 年瑞典的患病率为 36.1/10 万，2019 年英国患病率估计为 34.0/10 万，同年德国患病率估计 39.3/10 万。德国一项研究报告显示，男性和女性的总患病率几乎相同（38.9：39.4），其中老年男性和年轻女性的患病率更高。

最近，来自欧洲的大型数据库研究发现老年人，尤其是 55 岁以上老年男性人群，MG 发病率和患病率都逐渐增加。Iain M. Carey 的研究数据显示，从 2000—2009 年，MG 发病率增加了一倍多，65 岁以上 MG 年发患者数从 46 例增长到 105 例。2011 年加拿大不列颠哥伦比亚省研究显示，65 岁年龄组的 AChR-MG 患者的发病率增长速度显著高于该省 65 岁人口比例的增长速度。

伴随老年患者发病率增加，MG 的整体患病率逐年升高。2015 年加拿大报告显示，1996—2013 年，MG 患病率随着时间推移呈现稳定的增长趋势（1996 年 16.6/10 万，2013 年 32/10 万），而发病率基本保持稳定（1996 年 2.7/10 万，2013 年 2.8/10 万）。2009 年美国住院患者样本数据库显示，自 20 世纪 50 年代以来 MG 发病率有所上升，而 2000—2005 年 MG 的发病率却保持稳定，平均 1/10 万。Ari Breiner 认为疾病患病率明显增加而发病率保持稳定的原因可能是：①针对 MG 的特异性和支持性治疗条件的改善，使 MG 患者的生存率提高；②背景人口的整体老龄化；③早期不能确诊的患者经长时间观察随访得以确诊。随着人口老龄化、对疾病诊断治疗的不断完善，预计在未来会有更多伴随多种合并症的老年 MG 患者，需要更精细的治疗模式。

约 80% 的 MG 患者可检测到 AChR 抗体阳性，AChR-MG 患病率为（7.06~16.0）/10 万，年发病率为（4.3~18.0）/100 万。AChR 抗体阴性患者中，约 1/3 为 MuSK 阳性，即肌肉特异性受体酪氨酸激酶抗体阳性的重症肌无力（muscle-specific receptor tyrosine kinase MG，MuSK-MG）。MuSK-MG 患病率为 2.9/100 万。荷兰南部 MuSK-MG 患病率为 1.9/100 万，占该地区 MG 患者的 2%；年发病率约为 0.1/100 万。希腊 MuSK-MG 患病率较高，为 2.9/100 万；发病率 0.32/100 万。MuSK-MG 在南欧比北欧更常见，与 MuSK 相关的 MG 在接近赤道纬度地区的人群中更普遍，提示 MuSK-MG 似乎在较高纬度地区患病率较低，可能与基因或环境易感性有关。

2019 年，首项基于人群的罗切斯特眼肌型重症肌无力（ocular myasthenia gravis，OMG）流行病学分析，1990 年 1 月 1 日—2017 年 12 月

31 日期间共诊断 65 例成年人（≥18 岁）MG 患者。MG 的年发病率为 2.20/10 万，诊断时的平均年龄为 59 岁（SD=17），62% 为男性。65 例患者中有 33 例（51%）为 OMG，年发病率为 1.13/10 万。33 例 OMG 患者中 18 例（55%）在中位时间 13 个月（2~180 个月）转化为全身型重症肌无力（generalized myasthenia gravis，GMG）。24 名 AchR-Ab 血清阳性的 OMG 患者中有 16 名（67%）在 5 年时转化为 GMG，而血清阴性的患者 11%（1/9）转化。单纤维肌电图异常和发病时 AchR Ab 阳性增加转化风险。

二、病死率

伴随 AChE 抑制剂、免疫抑制剂、静脉注射免疫球蛋白和先进的呼吸道护理的出现，MG 的病死率从 20 世纪初开始急剧下降，目前为 5%~9%。2019 年德国 MG 病死率为 5.7%，肌无力危象患者病死率稍高，为 5%~12%。Ivana 研究指出，在性别和年龄匹配的人口中，MG 特异性病死率（specific mortality rate，SMR）比预期人口高 1.6 倍。2015 年丹麦 MG 研究发现，患者在 MG 诊断后的 5 年内病死率最高，标准化死亡比（standard mortality ratio，SMR）为 1.67。

2000—2005 年，美国全国住院患者样本（NIS）数据库估计 MG 患者的院内病死率为 2.2%，而经历了 MC 的患者病死率更高，为 4.7%。其中 40 岁以下的 MG 患者无死亡病例报道。而在 2018 年塞尔比亚的研究中，女性的死亡记录最早从 20 岁开始，40 岁以下男性没有死亡记录。40 岁以后，男女的病死率在每十年中都稳步上升，尤其是 70 岁以上的男性病死率上升显著。在 MG 危象患者中，呼吸衰竭需要气管插管的患者病死率将进一步增加至 10.8%。因此，年龄（特别是 50 岁以上）和呼吸衰竭被认为是 MG 死亡的独立危险因素。尽管性别差异不是死亡的独立预测因素，但是研究发现男性 MG 患者的生存期明显短于女性患者，男性的病死率比女性高两倍。

三、MG 患者的年龄和性别

MG 被认为是"青年女性和老年男性的疾病"，但本病全年龄段患病。

报告的最早发病年龄为 1 岁，最晚发病年龄为 98 岁。在过去 30 年中，LOMG 不断增加，发病年龄≥50 岁的 MG 患者的发病率增加了 1.5 倍，而发病年龄≥65 岁患者数量增加了 2.3 倍。

来自丹麦、芬兰和加拿大等 14 项研究提供了按年龄和性别分析发病率的数据，两种性别的发病率都随着年龄的增长而增加，其中有 5 项观察到女性的发病率呈双峰分布，存在一个早发和一个晚发高峰，而男性往往只呈现一个晚发的高峰。与欧洲的另一项研究结果类似：女性的发病率分别在 30 岁（7/100 万）和 80 岁达到高峰（11.7/100 万），而男性的发病率随着年龄的增长而增加。这种分布的原因多年来一直困扰着研究人员。性别是自身免疫性疾病的决定性流行病学风险因素，包括 MG 在内的许多自身免疫性疾病在女性中比在男性中更为普遍。在早发性 MG 中，女性与男性的比例为 3∶1，提示雌激素介导了自身免疫病的性别差异。此外，怀孕对疾病有不同的影响：41% 的患者会出现病情恶化，29% 的患者会缓解，30% 的患者在病程中不会出现任何变化。女性经常在月经前症状恶化伴随孕酮水平下降。

青少年重症肌无力（juvenile myasthenia gravis，JMG）的发病率和患病率低于成人，挪威 JMG 发病率在 25 年（1989—2013 年）中保持稳定，平均年发病率为 1.6/100 万；患病率为（3.6~13.8）/100 万。女性占 JMG 病例的大多数（女∶男=55∶8）。青春期前后女性患病风险更高。

第二节　东亚重症肌无力流行病学研究

一、东亚部分国家的重症肌无力流行病学研究

（一）中国 MG 流行病学研究

中国人口众多，地理分布广泛，民族背景多样，环境条件复杂，也使得 MG 的流行病学研究更加具有挑战性。

一项基于 2000—2017 年广州和哈尔滨两地区的流行病学研究结果显示，

MG 年发病率分别为（0.15~0.36）/10 万，患病率分别为（2.19~11.07）/10 万。而在性别构成上，中国女性 MG 患者明显多于男性 MG 患者，这可能与性激素在自身免疫性疾病中的作用有一定关系，妊娠期或经期疾病活动的波动也提示性激素对 MG 的可能影响。同时老年患者的患病率也逐年增长，这可能与人口老龄化的加剧、诊疗技术的提高以及人们对疾病意识的增强相关。在地域上，该研究发现南方住院的 MG 患者比例是北方的 3 倍，表明疾病风险要高得多。同时，北方 MG 患者总体上使用激素等免疫抑制剂的剂量较高，副作用较小，在同样高剂量的情况下，南方 MG 患者的副作用范围较广。一些可能导致这种南北差异的因素包括：①遗传，已证实的南北遗传差异（例如 HLA 等位基因）对抗原肽具有不同的亲和力，或由环境因素引起的表观遗传变化；②环境，热带和亚热带地区较高的温度和湿度会滋生更多的病原体（细菌和病毒）、寄生虫和其他炎症因素，这反过来可能会引发南方患者更多的免疫相关反应。同时南方的饮食，尤其是广东人的饮食，食物来源多样，而北方的饮食则更为有限和保守。其中，一些因素与 MG 发病相关，如激素、维生素 D、饮食和微生物群等。

此外，我国台湾地区首次在区域范围内对 2000—2007 年 MG 流行病学研究显示，患病率由 2000 年的 8.4/10 万上升至 2007 年的 14/10 万，总体年发病率为 2.1/10 万，男/女比例为 0.68。结果提示，其患病率与发病率明显高于目前大多数研究，而且在老年型 MG 患者中，女性患者（12.01/100 万）和非胸腺疾病相关患者（8.78/100 万）年发病率特别高。

2018 年，国家卫生健康委员会发布的《第一批罕见病目录》，GMG 位列其中。2020 年，中国发表首个全国性 MG 流行病学研究结果，以国家卫生健康委员会医院质量监测系统数据库为基础，总结分析了 2016 年 1 月 1 日—2018 年 12 月 31 日，我国 31 个省（自治区、直辖市）的 1 665 家医院的住院病历数据，结果显示中国 MG 年发病率为 0.68/10 万人，其中成人约为 0.74/10 万人，儿童则为 0.38/10 万人。因该研究仅统计住院病历资料，数据肯定被低估。可见，MG 并不罕见。

（二）日本 MG 流行病学研究

日本是亚洲唯一在全国范围内重复进行 MG 流行病学研究的国家。2011

年一项研究中显示，估计日本全国 MG 患者人数为 15 100 人，患病率为 11.8/10 万人。与 1987 年的全国调查结果相比，MG 患者的数量增加了一倍多，男女比例为 1∶1.7（63.0% 为女性），比 1973 年的 67.7% 略有下降；在起病年龄上，婴儿期起病的 MG（0~4 岁）在 1987 年占 MG 的 10.1%，2006 年占 7.0%，高于其他疾病起病年龄，提示婴幼儿发病 MG 病例的高比例是东亚人群的一个特征，而迟发性和老年性 MG（发病年龄≥50 岁）1987 年占 28.8%，2006 年增加到 41.7%。特别是老年发病的 MG（发病年龄为 65 岁或以上）在 1987 年仅占 MG 病例的 7.3%，但在 2006 年上升到 16.8%，增加了 2.3 倍。早发性 MG 的比例在逐渐下降，而晚发性和老年性 MG 的比例逐渐增加。除了婴儿期高峰外，女性患者在发病年龄上有两个高峰，大约在 30 岁和 55 岁，而男性患者在 10~65 岁间呈线性增长。

（三）韩国 MG 流行病学研究

韩国一项关于 MG 的全国人口流行病学研究结果显示 2011 年标准化发病率为 2.44/10 万人，2010 年和 2011 年标准化患病率分别为 9.67/10 万人和 10.66/10 万人，这一数字每年都在增加，据 2016 年的一篇报道，2014 年已经达到 12.99/10 万人。2011—2014 年 MG 的平均发病率为 0.69/10 万人年。MG 的发病频率和临床表现受发病年龄、性别和种族的影响。在该研究中，发病率和患病率在 60~69 岁的老年受试者中达到高峰。老年人的高患病率可能与 MG 相关的病死率下降和总体寿命延长有关。研究还发现对于男性患者，发病率随着年龄的增长而增加。而与既往很多报道的女性患者多呈双峰分布不一致的是，该研究中女性患者发病率有随年龄增长而增加的趋势。胸腺瘤是 MG 中最常见的合并症，本研究的关联率（9.95%）略低于先前报道的范围（10%~30%）。

二、高度异质的临床表型

既往研究提示 MG 发病与性别、年龄、种族、遗传和环境等诸多因素相关，临床具有高度异质的表型。男女发病率大致相等，但在不同年龄段有差异。女性在 40 岁之前更容易受到影响，EOMG 的女性与男性比例为 3∶1。

在生命的第 5 个 10 年，女性和男性同样受到影响，而男性在 50 岁以后的比例更高，男女之比为 3∶2。男性发病率呈线性分布，随着年龄增长而增加，并在 60~80 岁达到峰值，而女性则呈双峰模式，两个发病高峰分别为 20~30 岁和 50 岁以后。在亚洲，尤其中国，还有第三个发病高峰，由年龄在 18 岁以下的青少年型 MG 构成，在中国 MG 患者中接近 50%，主要表现为单纯的眼部症状。但在韩国人群中并非如此，MG 在 20 岁以下的受试者中发病率最低。患病群体数目庞大，男女均可发病，且累及各年龄段，是一个不容忽视的医疗问题。

MG 可影响所有种族和民族背景的人，在非洲血统的患者中更为普遍。此外，MG 表型可能因种族背景而异。在一项来自南非的回顾性研究中，黑种人患者比白种人患者更容易患难治性眼肌麻痹和上睑下垂，而白种人更可能患上难治性全身性 MG。在另一组 OMG 患者的回顾性研究中，白种人的确诊年龄比非白种人早 17 年。美国的一项研究发现 MG 在非裔美国人中比在高加索人中更早出现症状，并且具有更严重的临床症状，非洲裔美国人的 MuSK 抗体阳性率更高（非洲裔美国人 vs. 高加索人=50% vs. 17%）。另一方面，与高加索人和非洲人相比，亚洲患者具有更高的 MuSK 抗体阳性率。MuSK 抗体阳性的 MG 患者在靠近赤道地区的人群中也更为普遍。

三、MG 的医疗负担

自 20 世纪初 AChE 抑制剂、免疫抑制剂、静脉注射 IVIG 和呼吸机问世以来，MG 的病死率急剧下降。然而，目前该病的病死率仍为 5%~9%，男性略高于女性。应用 2000—2005 年的美国全国住院患者样本（NIS）数据库进行分析得出总体院内病死率为 2.2%，但 MG 危象患者的病死率更高（4.7%），死亡的主要预测因素是年龄较大和呼吸衰竭的存在。有研究对四大洲（欧洲、北美洲、南美洲和亚洲）的 MG 治疗成本进行了估算，平均每位患者每年的 MG 直接医疗费用从日本的 760 美元到美国的 28 780 美元不等，主要构成是急性加重期的费用，包括机械通气、静脉注射 IVIG 和治疗性血浆置换等项目。中国 MG 患者住院时间的中位数为 8 天（4~15 天），住院费用中位数为 1 037 美元（493~2 925 美元）。而难治性 MG 患者，频繁的危象需要多次住院治疗，治疗方案的不良反应也会增加共病风险。整体而言，MG 的医疗健康和社会经济负担沉重，有必要就其发病机制、临床表型、病情演变、治疗反应和临床预后作进一步研究。

总之，在过去的几十年里，全球各国报告的 MG 的发病率和患病率一直在稳定和持续地上升，特别是 LOMG，其原因可能归因于对该病的认识、诊断和治疗技术进步，亦可能与老年人明显的免疫背景或环境因素有关。

参考文献

［1］SALARI N, FATAHI B, BARTINA Y, et al. Global prevalence of myasthenia gravis and the effectiveness of common drugs in its treatment: a systematic review and meta-analysis［J］. J Transl Med, 2021, 19（1）: 516.

［2］CAREY I M, BANCHOFF E, NIRMALANANTHAN N, et al. Prevalence and incidence of neuromuscular conditions in the UK between 2000 and 2019: A retrospective study using primary care data［J］. PLoS One, 2021, 16（12）: e0261983.

［3］WESTERBERG E, PUNGA A R. Epidemiology of Myasthenia Gravis in Sweden 2006-2016［J］. Brain Behav, 2020, 10（11）: e01819.

［4］SOBIESZCZUK E, NAPIóRKOWSKI Ł, SZCZUDLIK P, et al. Myasthenia Gravis in Poland: National Healthcare Database Epidemiological Study［J］. Neuroepidemiology, 2021: 1-8.

［5］MEVIUS A, JÖRES L, BISKUP J, et al. Epidemiology and treatment of myasthenia gravis: a retrospective study using a large insurance claims dataset in Germany［J］. Neuromuscul Disord, 2023, 33（4）: 324-333.

［6］BUBUIOC A M, KUDEBAYEVA A, TURUSPEKOVA S, et al. The epidemiology of myasthenia gravis［J］. J Med Life, 2021, 14（1）: 7-16.

［7］CAREY I M, BANCHOFF E, NIRMALANANTHAN N, et al. Prevalence and incidence of neuromuscular conditions in the UK between 2000 and 2019: A retrospective study using primary care data［J］. PLoS One, 2021, 16（12）: e0261983.

［8］SIPILÄ J, SOILU-HÄNNINEN M, RAUTAVA P, et al. Hospital admission and prevalence trends of adult myasthenia gravis in Finland in 2004-2014: A retrospective national registry study［J］. J Neurol Sci, 2019, 407: 116520.

［9］NEUMANN B, ANGSTWURM K, MERGENTHALER P, et al. Myasthenic crisis demanding mechanical ventilation: A multicenter analysis of 250 cases［J］. Neurology, 2020, 94（3）: e299-e313.

［10］BASTA I, PEKMEZOVIĆ T, PERIC S, et al. Survival and mortality of adult-onset myasthenia gravis in the population of Belgrade, Serbia [J]. Muscle Nerve, 2018, 58 (5): 708-712.

[11] LOPOMO A, BERRIH-AKNIN S. Autoimmune Thyroiditis and Myasthenia Gravis [J]. Front Endocrinol (Lausanne), 2017, 8: 169.

[12] DRESSER L, WLODARSKI R, REZANIA K, et al. Myasthenia Gravis: Epidemiology, Pathophysiology and Clinical Manifestations [J]. J Clin Med, 2021, 10 (11): 2235.

[13] HECKMANN J M, EUROPA T A, SONI A J, et al. The Epidemiology and Phenotypes of Ocular Manifestations in Childhood and Juvenile Myasthenia Gravis: A Review [J]. Front Neurol, 2022, 13: 834212.

[14] GARCÍA ESTÉVEZ D A, LÓPEZ DÍAZ L M, PARDO PARRADO M, et al. Epidemiology of myasthenia gravis in the province of Ourense (Galicia, Spain) [J]. Neurologia (Engl Ed), 2023, 38 (2): 75-81.

[15] BETTINI M, CHAVES M, CRISTIANO E, et al. Incidence of Autoimmune Myasthenia Gravis in a Health Maintenance Organization in Buenos Aires, Argentina [J]. Neuroepidemiology, 2017, 48 (3-4): 119-123.

[16] FANG W, LI Y, MO R, et al. Hospital and healthcare insurance system record-based epidemiological study of myasthenia gravis in southern and northern China [J]. Neurol Sci, 2020, 41 (5): 1211-1223.

[17] CHEN J S, TIAN D C, ZHANG C, et al. Incidence, mortality, and economic burden of myasthenia gravis in China: A nationwide population-based study [J]. Lancet Reg Health West Pac, 2020, 5: 100063.

[18] SINAEI F, FATEHI F, OVEIS GHARAN S, et al. Association of HLA Class II Alleles with Disease Severity and Treatment Response in Iranian Patients with Myasthenia Gravis [J]. J Neuromuscul Dis, 2021, 8 (5): 827-829.

[19] YOSHIKAWA H, ADACHI Y, NAKAMURA Y, et al. Two-step nationwide epidemiological survey of myasthenia gravis in Japan 2018 [J]. PLoS One, 2022, 17 (9): e0274161.

[20] SANDERS D B, RAJA S M, GUPTILL J T, et al. The Duke myasthenia gravis clinic registry: I. Description and demographics [J]. Muscle Nerve, 2021, 63 (2): 209-216.

[21] CIAFALONI E. Myasthenia Gravis and Congenital Myasthenic Syndromes [J]. Continuum (Minneap Minn), 2019, 25 (6): 1767-1784.

[22] HONG Y, SKEIE G O, ZISIMOPOULOU P, et al. Juvenile-onset myasthenia gravis: autoantibody status, clinical characteristics and genetic polymorphisms [J]. J Neurol, 2017, 264 (5): 955-962.

[23] HUANG X, LI Y, FENG H, et al. Clinical Characteristics of Juvenile Myasthenia Gravis in Southern China [J]. Front Neurol, 2018, 9: 77.

［24］PERAGALLO J H, BITRIAN E, KUPERSMITH M J, et al. Relationship Between Age, Gender, and Race in Patients Presenting With Myasthenia Gravis With Only Ocular Manifestations ［J］. J Neuroophthalmol, 2016, 36（1）: 29-32.

［25］BOLDINGH M I, MANIAOL A, BRUNBORG C, et al. Prevalence and clinical aspects of immigrants with myasthenia gravis in northern Europe［J］. Muscle Nerve,2017,55（6）: 819-827.

［26］LANDFELDT E, POGORYELOVA O, SEJERSEN T, et al. Economic Costs of Myasthenia Gravis: A Systematic Review ［J］. Pharmacoeconomics, 2020, 38（7）: 715-728.

［27］LEHNERER S, JACOBI J, SCHILLING R, et al. Burden of disease in myasthenia gravis: taking the patient's perspective ［J］. J Neurol, 2022, 269（6）: 3050-3063.

［28］SCHNEIDER-GOLD C, HAGENACKER T, MELZER N, et al. Understanding the burden of refractory myasthenia gravis ［J］. Ther Adv Neurol Disord, 2019, 12: 1756286419832242.

［29］HARRIS L, ALLMAN P H, SHEFFIELD R, et al. Longitudinal Analysis of Disease Burden in Refractory and Nonrefractory Generalized Myasthenia Gravis in the United States ［J］. J Clin Neuromuscul Dis, 2020, 22（1）: 11-21.

［30］BERESHCHENKO O, BRUSCOLI S, RICCARDI C. Glucocorticoids, Sex Hormones, and Immunity ［J］. Front Immunol, 2018, 9: 1332.

［31］DEYMEER F. Myasthenia gravis: MuSK MG, late-onset MG and ocular MG ［J］. Acta Myol, 2020, 39（4）: 345-352.

［32］CHEN H R, QIU Y J, YIN Z Q, et al. Efficacy and safety of the innovative monoclonal antibodies in adults with generalized myasthenia gravis: a Bayesian network analysis ［J］. Front immunol, 2023, 14: 1280226.

［33］ZHANG C, WANG F, ZHENG L, et al. Mortality of myasthenia gravis: a national population-based study in China ［J］. Ann Clin Transl Neurol, 2023, 10（7）: 1095-1105.

第三章

重症肌无力的临床特点与诊断

第一节　重症肌无力的临床特点和分型

中国 MG 的发病率为 0.68/10 万，女性发病率略高；住院病死率为 14.69‰，主要死亡原因包括呼吸衰竭、肺部感染等。

一、重症肌无力的临床表现

MG 在临床上主要表现为波动性肌无力，波动性肌无力是指肌肉的易疲劳性，有"晨轻暮重"，即症状早晨较轻，晚上则加重及疲劳后加重和休息后缓解的特点。肌无力可累及全身骨骼肌，包括眼肌、面肌及延髓肌等脑神经支配肌、颈部肌、四肢肌和呼吸肌。不同患者或在同一患者不同病程阶段受累肌群和肌无力严重程度可能存在很大差异。影响 MG 症状的因素包括感染、心理应激以及药物（如氨基糖苷类、喹诺酮类抗生素和 β 肾上腺素受体阻断剂等）等。MG 起病时常单组肌群受累，随着疾病进展，可在数周或数月内波及其他肌群，如从眼外肌逐渐波及延髓肌和肢体肌，甚至累及呼吸肌，引起重症肌无力危象。MG 也可出现肌肉萎缩，以舌肌和面肌萎缩最为常见。

（一）眼肌

眼部肌群通常是 MG 中最早和最容易受累的肌群，包括提上眼睑肌和眼外肌，提上睑肌受累可表现为对称性或非对称性眼睑下垂，眼外肌的受累可以单个或多个眼外肌的组合，导致眼球活动受限，可出现水平、垂直、上下或各个方向的复视。由于 MG 症状的波动性，患者的眼睑下垂及复视可以出现晨轻暮重及休息后好转的特点，病程中可出现交替性眼睑下垂。眼球活动受限也可出现疲劳现象，表现为持续侧视时眼球活动范围缩小，复视相分离增大。OMG 也可以出现 Cogan 征，即向下凝视 15 秒后上睑会出现短暂的回缩。亦可出现中枢代偿征，即当被动抬举下垂的眼睑时可引起对侧眼睑下垂。目前对于 Cogan 征及中枢代偿征的机制尚未清晰，可能与突触间隙乙酰胆碱水平的变化有关。

当只有单个神经支配的眼外肌麻痹症状时，需与各种病因所致的动眼、外展或滑车神经麻痹进行鉴别，对于双眼对称性眼睑下垂，需要与双眼睑痉挛进行鉴别；双侧眼外肌麻痹需要与脑干病变鉴别；伴有眼肌受累的重症肌无力还需与眼咽型肌营养不良、线粒体肌病及甲亢性眼病等鉴别。

（二）面肌、延髓肌

面肌、延髓肌通常是指其运动支配起源于第Ⅴ、Ⅶ、Ⅸ-Ⅻ对颅神经的肌群。当延髓肌受累时，可出现面肌、咀嚼肌、咽喉肌及舌肌无力的症状。

面肌无力时，可影响到眼轮匝肌，表现为闭目无力；口轮匝肌无力可表现为闭唇无力，吹哨不能或使用吸管困难；而表情肌无力则可出现面部表情的减少和面具脸。面肌无力的症状相对隐匿，也不易觉察症状的波动性。

当咽喉肌和舌肌受累时，可出现言语障碍。患者可出现鼻音、声音低沉和言语含糊，难以被他人理解，少部分患者仅出现声音低沉。随着讲话时间的延长，患者言语的清晰度逐渐下降，但经过一段时间休息后又可恢复到原来状态。咽喉肌无力还可造成吞咽困难和饮水呛咳等症状。当软腭肌肉无力时，食物和液体可能会倒流到鼻腔内。咽喉部肌无力时可导致食物在下咽过程中停滞或卡顿，出现吞咽困难。MG 患者的吞咽困难一般不会出现胸骨后疼痛和不适。喉肌无力时可导致食物或液体误入气管，引起呛咳。咀嚼无力主要表现为咀嚼较硬的食物困难，如苹果、牛肉等。不充分地咀嚼也可进一步加重吞咽困难。MG 中吞咽和咀嚼无力往往在进餐的后半阶段出现。上述症状均可导致患者进食时间的明显延长、营养摄入不足和体重下降。有些患者在进食时会采取不同的头部姿势来帮助改善吞咽；也有患者会提到在食用冷食或冷饮料时，吞咽困难有所缓解。

当患者出现延髓肌症状时，需注意与脑干病变、肌萎缩侧索硬化、眼咽型肌营养不良和脊髓延髓性肌萎缩等鉴别，还需与咽喉部肌肉肌张力障碍鉴别。

（三）颈部肌群、躯干肢体肌

颈部肌群无力时，患者可出现垂头或平卧位时抬头困难。部分患者会感到颈部僵硬和疼痛感，往往容易被误认为颈椎病。15%~20%的患者首发症状为肢体肌无力。上肢近端无力可能会导致一些日常生活中的动作变得费力，例如穿衣、晾衣服和洗头等。而伸腕和伸指无力，特别是无名指和小指的伸指无力，有时可能是 MG 的唯一症状，很容易被误诊为周围神经病。MG 也可导致选择性肱三头肌受累和远端屈指肌无力。下肢近端无力时可出现行走时感到肢体沉重，爬楼和下蹲起立困难。躯干肌无力主要表现为腰背部肌肉无力和疲劳，影响长时间站立和行走步态，这部分患者需要与 LEMS、炎性肌病、代谢性肌病及内分泌相关疾病进行鉴别。

（四）呼吸肌和重症肌无力危象

呼吸肌无力主要累及膈肌和肋间肌，一般不单独出现。膈肌无力时可出现反常呼吸（即每次吸气时，腹部向内而非向外运动）。肋间肌无力时吸气时胸部扩张变浅。呼吸肌无力时，一般会同时伴有抬头困难或延髓肌无力。血压、心率及呼吸频率的增加也预示可能存在呼吸衰竭。MG 快速恶化引起呼吸肌和/或延髓肌无力加重，需进行无创或气管插管辅助通气时，称为重症肌无力危象。5%~20% 的 MG 患者在起病 2~3 年内发生过重症肌无力危象。感染、情绪改变、激素急剧加量和免疫检查点抑制剂等药物均可诱发重症肌无力危象。重症肌无力危象发生时患者因呼吸无力可出现头晕、头痛、胸闷、气促和呼吸困难等症状，严重时影响患者意识水平。重症肌无力危象是一种非常危急的情况，病死率可达 1%~5%，需要住院或进入重症监护室接受治疗。

（五）非运动症状

除了上述运动症状，MG 也可出现一些非运动症状，包括味觉嗅觉等感觉异常、疼痛、睡眠障碍、斑秃、边缘叶脑炎、纯红细胞再生障碍、心肌炎、神经性肌强直和自主神经功能紊乱等。部分患者可能会白天过度嗜睡，咽喉肌的无力也可能加重阻塞型睡眠呼吸暂停综合征（obstructive sleep apnea syndrome，OSAS），而睡眠异常又会加重疲劳感。伴有自主神经功能紊乱时可出现心慌、多汗及便秘、腹泻等消化道功能异常。此外，MG 也可能影响中枢，出现注意力不集中、记忆力下降等问题。非运动症状的出现可能与 MG 的自身免疫系统紊乱相关，尤其是在合并胸腺瘤的 MG 患者，也可能与药物相关不良反应相关。

二、重症肌无力的致病性抗体

MG 是一种由抗体介导的自身免疫病。神经肌接头蛋白成分自身抗体的存在可影响突触后膜上的 AChR 的功能，干扰正常的神经肌肉信号传递，导致肌无力症状。目前认为与 MG 发病相关的致病性抗体主要包括 AChR 抗体、肌肉特异性激酶（muscle-specific kinase，MuSK）抗体和低密度脂蛋白受体相关蛋白（low density lipoprotein receptor-related protein 4，LRP4）抗体。其中，AChR 抗体阳性者占 75%~80%，MuSK 抗体阳性者占 1%~10%。

AChR 抗体为多克隆抗体，可以与 AChR 的胞外结构域结合，其主要免疫原性区域位于 AChR 亚单位围绕的中心孔附近，由 AChRα 亚单位的第 67-76 氨基酸构成。放射免疫法是检测 AChR 抗体的金标准，而基于细胞的免疫荧光法（cell-based assay，CBA）可以通过检测聚集化的 AChR 抗体来提高敏感性，但目前尚无标准的商业化检测试剂盒可供使用。AChR 抗体为 IgG1 抗体，与抗原结合后抗可阻断 Ach 和 AChR 的相互作用。抗原抗体复合物可进一步激活补体系统，形成膜攻击复合物，破坏突触后膜结构。双价抗体的交联作用也会加速 AChR 的内吞和破坏，导致突触后膜 AChR 减少。

MuSK 抗体为单价 IgG4 抗体，其检测方法推荐放射免疫法。MuSK 抗体并不激活补体，而是通过阻断 MuSK 与其他蛋白，如 LRP4 和 COLQ 等的结合来影响 MuSK 的磷酸化，导致突触后膜信号传导异常及 AChR 密度下降。LRP4 抗体是 IgG1 和 IgG2 抗体，可能通过阻断 agrin 依赖的 AChR 聚集而致病。

在 AChR 抗体阳性患者中还可检测到 titin 抗体和 RyR 抗体。对于年龄小于 50 岁的 MG 患者，titin 和 RyR 抗体阳性高度提示合并有胸腺瘤。对于年龄较大的老年 AChR 抗体阳性患者，可同时出现 titin 抗体和 RyR 抗体。这两种抗体的检测主要通过酶联免疫吸附法（enzyme-linked immunosorbent assay，ELISA）和免疫印迹法。

三、重症肌无力的合并疾病

约 15% 的 MG 患者可同时合并其他自身免疫疾病，在 OMG 和 EOMG 中，这个比例可能更高。常见的合并疾病包括自身免疫性甲状腺疾病（autoimmune thyroid disease，ATD）、系统性红斑狼疮（systemic lupus erythematosus，SLE）和类风湿性关节炎（rheumatoid arthritis，RA）等，其中，自身免疫性 ATD（包括 Graves 病和桥本甲状腺炎）最为常见。因此，在 MG 患者中推荐进行常规的甲状腺功能和甲状腺自身抗体的筛查。大多 AChR 抗体阳性患者中存在胸腺异常。50%~60% 患者出现胸腺增生，15% 合并胸腺瘤。在 MG 患者中也需常规进行胸腺 CT 或 MR 检查，以鉴别胸腺增生、胸腺瘤或胸腺囊肿等胸腺异常。

四、重症肌无力的亚组分类

目前对 MG 的亚组分类主要基于起病年龄、抗体亚型、胸腺病理和临床受累肌群分布（表 3-1），包括早发型 AChR 抗体阳性 MG、晚发型 AChR 抗体阳性 MG、胸腺瘤相关 MG、MuSK 抗体阳性 MG、LRP4 抗体阳性 MG、血清阴性 MG 及 OMG。

表 3-1　重症肌无力的亚组分类

亚组分类	抗体	抗体亚型	起病年龄	性别差异	胸腺
EOMG	AChR	IgG1-3	<50 岁	女性>男性	胸腺增生
LOMG	AChR	IgG1-3	>50 岁	男性>女性	胸腺萎缩

续表

亚组分类	抗体	抗体亚型	起病年龄	性别差异	胸腺
胸腺瘤相关 MG	AChR	IgG1-3	50 岁高峰	无差异	胸腺瘤
MuSK-MG	MuSK	IgG4	不限	女性>男性	正常
LRP4-MG	LRP4	IgG1-3	不限	无差异	正常
血清阴性 MG	未检测到	未明显	不限	无差异	正常
OMG	AChR、MuSK、LRP4 或抗体阴性	由抗体类型决定	不限	无差异	正常

注：LRP4-MG 为低密度脂蛋白受体相关蛋白 4 体阳性的 MG（low-density lipoprotein receptor-related protein 4 MG）。

（一）AChR-MG

1. EOMG

EOMG 指的是起病年龄小于 50 岁且不伴有胸腺瘤的 MG，该类型在女性中更为常见，男女发病比例大约为 1：3；合并其他自身免疫病的比例也较高。约 80% 的 EOMG 患者存在胸腺增生，表现为淋巴滤泡增生和生发中心的形成。胸腺中可能出现类似于三级淋巴器官的新生血管形成以及趋化因子的过度表达，进一步促使 AChR 自身反应性的 T 细胞和 B 细胞的活化和扩增，产生高亲和力的 AChR 抗体，参与 MG 发病。因此，胸腺切除手术在治疗 EOMG 患者中显示出更好的疗效。在遗传背景方面，EOMG 与 HLA-DR3 和 HLA-B8 密切相关。

2. LOMG

LOMG 是指起病年龄大于 50 岁且不伴有胸腺瘤的 MG，胸腺通常表现为与年龄相符的萎缩，具体发病机制尚不清楚。约 70% 的 LOMG 和 90% 的胸腺瘤相关重症肌无力（thymoma-associated myasthenia gravis，TAMG）患者会出现 titin 抗体和 RyR 抗体（在 TAMG 中 RyR 抗体阳性率约为 50%，LOMG 中约为 30%），提示两者具有类似的作用机制。在遗传背景方面，可能与 HLA-DR2、HLA-B7 和 HLA-DRB1*15:01 基因有关。

随着人口老龄化，LOMG 的发病率逐年增加。根据对澳大利亚两个三级诊疗中心的回顾性研究，该类型的患者男性多于女性，男女发病比例约为

1∶2。大约四分之一的患者以 OMG 起病，约 70% 的患者在 1 年内发展为轻度 GMG［MGFA Ⅱ型，通常将美国重症肌无力基金会（Myasthenia Gravis Foundation of America，MGFA）临床分型作为成人 MG 的疾病严重程度的评估标准］。相比于 EOMG，这组患者使用激素和免疫抑制剂的比例更高。LOMG 总体预后较好，约 50% 患者可在 2 年内缓解。

对于发病年龄大于 65 岁的患者，称为极晚发型重症肌无力（very late-onset myasthenia gravis，VLOMG）。该组患者的 AChR 抗体滴度较低，免疫治疗的强度也相对较低。多数患者以 OMG 起病，70% 左右的患者在病程中受累肌群局限于眼肌，小于 20% 的患者可能会发展为重症肌无力危象（MGFA Ⅴ型）。由于更容易合并其他内科疾病，VLOMG 的病死率较其他亚型更高。

3. TAMG

约 15% 的 MG 患者伴有胸腺瘤，而 30% 的胸腺瘤患者可出现 MG，MG 是最常见的胸腺瘤相关自身免疫病。患者多合并 WHO 分型为 AB、B1 和 B2 型胸腺瘤。胸腺瘤中肌样细胞缺失、自身免疫调节因子（autoimmune regulator，AIRE）和 MHCⅡ类分子表达的下降，可导致胸腺细胞的阴性选择缺陷，不能及时有效清除针对 AChR 亚单位的自身反应性 T 细胞克隆，这些自身反应性 T 细胞克隆可大量逸出胸腺进入到外周循环，进一步引起下游免疫网络紊乱。同时，调节性 T 细胞数量及功能也发生异常。

TAMG 多见于 50 岁以上的中老年，但也可见于儿童和青年。TAMG 多为 GMG，且发病早期咽喉肌和呼吸肌的比例远高于其他类型，甚至高于 MuSK 抗体阳性者。没有明显的男女差异及 HLA 相关性。除 AChR 抗体，TAMG 还可存在 titin、RyR 抗体及细胞因子中和抗体，如 IFN-α 和 IL-12 等。TAMG 还可能同时合并其他自身免疫病，如纯红细胞再生障碍性贫血、神经性肌强直、自身免疫性脑炎（autoimmune encephalitis，AE）和肌炎/心肌炎等。TAMG 也可同时存在免疫缺陷，如 Goods 综合征。与非胸腺瘤相关 MG 相比，TAMG 症状较重，更容易复发，尤其是当胸腺瘤复发时。因此，TAMG 往往需要更长期的免疫治疗。

（二）MuSK-MG

1%~10% 的 MG 患者为 MuSK-MG。MuSK-MG 的发病率与地理纬度相关，南方地区发病率更高，其中，70% 为女性患者。以前认为 MuSK-MG 的发病高峰年龄为 30~40 岁，但随着对疾病的认识深入和人口老龄化的加剧，老年发病的 MuSK-MG 也并不少见。MuSK-MG 的首发症状可为眼外肌症状，如眼睑下垂或复视，但很快可累及全身肌，尤其是延髓肌和呼吸肌。MuSK-MG 眼肌症状多表现为对称性眼睑下垂和眼球活动障碍。约 80% 的 MuSK-MG 患者可有延髓肌受累，其重症肌无力危象风险也较其他亚型更高。MuSK-MG 的另一个特征性表现是肌肉萎缩，主要累及面肌和舌肌，部分患者可出现特征性"三道沟舌"。MuSK-MG 患者一般没有胸腺异常，因此胸腺切除手术对其治疗效果有限。近年来，随着利妥昔单抗的广泛临床应用，MuSK-MG 已经不是难治性 MG。

（三）LRP4-MG

关于 LRP4-MG 的发病率，目前尚缺乏全面而准确的数据。受不同地区和人群差异的影响，在 AChR 和 MuSK 抗体双阴性 MG 中，阳性率为 2%~50%；15% 的 MuSK-MG 和 10%~23% 的肌萎缩侧索硬化症（amyotrophic lateral sclerosis，ALS）患者中也可检测到 LRP4 抗体。LRP4-MG 以女性多见，以往研究发现多为眼肌型或轻度全身型，但最近多中心的数据发现 LRP4-MG 也不乏中重度 GMG。合并 MuSK 抗体阳性的 LRP4-MG 可出现呼吸肌受累。尚未发现 LRP4-MG 中存在明显胸腺异常。

（四）SNMG

血清中未能检测到 AChR、MuSK 和 LRP4 等抗体的 MG 称为 SNMG。约 1/3 的全身型和眼肌型 SNMG 可通过 CBA 法检测到低亲和力或低滴度的聚集性 AChR 抗体或 MuSK 抗体，部分 SNMG 可能存在针对突触后膜的未知抗体。对 SNMG 的诊断需重点除外先天性肌无力综合征（congenital myasthenic syndrome，CMS）。

（五）OMG

OMG 可发生于任何年龄阶段，成年 MG 患者中，85%~90% 首发受累肌群为 OMG，17%~50% 的患者在 1 年内向全身型转化，61%~85% 的患者在

2 年内转变为 GMG。亚裔人群 2 年自然转化率（23%~31%）较西方人群低，早期免疫抑制治疗可减少 OMG 向全身型转化。

JMG 在欧美人群中的发病率为 1%~3%，但在日本和中国人群中的发病率更高，通常 2~3 岁存在起病高峰。在 JMG 中，OMG 较少向全身型转化，但易出现难治性眼睑下垂和眼球活动障碍。因 OMG 中抗体的阳性率较低，因此需与其他易累及眼外肌的疾病进行鉴别。

第二节　重症肌无力相关抗体的检测和临床意义

MG 是 T 细胞参与，自身抗体和补体介导的神经肌肉接头（neuromuscular junction，NMJ）损伤和/或功能障碍。AChR 抗体是 MG 中第一个被证实的致病性自身抗体，其后 MuSK 抗体和 LRP4 抗体均被证实有致病性。已有足够证据表明 MG 属于典型的自身免疫疾病：①患者可检出显著高于健康人水平的自身抗体；②去除抗体可使症状减轻；③被动转移患者体内的 IVIG 可导致实验动物发生相似症状及组织形态/功能改变；④采用自身抗体相应的抗原主动致敏实验动物可诱发产生针对该分子的自身抗体和相似的组织形态/功能改变，导致相似的疾病表现。

抗原分子上的免疫源性区域的多个位点（表位，epitope）均可诱发自身抗体，但特异性和亲和力不同，其致病能力也不同。针对主要免疫源区（major immunodominant region，MIR）的自身免疫反应决定了 MG 的主要临床表型及严重程度。当针对抗原分子上特定免疫源性位点的抗体与 MG 的临床表型及严重程度相关时，尤其是该抗体水平与 MG 的严重程度有相对平行关系时，针对该表位的抗体就成了决定 MG 免疫稳态和临床稳定性的责任抗体。现已明确 AChR 和 MuSK 抗体可作为 MG 的责任抗体，LRP4 能否作为责任抗体尚需进一步研究。最初将 AChR 抗体阴性者称作血清学阴性（seronegative），随着 MuSK 抗体检测的广泛开展，出现了双血清学阴性（double seronegative）的术语，目前将针对这三种蛋白分子的抗体均阴性者称作血清学阴性。

近年来，在 MG 患者发现了多种抗 NMJ 分子的自身抗体，其中一些的致病性尚未完全证实。此外，MG 患者可检出抗横纹肌分子（titin 和 RyR 等）的抗体，主要见于伴胸腺瘤及老年发病的 MG 患者。目前这些抗体均列为 MG 相关抗体。

本节将介绍 MG 致病性抗体和相关抗体在诊断、分型和病情监测中的意义。

一、MG 的致病性抗体

（一）MG 致病性抗体的发现

1960 年，Simpson 提出 MG 的自身免疫性假说，尤其是从遗传易感性及合并疾病方面积累了大量证据，但一直未能找到 MG 的自身抗体。1971 年采用 AChR 致敏动物建立了 EAMG 模型，证实了细胞免疫反应。直到 1973 年 Linstrom 等才在 EAMG 动物检测到特异性结合 AChR 的抗体，并建立了检测方法，1976 年报道了放射免疫法测定的 AChR 抗体在 MG 患者中的阳性率、与临床的相关性及其在诊断中的意义。

1986 年发现 AChR 抗体阴性 MG 患者血清中的 IgG 亦可影响 NMJ 传导，随后发现 AChR 抗体阴性 MG 患者的 IgG 可以与人 TE671 肌细胞系结合，提示还存在其他可导致 MG 的抗体。1996 年发现 MuSK 是维持 NMJ 稳定性的重要分子后，2001 年研究者发现上述 IgG 可以与表达重组 MuSK 分子的 COS 细胞及提取的重组 MuSK 胞外肽段结合，并且该 IgG 可影响凝集蛋白（agrin）诱导的 AChR 聚集，影响 NMJ 的传导效力，导致 MG 症状。2002 年开始用免疫沉淀法检测 MuSK 抗体。

随着对 NMJ 结构及 MNJ 蛋白全长测序及其分子结构的认识，研究者尝试直接筛查与 LRP4 结合的自身抗体。2011 年有研究者通过荧光素酶融合 LRP4 胞外段全长多肽作为抗原，采用免疫沉淀方法首先报道了在 AChR 和 MuSK 均阴性患者可发现针对 LRP4 的自身抗体，后经表达 LRP4 全长分子的 HEK293 细胞结合及观察与肌管细胞结合后对 AChR 聚集的影响，确定 LRP4 是一种 MG 的自身抗体。现可采用 CBA 法。

20 世纪 80 年代，有研究发现了两个重要的横纹肌抗原，titin 和 RyR，因其抗体与 LOMG 和伴胸腺瘤的 MG 关系密切而得到重视。21 世纪初发现的抗钾离子通道抗体常见于伴胸腺瘤且 AChR 抗体阳性的 MG 患者，可伴有周围神经兴奋性增高（Isaacs 综合征）。MG 患者亦可检出抗细胞因子抗体，不仅见于伴胸腺瘤者，亦可见于 LOMG 患者。

（二）致病性抗体针对的抗原分子及表位

1. 抗原分子

MG 的主要抗原包括 AChR、MuSK 和 LRP4，均为跨膜蛋白。烟碱型 AChR 位于 NMJ 突触后膜的顶端和褶皱内，是一个五聚体糖蛋白，由两个 α 亚单位、一个 β 亚单位、一个 δ 亚单位和一个 γ（胚胎型 AChR）/ε（成人型 AChR）亚单位构成。五聚体构成钠离子通道，两个 α 亚单位上 ACh 结合部位与 ACh 结合后激活，打开离子通道，产生跨膜电位，最终诱发肌肉动作电位使肌肉收缩。每个亚单位有一个高度结构化的胞外段，4 个跨膜段和一个结构化有限的胞内段亚单位。MuSK 是跨膜蛋白，有一个胞外段亚单位，一个跨膜亚单位和一个有酪氨酸激酶活性的胞内亚单位。胞外段亚单位包括 3 个 Ig 样区域和一个富含半胱氨酸的区域。MuSK 接受 LRP4-agrin 复合物的下游信号发生磷酸化而激活，通过缔合蛋白把 AChR 桥接在细胞骨架上形成 AChR 在 NMJ 的聚集。LRP4 是由一个亚单位构成的跨膜蛋白，含有几个低密度脂蛋白亚单位，是突触前膜释放的凝集蛋白的受体，与其结合形成复合物激活 MuSK。Agrin-LRP4-MuSK 通路维持 AChR 聚集和 NMJ 的稳定性，以增加 NMJ 的传导效率。突触前膜释放的 ACh 在激活 AChR 启动神经肌肉传导的同时，也促进 AChR 聚集的消除，避免过度激活突触后膜（图 3-1）。

2. 致病性表位

（1）AChR：针对胞外段亚单位的抗体异质性很大，同一患者可发现针对 5 个亚单位的抗体。半数抗体与 α 亚单位结合，尤其是 MIR。AChR 的 MIR 位于 AChR 的 α 亚单位的胞外段，氨基酸 1-81，尤其是氨基酸 67-76 构成的中央孔部位的表位；针对其他亚单位上表位的抗体也有一定致病性。AChR 抗体致病的特异性不仅与表位有关，也与 AChR 的三维结构有关。

（2）MuSK：大多数 MuSK 抗体与 MuSK 胞外段的 Ig 样结构结合，主要

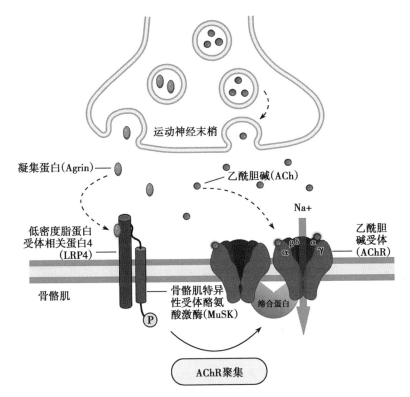

图 3-1 神经肌肉接头的主要 MG 致病性抗原和 MG 相关抗体相应的抗原

针对 MuSK 分子胞外段的第一个 Ig 区域上 LRP4 和 MuSK 相互作用的部位，但这种模式常见于女性，而男性可识别更多的表位。

（3）LRP4：目前发现 LRP4 抗体主要结合 LRP4 分子上的 β3 区域。

（三）致病性抗体的产生机制及致病性机制

1. AChR 抗体

50% 的 MG 患者伴有胸腺增生，15% 伴有胸腺瘤。增生的胸腺含有表达 AChR 的肌样上皮细胞、T 细胞、B 细胞、浆细胞等。感染性因子导致胸腺慢性炎症，促使肌样上皮细胞上的 AChR 致敏，在胸腺内局部产生一定水平的 AChR 抗体进一步损伤胸腺微环境内的 AChR，放大致敏作用，产生 AChR 特异性 B 细胞和 T 细胞。胸腺内的 AChR 特异性 B 细胞和 T 细胞迁移到外周血并在调节和抑制性免疫反应低下的背景下，保持长期自身免疫反应。胸腺瘤是胸腺的上皮细胞肿瘤，因缺乏 AIRE，瘤细胞可表达多种自身抗原分子或其中部分肽段，但在胸腺瘤内很少产生自身抗体，而是因为负性选择机制缺陷而产生针对多种抗原的特异性 T 细胞，迁移到周围血后与 B 细胞相互作用产生 AChR 抗体及其他抗体，胸腺瘤患者外周的免疫耐受机制存在缺陷，因此异常免疫反应得以持续。胸腺瘤患者和胸腺增生患者产生的 AChR 抗体针对的表位不完全相同，因此其特异性也不同。

AChR 抗体为 IgG1 和 IgG3 亚类，亲和力高。其与 AChR 的不同亚单位均有反应性，主要识别天然构象而非孤立的肽段或重组片段，因此制备 AChR 抗原时需要避免其结构破坏。AChR 抗体分成三类：结合型（binding）、阻滞型（blocking）和调节型（modulating）抗体。最常用的是结合型抗体，检测与 AChR 结合的抗体，常与补体激活有关。最早用 ^{125}I 标记的 α 银环蛇毒素与 AChR 结合，用免疫沉淀法检测 AChR 抗体。大约 80%~85% 的全身型患者和 50%~75% 的眼肌型患者该抗体阳性。临床表现典型且结合型 AChR 抗体阳性者可诊断 MG。早发全身型患者和伴胸腺瘤患者 AChR 抗体的阳性率和浓度均最高，症状轻微和眼肌型患者的阳性率和浓度也较低。在自身免疫性肝炎、SLE、RA、视神经脊髓炎、服用青霉胺者、移植后发生移植物抗宿主反应患者以及无 MG 的胸腺瘤患者亦可检出该抗体。发病早期或经过积极免疫治疗后可阴性。阻滞型抗体通过占据 ACh 结合位点而干扰 ACh 与 AChR 的结合，检测时将患者血清与可溶性 AChR 结合，然后加入 ^{125}I 标记的 α 银环蛇毒素与 AChR 上 AChR 抗体未结合的位点相结合，采用琼脂糖-刀豆蛋白 A（Sepharose-Con A）使受体沉淀后 RIPA 法测定 ^{125}I 标记的 α 银环蛇毒素量，其与阻滞型 AChR 抗体水平成反比，即报告为对可溶性 AChR 上 α 银环蛇毒素结合位点的抑制率。尽管阻滞型抗体的阳性率较低，但与 MG 症状快速加重有关。阻滞型抗体通常与结合性抗体并存，全身型患者较眼肌型患者多见。AChR 阻滞的程度与 GMG 的严重程度具有良好的相关性。阻滞型抗体很少见于结合型抗体阴性的患者，因此在诊断中的价值不大。调节型 AChR 抗体通过交联邻近的 AChR 而使其内化，根据在培养细胞中检测内化的 ^{125}I 标记的银环蛇毒素与 AChR 形成的复合物来定量。在结合型抗体阴性时若能够检出调节型抗体，对诊断也有价值，此种情况占 MG 患者的 3%~4%。胸腺瘤患者的调节型抗体水平更高。从诊断角度，结合型抗体最有价值。针对聚集 AChR 的抗体作用机制与结合型 AChR 抗体相近，但临床症状较轻微，该抗体也有明确的诊断价值。

　　补体结合和交联内化有 NMJ 的破坏作用，长期得不到治疗，有可能导致部分不可逆性损伤。阻滞作用则无 NMJ 破坏作用，去除抗体其功能得以恢复，也是血浆置换快速改善症状的主要机制之一，在不同患者这三种致病性机制的占比可能不同。针对 AChR 的 α 亚单位上 MIR 的抗体导致的特异性免疫反应最强，且与临床严重程度相关性优于结合型 AChR 抗体，很可能是 MG 发病初始阶段启动过程中的关键成分，破坏突触后膜的褶皱及其上的 AChR 及 AChR 相关蛋白（如缔合蛋白），暴露更多抗原表位从而产生针对 AChR 上多个表位的自身抗体及 MG 相关抗体。在同一患者，可检测到针对 AChR 上多个表位的抗体和针对胞内段表位的自身抗体，其中一些的亲和力较低，因此致病性较弱或无致病性。MG 患者的 AChR 抗体是多克隆抗体，不同克隆来源的抗体的结合能力和结合特异性不尽相同，近来还发现一个来自 AChR 自身免疫细胞克隆的不同单克隆抗体具备激活补体、AChR 内化和阻滞功能，因此不能用一种 AChR 抗体来完全反映 MG 的严重程度和治疗作用（图 3-2）。

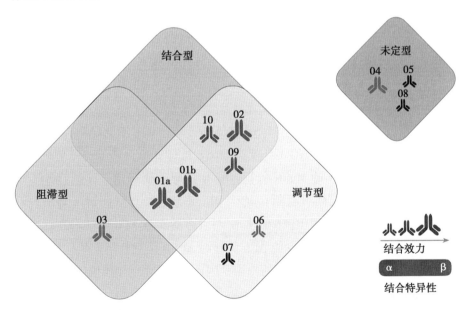

图 3-2　MG 抗体的异质性以及致病性与结合效力及特异性的关系

图 3-2 显示 11 个 AChR 特异性单抗根据三种致病性机制（补体结合、抗原内化和结合部位阻滞）的能力进行的定量分类。抗体结合力用抗体图标的大小显示。抗体结合的特异性用红色、蓝色和紫红色显示，分别代表针对 α 亚单位、β 亚单位以及 α 和 β 亚单位的共同表位的特异性，黑色代表结合特异性未明确。

2. MuSK 抗体

MuSK 抗体阳性者占全部 MG 患者的 6%，占 AChR 抗体阴性 MG 患者的 40%，在 MG 患者中的比例北欧最低而地中海最高，与地域和遗传因素有关。亚洲人 MuSK 抗体阳性者的比例较低。MuSK 抗体如何产生目前未明，以 IgG4 亚类为主，也有低浓度 IgG 1~3 亚类与 IgG4 亚类共存。其产生机制不明，但 MuSK 抗体很少与 AChR 抗体并存，因此推测不是 AChR 抗体破坏 NMJ 后的继发性反应。MuSK 抗体主要来源于短寿命的浆细胞，在此经过体细胞突变以及单价 IgG4 的 Fab 片段交换等免疫学过程使其逐渐演化达到致病性需要的高亲和力阈值。

MuSK 抗体以 IgG4 亚类为主，无法交联抗原促进内化和激活补体，但 MuSK 抗体通过结合胞外段第一个 Ig 样区域而阻止 MuSK 与 LRP4 和 ColQ 结合，阻止 MuSK 与 LRP4 相互作用而无法产生下游信号，使 AChR 聚集减少。同时 MuSK 抗体阳性患者缺乏 LRP4 介导的逆向信号，因此患者缺乏突触前膜代偿性 ACh 囊泡释放，以上双重作用导致 NMJ 传导障碍更严重。MG 患者也存在少量 IgG 1~3 亚类 MuSK 抗体，与 MuSK 结合形成二聚体促进 AChR 在突触外区域异位聚集却无法产生神经肌肉传导，导致突触区域的 AChR 聚集减少。IgG 1~3 亚类 MuSK 抗体亦可结合 C1q 激活经典补体途径，破坏 NMJ，但作用较弱。IgG 1~3 亚类 MuSK 抗体亦可促进 MuSK 交联导致 MuSK 内化，减少 NMJ 的 MuSK 数量。ColQ 是胆碱酯酶锚定在细胞外基质的重要分子，MuSK 抗体可阻断 ColQ 与 MuSK 结合，导致胆碱酯酶从 NMJ 的细胞外基质丢失，使用胆碱酯酶抑制剂后突触间隙 ACh 浓度增高，容易出现不良反应。ACh 降解减少使 ACh 诱导的 AChR 生理性解聚集作用加强，联合 MuSK 抗体影响 AChR 聚集的作用，因此 MG 症状在使用胆碱酯酶抑制剂后可加重。

缺乏突触前膜代偿性 ACh 释放、AChR 异位聚集和 ColQ 途径导致生理性解聚集等作用是 MuSK 抗体阳性患者症状严重的原因。而 IgG 1~3 亚类 MuSK 抗体相关的补体介导的 NMJ 损伤和 MuSK 内化也需要治疗后 NMJ 有修复阶段。此外，不同肌肉受到 MuSK 抗体的影响不同，具有突触形成延迟特点（delayed-synapsing）的肌肉，如膈肌、胸锁乳突肌和胫后肌较突触形成较快的肋间肌和胫前肌更容易受到 MuSK 抗体影响，这可能是 MuSK 临床受累肌群与 AChR 抗体阳性者不同的原因。

3. LRP4 抗体

LRP4 抗体抑制 LRP4 和凝集蛋白结合是其致病性机制之一，导致 LRP4-MuSK-缔合蛋白途径信号传导障碍，影响 AChR 的聚集从而导致 NMJ 传导效率下降，导致 MG 症状。多数 LRP4 抗体属于 IgG1 亚类，可导致补体介导的 C2C12 肌管细胞溶解。

（四）致病性抗体的检测

1. 检测方法及原理

免疫沉淀技术包括放射免疫沉淀法（radioimmunoprecipitation，RIPA）和酶联免疫吸附法（enzyme-linked immunosorbent assay，ELISA）和荧光免疫沉淀法（fluorescence immunoprecipitation assay，FIPA），此外还有基于细胞的检测（cell-based assay，CBA）。原理如图 3-3。

2. AChR 抗体检测

最早用去神经支配的大鼠肌肉提取抗原检测，通过测量待测血清对 α 银环蛇毒素与 AChR 结合的抑制来测量抗体水平，后来用电鳐提取的 AChR 通过补体固定方法检测。随后开发了用去神经支配（截肢）的人类肌肉（主要表达胎儿型亚单位）作为抗原，RIPA 法检测，也有将正常肌肉和失神经支配肌肉混合提取抗原的方法，以检测成人型抗体。其后也用过从截肢肌肉提取的 AChR 建立 ELISA 法。2000 年后的免疫沉淀法（RIPA 或 ELISA）采用的 AChR 抗原来自转染 AChR 亚单位的细胞系，按照成人型和胎儿型 AChR 分子中各亚单位的比例进行组合，旨在尽可能检测到针对 AChR 各亚单位的自身抗体。竞争抑制 ELISA 法的敏感性和特异性接近 RIPA 法。AChR 抗体主要识别 AChR 分子的天然构象而非孤立肽段或重组片段，因此制备免疫沉淀法抗原时要避免过度损伤其三维结构。改良的

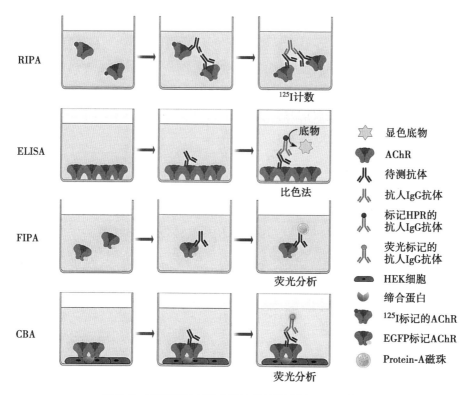

图 3-3　重症肌无力致病性抗体检测方法原理示意图

RIPA 法使用 16 倍血浆容量与常规量抗原混合，用最低量抗人 IgG 抗体沉淀避免增加非特异性结合，可使检测阈值低限从 0.5~0.6nM 减低到<0.1nM，在 1/4 的常规 RIPA 法检测 AChR 抗体阴性患者可检出阳性。

　　CBA 可保持抗原的天然构象，最早采用 IgG 玫瑰花环技术在 70% 的 RIPA 法检测 AChR 抗体阴性患者检出 AChR 抗体。其后采用间接免疫荧光技术，采用转染 AChR 亚单位及缔合蛋白的哺乳动物细胞作为反应载体建立 CBA 方法，不仅能检测出采用提取抗原能检测到的结合型抗体，也能检出其无法检测到的聚集型 AChR 抗体和低亲和力抗体。近年来，在表达的 AChR 加入绿荧光蛋白作为示踪标记，用另一种荧光标记的抗 IgG 二抗染色后共定位，有助于判断抗体的特异性结合。最初发现 RIPA 法无法检出 AChR 抗体者中 60% 的 GMG 和 50% 的 OMG 可检出聚集型 AChR 抗体，但近期研究发现比例并无早期所见那么高（仅有 20% 左右）。CBA 法检测到的

AChR 抗体与 RIPA 法检测到的均为 IgG1 亚类，可见补体在细胞表面沉积和引起突触后膜损伤及膜电位受到影响，提示致病性相同，但仅 CBA 法检测到 AChR 抗体者症状轻微且疗效好。采用仅转染胎儿型亚单位的 CBA 法有助于区别胎儿型和成人型抗体，母亲没有 MG 症状但产出的新生儿 MG 患者仅有胎儿型抗体。但 CBA 法的检测阈值低于 RIPA 法，无法检测出 RIPA 法可以检测到的水平很低的 AChR 抗体。CBA 法亦可结合流式细胞计数，以定量检测。

此外，FIPA 法可用荧光蛋白同时标记多种抗原，中国学者用增强型绿色荧光蛋白标记 AChR，用红色荧光蛋白标记 MuSK，其检测结果与 RIPA 和 CBA 法的一致性均很好。

近年来，基于 ELISA 原理的方法，将 AChR 附着在固体支撑棒上，检测 AChR 抗体的敏感度可达 91%，特异度 99%，而且在支撑棒其他部位附着其他抗原可以同时检测多种抗体。也开发了硝酸纤维膜斑点法，与 ELISA 法的敏感性接近。这两种方法适合在诊室内快速筛查。

3. MuSK 抗体检测

MuSK 是膜蛋白，有 3 个 Ig 样胞外段，制备可溶性抗原时对其三维结构影响不大，MuSK 抗体亲和力高，主要结合 MuSK 蛋白的第 1 和 2 胞外亚单位。现有商品化 ^{125}I 标记的 MuSK 胞外段或重组 MuSK 抗原 RIPA 试剂盒。MuSK 抗体 RIPA 法诊断 MG 的特异度几乎 100%，但因 MG 不同抗体相关的临床亚组间表型重叠，所以其敏感性无法估计。改良 RIPA 法先使用亲和层析法将血清浓聚 50 倍，然后用常规 RIPA 体系检测，但使用更大量血清会增加非特异性结合从而降低检测方法的特异性。用同样的可溶性抗原制作的 ELISA 法试剂盒无放射性，容易开展，与 RIPA 法的敏感性接近。CBA 法将重组的 MuSK 肽段和荧光蛋白标记一起表达在 HEK293 细胞，与待测血清孵育结合后再加入荧光标记的抗人 IgG 二抗，根据与荧光标记的转染 MuSK 共定位来判断特异性结合，并根据荧光强度分级，在 RIPA 法检测 AChR 和 MuSK 抗体均阴性患者，部分可检出 MuSK 抗体，包括眼肌型患者。仅用 CBA 法检出 MuSK 抗体者，肌无力症状较轻且体外抑制 AChR 聚集的作用较弱。MuSK 分子结构简单，纯化制备过程对三维结构的影响较小，因此 CBA 法与免疫沉淀法的敏感性接近。

4. LRP4 抗体检测

抗原来源（动物或人类）、检测方法和人种的不同使最初报道的阳性率不一，从 2%~45%。中国患者此抗体检出率低于西方国家的患者。CBA法发现双抗体阴性患者中 19% 或全部 MG 中 2% 的患者存在 LRP4 抗体。15%~20% 的 MuSK 抗体阳性和 7.5% 的 AChR 抗体阳性 MG 患者可同时检出 LRP4 抗体。LRP4 也在运动神经元表达，ALS 患者中 10%~23% 可检出此抗体。在症状较典型者，该抗体仍然有助于诊断 MG。但 CBA 法特异性差的事实给其临床应用提出了新的问题，还需要开发特异性更强的检测方法。

5. 致病性抗体检测需要注意的问题

RIPA 法测得的每分钟计数（counts per minute，CPM）或 ELISA 法测定的光密度（optical density，OD）作为原始测量值，通过标准曲线或经验公式计算出抗体的 mmol/L 值，给出定量报告值，可作为连续性资料用于统计。而 CBA 法为定性和半定量检测，待测血清的工作浓度多从 1∶10 开始，倍比稀释得到的阳性最大稀释度是最终的报告滴度，报告滴度不能直接用于统计，需要经过对数转化。稀释度较低（如 1∶10）结果的阳性判断需要判读者的经验。CBA 法亦可用单一稀释度下荧光强度分级来表示，1 级及以下作为阴性，这种判读方法也需要判读者的经验。尤其是实验室制备的 CBA 体系，如果各批次的细胞丰度不同，批间差异需要经过外部验证。

RIPA 法的结果可受到试剂盒放射性效期的影响，需要在最适合效期范围检测才能获得可靠结果，有效期内多次使用同一试剂盒的结果可能存在差异，定量检测用于治疗前后比较时需注意。商品化 EILSA 法的有效期通常较长，且试剂盒研发过程中已建立最适检测待测血清和二抗工作浓度，重复性高，更适于治疗前后定量比较。实验室制备的 CBA 结合流式细胞计数定量的方法因每批表达蛋白的丰度不同，其定量结果的重复性较商品化 RIPA 和 ELISA 法差。

CBA 法对抗聚集型 AChR 抗体和低亲和力 AChR 抗体的检出率稍高，但对高亲和力 AChR 抗体与免疫沉淀法相近。即使 CBA 法的抗原理论上是最好保持了 AChR 的三维构象，但 CBA 法仍然没有完全模拟体内的环境（如凝集蛋白对 LRP4 的作用），而且其实际上表达的 AChR 构象仍然与体内情况不完全一致。更应该看到，免疫沉淀法检测到 AChR 抗体者往往 CBA 法检测也是阳性，说明可溶性 AChR 抗原的提取过程对其构象破坏并不严重，大多数患者可以使用免疫沉淀法检测。近期有研究发现，RIPA 法检测到 AChR 抗体 CBA 法可为阴性，用 AChR 胞外段吸附后发现 CBA 法阴性者针对 AChR 胞内段抗体。因此 CBA 法可能有助于发现责任抗体，胞外段特异性抗体可以通过免疫沉淀法检测 MIR 抗体得到解决。

RIPA 法和 ELISA 法试剂盒均有说明，需要在"线性浓度检测区间"才能检测得更可靠。这个所谓的线性浓度检测区间，可以理解为抗原抗体反应最佳适比的浓度区间。抗原抗体结合的最适比例范围称为抗原-抗体反应的等价带，抗体过剩称为前带效应，抗原过剩称为后带效应，此现象统称为"钩状效应"，也称"Hook 效应"。患者抗体浓度过高时可能导致抗体与抗原结合不在最适比例范围，使 RIPA 和 CBA 法检测到的抗体水平显著低于真实水平，需要加大稀释度（如倍比稀释两次）复查才能得到可靠结果。而 ELISA 法在试剂盒建立过程中将抗原吸附于固体表面而使特异性结合只在设定检测范围获得测量值，且经过最佳反应阈值的摸索，不受待测血清中抗体浓度过高的影响，在抗体水平可直接获得可靠的结果。

抗体检测体系的改进有助于提高检测敏感性和特异性。一个研究报道 CBA 法检测 MuSK 抗体的敏感性和特异性在改用抗 IgG 的 Fc 片段的二抗后均得到提高，尤其是特异性。但需要注意，阳性率和敏感性不能等同。不能把某一检测方法较其他检测方法阳性率更高作为敏感性高的代名词，敏感性提高必须在不牺牲特异性的基础上，该新方法才能被接受。尤其是在 MG 这样还有多种诊断手段的疾病，在临床症状不典型患者仅靠抗体阳性诊断，则导致不必要的免疫治疗相关的费用和不良反应。

MG 患者有 AChR、MuSK 以及抗体阴性等不同的抗体亚组，临床表型也有一定交叉，因此缺乏抗体亚组的金标准，给抗体检测的敏感性和特异性评估带来挑战。绝不能拿某一方法在一组患者的阳性率高于其他方法来判断检测方法的优劣，而是需要进行完整的二期和三期诊断试验来判断。更需注意，在较小样本抽样时，检验的敏感性虽然不受人群中患者比例的影响，但容易受到疾病表型异质性的影响，因此抗体检测在 MG 诊断中的敏感性和特异性需要结合患者特征来评估。免疫沉淀法的定量检测结果处于接近界值的"灰区"时，阳性与否难以明确。同样，CBA 法的结果为较低滴度时，阳性与否也难以明确。

我们对免疫沉淀法检测 AChR 抗体界值的研究纳入了临床特征符合大样本队列分布特点的抽样队列，并通过不同的界值设定方法，包括平均值 ± 2 倍标准差（非正态分布者转为正态分布后确定界值）、97.5% 位数、ROC 法以及高于对照组（健康对照和非 MG 的自身免疫疾病对照）最大值，从中选择特异性优先的界值，为平均值 ± 2 倍标准差方法。该方法得到的界值与对照组最大值方法获得的界值非常接近，敏感性虽稍低于 ROC 法获得的界值，但在 ELISA 和 RIPA 法中均获得了最佳的诊断效能，而 ROC 法获得的界值特异性较差，诊断效能也较差。比较 ELISA 和 RIPA 法检测阳性不一致的患者发现，这些患者的抗体水平多落在界值附近的"灰区"，而多数 AChR 抗体阳性者的检测值通常远高于界值和灰区，因此能与健康人或其他自身免疫疾病患者的非特异性结合很好区分开。同时，我们比较了原始测量值和转化值，发现在健康对照，因计算公式和标准曲线导致的天花板效应及随机变异被计算公式的放大效应，转化值的变异高于原始测量值的变异，因此选用原始测量值能够更好反映抗体的本原结合能力。

（五）致病性抗体在诊断、分型和疾病监测中的意义

1. 致病性抗体的诊断价值

AChR 抗体敏感性和特异性均较好。RIPA 法足以满足绝大多数患者诊断所需的敏感性和特异性，意大利 MG 抗体检测指南明确 RIPA 是首选的检测方法。ELISA 竞争抑制法较间接法 ELISA 的特异性更好，敏感性与 RIPA 也接近。在免疫沉淀法 AChR 抗体阴性患者中，CBA 法有助于发现低亲和力和针对聚集 AChR 的抗体。

AChR 抗体阴性的 MG 患者中可检测到 MuSK 抗体，MuSK 抗体的阳性率与患者的种族及居住地的纬度有关。MuSK 抗体免疫沉淀法与 CBA 法检测敏感性和特异性相近。在临床表现较典型的患者，MuSK 抗体阳性较新斯的明试验及重复神经刺激能更好支持 MG 的诊断。因 MuSK 抗体的特异性高，在临床表现不典型的患者检出 MuSK 抗体时，需要进一步采用新斯的明试验、重复神经刺激或单纤维肌电图检查以明确诊断。

AChR 抗体阳性患者中很少合并 MuSK 抗体。这两种抗体均阳性的患者，

通常临床表型更符合 MuSK 抗体阳性者，且临床受累更严重。

在临床表现较典型的上述两种抗体阴性患者，检出 LRP4 抗体也有助于诊断。但在不典型临床表现者，LRP4 抗体的诊断价值尚需探索。在结合型 AChR 抗体、MuSK 和 LRP4 抗体阴性者，如果临床表现较典型且进展快者，检测阻滞型 AChR 抗体有助于诊断。回顾性血清学研究发现 MG 发病前 2 年，AChR 抗体可逐渐增高，因此最初阴性者需要定期复查。

检测母亲的 AChR 抗体有助于诊断新生儿 MG。在母亲抗体水平高时可产出一过性 MG 症状的新生儿，而抗体水平低时可能性较小。

2. 致病性抗体分型中的作用

AChR 抗体无论免疫沉淀法还是 CBA 法检测到，因其致病性机制相近，属于一种类型。早发型和伴胸腺瘤患者的抗体水平较高，晚发型和伴胸腺瘤患者的抗体阳性率最高。很少见伴胸腺瘤患者 AChR 抗体阴性者。MuSK 抗体阳性患者球部和全身受累较多见，也有眼肌型患者可检出 MuSK 抗体，通常浓度较低。抗体水平抗体动态改变，因此根据抗体分型需要结合患者的发病年龄、受累范围和胸腺情况，部分患者需要在 1 年后才能明确抗体类型。

基于致病性抗体的分型主要用于选择治疗和监测病程。部分 MuSK 抗体阳性和伴胸腺瘤 AChR 抗体阳性患者呼吸肌受累出现较早，需要在病程早期密切监测。MuSK 抗体患者因无胸腺异常，通常胸腺切除术无效。MuSK 抗体阳性患者因主要为 IgG4 类型，通常 IVIG 疗效差，而激素、免疫抑制剂、血浆置换和利妥昔单抗疗效好，利妥昔单抗的疗效优于 AChR 抗体阳性患者。MuSK 抗体阳性者多数很难停药，需要注意胆碱酯酶抑制剂的不良反应。LRP4 抗体阳性者往往胸腺切除术也无效，但免疫治疗的疗效好。血清学阴性患者的异质性大，大多数症状轻微、疗效好，少数血清学阴性患者病程早期出现呼吸衰竭或长期预后差。

3. 作为责任抗体在疾病监测中的作用

同一患者的 AChR 抗体动态改变在免疫治疗后 1~2 年与严重程度改变趋于平行，但早期可能见到抗体水平改变与严重程度改变相反的情况，尤其是在仅用溴吡斯的明治疗者。成组分析发现相同严重程度的不同患者间 AChR 抗体的水平存在差异，但通常眼肌型患者的抗体水平较全身型患者低。多次检测可发现严重程度分级和严重程度评分的改变与 AChR 抗体水平的改变存在相关性，也有研究未发现相关性。不同研究间 AChR 抗体水平与严重程度间相关性的差异因多种因素所致，包括使用的严重程度评价方法（Osserman、QMGs 或 ADL 评分以及干预后状态）、抗体的特异性、亚类、激活补体的能力以及组织中抗体的浓度等。近年来，欧洲多国 MG 专家汇总既往研究发现，在横断面及纵向队列均可见结合性 AChR 抗体水平与严重程度呈正相关，即 AChR 抗体水平越高，患者相对越严重，尤其是在治疗后，多数研究发现免疫治疗和胸腺切除术后 AChR 抗体水平下降与严重程度降低正相关。结合型抗体水平与严重程度和疗效的相关性高于阻滞型抗体。

血清 MuSK 抗体水平与临床严重程度及免疫治疗的疗效有良好的相关性。成组分析发现患者的临床评分和严重程度分级与 MuSK 抗体水平呈正相关；对个体患者，免疫治疗后 MuSK 抗体水平（总 IgG）显著下降，但胸腺切除术并不影响 MuSK 抗体水平。IgG4 亚类与严重程度相关性显著优于 IgG1 亚类。

目前 LRP4 抗体与疾病状态的关系尚不明确，需要进一步探索这些致病性抗体水平的改变趋势与患者临床稳定性的趋势是否趋同。干预后状态、治疗强度和持续治疗时间是确定患者临床稳定性的依据。需要注意的是，CBA 法仅能半定量，其稀释度需要对数转换后才能作为连续性资料尝试与严重程度进行相关性分析，而且商业化检测中的稀释度有限（如 1 : 10、1 : 32、1 : 100、1 : 320），因此不适合用于疾病状态和疗效监测。

在疾病状态监测中，初步发现抗体的特异性较抗体水平与严重程度的关系更密切，而且开发针对 NMJ 分子的特异性免疫治疗也需要更好明确致病性抗体的特异性。

二、MG 相关抗体

MG 患者亦可检出针对横纹肌和其他 NMJ 分子的抗体。抗横纹肌抗体已经纳入 MG 常规检测中，在 EOMG 患者与胸腺瘤关系密切，并可见于 LOMG 患者，常常症状严重、预后差，需要早期加强免疫治疗。抗横纹肌抗体对 MG 诊断的价值不高，但有助于发现潜在的胸腺瘤，且提示合并的肌炎及心肌损害的可能性。针对其他 NMJ 分子的抗体致病性、特异性及诊断意义尚未明确，不作为在 MG 常规开展的实验室检查。

（一）抗横纹肌抗体

抗横纹肌抗体可见于 95% 的伴胸腺瘤 MG 和 50% 的 LOMG 患者，其识别肌细胞的胞内蛋白，如连接素、肌球蛋白（myosin）、肌动蛋白（actin）、原肌球蛋白（tropomyosin）、肌钙蛋白（troponin）、细肌丝蛋白（filamin）、RyR 等，这些分子不能被循环中的抗体直接结合，因此其不是致病性抗体，但其与严重程度有关，考虑可能通过未知的机制造成无力。

横纹肌抗体不是 MG 特异性的，可见于不伴 MG 的胸腺瘤患者及其他自身免疫疾病患者。MG 患者抗横纹肌抗体阳性者很少不伴 AChR 抗体，因此单独出现时对 MG 诊断意义不大，但有助于提示潜在的胸腺瘤，尤其是在早发型 AChR 抗体阳性的 MG 患者。在老年人和较严重的 MG 患者也较常见，无论伴有或不伴胸腺瘤，可能部分患者的胸腺瘤被抗体抑制而无法被影像学发现，或者萎缩的胸腺中缺乏 AIRE 而导致与胸腺瘤相似的自身免疫机制。

连接素是纵贯肌节的胞内蛋白，连接素抗体阳性者通常较严重，也难以治疗，胸腺切除术的疗效也有限，提示胸腺瘤伴发的自身免疫失衡的持续性。连接素抗体阳性的 MG 患者可伴有肌病。但不伴胸腺瘤的 EOMG 患者以及 MuSK 抗体阳性及抗体阴性的 MG 患者罕见连接素抗体。连接素抗体为 IgG1 亚类，可激活补体。周围血中有针对连接素的 MIR 区域的 T 细胞。连接素在胸腺增生和胸腺瘤组织中均有表达，提示胸腺是致敏并产生连接素抗体的主要部位。

RyR 是肌质网上的钙离子通道，在兴奋-收缩偶联中起重要作用。RyR 抗体与胸腺瘤的关系较连接素抗体更密切。RyR 抗体阳性的 MG 患者多见球部和呼吸肌麻痹。该抗体为 IgG1 和 IgG3 亚类，可激活补体，亦可抑制肌质网的钙离子释放。MG 患者的 RyR 抗体与骨骼肌和心肌的 RyR 均可结合，有此抗体者可伴发心肌病或发生猝死。伴 RyR 抗体的 MG 患者存在兴奋-收缩偶联障碍，他克莫司有改善兴奋-收缩偶联的作用，伴胸腺瘤的 MG 患者可首选他克莫司治疗。

横纹肌抗体最早采用横纹肌染色特定结合模式识别。连接素是丝状的细胞内蛋白，是迄今发现的最大分子量蛋白。尽管其巨大，但其氨基酸序列多具有重复性。其抗体主要结合在一个 30kD 的亚单位，仅占连接素的 1% 大小。这个亚单位叫 MGT30，位于 A/I 带交界处，已有重组片段作为抗原用 ELISA 法检测。AChR 抗体阴性者通常用 ELISA 法无法检测到连接素抗体。最近用 ^{125}I 标记的 MGT30 作为抗原采用 RIPA 法检测，可以全部检出 ELISA 法检测到的连接素抗体，但部分 MuSK（14.6%）和 LRP4（16.4%）抗体阳性者中亦可检出。尽管连接素位于细胞内，但最近开发了 CBA 法，使用转染连接素的 HEK293 细胞作为抗原，用流式细胞计数定量分析，敏感性较 ELISA 提高，用于筛查伴肌炎或心肌炎的 MG 患者。用粗面内质网作为抗原采用免疫印迹法检测或用含有 RyR 的 MIR 的融合蛋白作为抗原采用 ELISA 法检测 RyR 抗体。目前针对其他横纹肌蛋白的抗体检出率较低，特异性和临床意义不明。

40% 的 AChR 抗体阳性患者连接素抗体阳性，EOMG 患者中仅占 6%，而不伴胸腺瘤的 LOMG 患者中占 50%~80%。50 岁前发病的 MG 患者检测到连接素抗体高度提示胸腺瘤，仅有少量连接素抗体阳性的年轻 MG 患者不伴胸腺瘤。AChR 抗体阳性者的连接素抗体水平也更高。抗体阴性患者中检出的低水平连接素抗体与胸腺瘤无关。EOMG 患者通常无 RyR 抗体，但 40% 的 LOMG 患者可检出，伴胸腺瘤的 MG 患者中 75% 可检出 RyR 抗体。因此，通常这两个抗体主要用于在年轻患者提示胸腺瘤，这两个抗体均阴性的情况下胸腺瘤可能性很小。任何年龄有连接素和 RyR 抗体者均相对更严重，同样治疗强度情况下预后也较差，因此，当同时有两种抗体的 MG 患者应尽早给予更强的免疫治疗。

门控 K^+ 通道 α 亚单位 Kv1.4 主要表达在中枢神经系统，亦可在骨骼肌和心肌表达。可采用免疫印迹法或 CBA 法检测。日本学者发现 MG 患者中 11%~18% 有此抗体，有此抗体的患者症状严重并伴有胸腺瘤。11%~27% 的 Kv1.4 抗体阳性患者有临床上可疑的心肌损害，通常症状发生时尚不能检测出 Kv1.4 抗体，36%~60% 有此抗体阳性患者心电图异常。而西方白种人 MG 患者该抗体检出率为 17%，常见于晚发型女性患者，症状轻微。

（二）针对其他 NMJ 分子的抗体

聚集蛋白（agrin）由突触前膜释放，与 LRP4 结合启动 LRP4-MuSK-缔合蛋白信号通路，以促进 AChR 聚集。MG 患者中 2%~15% 可用 ELISA 法或 CBA 法检出此抗体。大多数该抗体阳性者亦可检出 AChR、MuSK 或 LRP4 抗体，亦可在抗体阴性患者检出。但健康人和其他神经疾病中未能检出，提示具有一定的 MG 特异性。该抗体在体外可抑制聚集蛋白诱导的 MuSK 激活和 AChR 聚集。

缔合蛋白是肌细胞的细胞内蛋白，将 AChR 的胞内段与细胞骨架连接在一起，促进 AChR 聚集。15% 的 MG 患者可见 rapsyn 抗体，包括抗体阴性患者，但其与病情严重程度或 MG 亚组无关，亦可见于其他自身免疫疾病，所以诊断价值较低。

皮层肌动蛋白是胞浆内蛋白，参与肌动蛋白（actin）的组装和 MuSK 介导的 AChR 聚集。用 ELISA 和免疫印迹法发现其在抗体阴性患者中占 23.7%，在抗体阳性患者中占 9.5%，但 12.5% 其他自身免疫疾病患者和 5.2% 的健康对照中可检出此抗体。有此抗体的 MG 患者症状通常轻微。在 7.6%~26% 的多发性肌炎、皮肌炎和免疫介导的坏死性疾病患者中亦可检出此抗体。其致病性和诊断价值有待于研究。

5%~50% 的 MG 患者可见胆碱酯酶抗体，与患者的临床特征无关联，亦可见于其他自身免疫疾病。

ColQ 位于细胞外基质中，通过与 MuSK 的相互作用锚定胆碱酯酶。CBA 法发现 3% 的 MG 患者有 ColQ 抗体，但亦可见于健康对照，其致病性和诊断意义未明。

第三节　重症肌无力电生理诊断技术研究

神经电生理检查在 MG 的诊断和鉴别诊断中发挥着一定作用。临床常用的电生理诊断方法包括感觉和运动神经传导测定、F 波、同心圆针肌电图、重复神经刺激技术（repetitive nerve stimulation，RNS）和单纤维肌电图（single fiber electromyography，SFEMG）。其中后二者在 MG 诊断中的价值较高，特别是当 AChR 抗体或 MuSK 抗体阴性、依酚氯铵或新斯的明试验结果不明确以及疲劳性不典型时，其价值更为重要。

一、重复神经刺激技术

重复神经刺激技术是指以一定的频率对运动神经干进行超强电刺激，在其支配的肌肉记录复合肌肉动作电位，然后观察波幅或面积的变化，是诊断神经肌肉接头部位病变的重要手段。低频重复刺激主要用于突触后膜疾病的诊断，如 MG；高频重复刺激主要用于突触前膜疾病的诊断，如 LEMS 和肉毒中毒。在 MG 患者，主要表现为低频刺激时出现 CMAP 波幅递减现象。

实际应用中，选择易检测、易固定、易受累的神经肌肉进行检测，临床常选择测定的神经肌肉包括面神经/眼轮匝肌、副神经/斜方肌、腋神经/三角肌、尺神经/小指展肌。测定时，刺激电极置于运动神经干，记录电极的作用电极置于肌腹，参考电极置于肌腱。根据刺激频率，RNS 可以分为低频 RNS 和高频 RNS，临床低频 RNS 一般采用 2~5Hz 进行刺激，这一频率可以避免钙离子在突触前膜的聚集，并能够在下一次冲动到达前耗竭上一次所释放的乙酰胆碱。刺激次数一般 9~10 次即可。高频刺激的频率一般采用 10~50Hz，可以起到在突触前膜产生钙离子聚集的作用。

低频 RNS 刺激时间通常是 3 秒，通常第 3 个或第 4 个波的波幅下降最明显，之后几个波的波幅可有逐渐升高趋势；在获得一串 CMAP 波形后，计算第 4 或第 5 波比第 1 波波幅下降的百分比，目前使用的仪器可以自动测算，在诊断 MG 时，低频递减要求第 4 或第 5 波的波幅较第 1 个波的波幅下降至少 10%，也有实验室采用 15% 或以上，不同实验室正常值的差异可影响 MG 诊断的敏感性和特异性。

高频 RNS 刺激时间为 3~20 秒，计算最后一个波（或最高波幅者）较第一个波幅升高的百分比，波幅下降 30% 以上为波幅递减，波幅升高 50% 以上为波幅递增。刺激时限通常采取 0.2ms，刺激强度为超强刺激，带通 0.1~100Hz，扫描速度 5~10ms/D，灵敏度 0.1~5mV/D。

高频刺激常产生明显的疼痛，一般刺激 3~5 秒（50~100 次刺激）即可满足临床诊断需要。如果患者能够良好配合持续大力收缩肌肉，也可以采用短时（10 秒）最大力量主动收缩测定肌肉的方法，来代替高频刺激，可以避免高频刺激引起的疼痛。测定时先在患者安静状态下给予单个超强刺激，测定基线 CMAP 波幅，之后让患者最大力量收缩测定肌肉 10 秒，运动结束时即刻给予另一个超强刺激，获得运动后的 CMAP 波幅，比较后一个波的波幅与前一个波的波幅变化的百分比。但是如果患者明显无力、昏迷患者或者儿童难以良好配合时，仍需采用高频 RNS。由于突触前膜病变时也可以出现低频递减现象，当诊断并不明确时，临床应同时进行高频和低频刺激以避免漏诊。

为了减少假阳性，确保测定结果的准确性，通常需要对测定结果进行重复测定。低频刺激时，两次刺激间隔至少要间隔 60 秒。如果两次低频刺激均显示波幅递减超过正常值范围，则可以在患者短时（10 秒）运动测定后，再次进行低频重复刺激，观察是否可以消除低频递减现象（运动后易化），以确保特异性。不同神经 RNS 检测的阳性率也有差异，在 MG 患者，面神经、腋神经或副神经低频刺激波幅递减的程度通常会高于尺神经。

可以采用运动导致神经肌肉接头 ACh 耗竭来提高检测的敏感性，如果两次低频 RNS 结果均未超过正常值范围或结果模棱两可，则可以让患者最大力收缩测定肌肉 1 分钟（运动 30 秒，休息 5 秒，再运动 30 秒），之后即刻进行低频 RNS，并分别在运动后 1、2、3、4 和 5 分钟进行重复测定，由于运动后 2~5 分钟进行刺激时，所引起的 ACh 释放量最低，因此这种方法可以提高 MG 诊断的阳性率。

有多种因素可以影响 RNS 测定结果。①在进行 RNS 测定时，肢体测定部位温度应维持在 33℃左右（32~36℃），当皮肤温度较低时，神经肌肉接头处的传递增强，可导致假阴性结果，轻症患者低频刺激可不出现递减反应。②胆碱酯酶抑制剂可以改善神经肌肉接头处的传递功能，对 RNS 检测结果有直接的影响，可引起假阴性结果，国内常用的有溴吡斯的明、新斯的明。如果临床无明显禁忌证，一般应在进行 RNS 检测前 12~18 小时停用胆碱酯酶抑制剂。但是，如果患者病情较重，停药后有可能导致不良影响者，则应根据具体情况进行判定；对于病情较重者，即使不停药，常也能够获得阳性结果；如果患者未停用抗胆碱酯酶药物而进行了重复电刺激检测且结果阴性，应记录患者最后一次服药时间。③重复刺激过程中，每次刺激都应该达到超强刺激，以保证所有刺激使全部的神经纤维兴奋，获得了最大的 CMAP 波幅。但是应避免不必要的过强刺激，以减少患者的疼痛不适。④测定过程中必须保证记录电极和刺激电极的位置及固定，应使用黏附性强的表面电极，注意每次测定前检查并固定电极。在进行连续刺激时，为了防止电极的移动，应尽量固定测定肢体，特别是测定部位的肌肉，避免记录部位移动，防止记录电极偏离最佳记录位置，导致 CMAP 波幅下降；同时要避免刺激电极偏离神经，导致无法达到真正的超强刺激，出现假阳性结果，这在高频刺激以及近端肌肉测定时尤为重要。⑤测定神经的选择对于结果也有一定影响。尺神经或正中神经测定时易于固定，干扰因素较少，但是在 MG 患者，多为近端受累为主，因此远端肌肉测定的 RNS阳性率较低；选择近端肌肉进行测定，可提高诊断的敏感性，推荐选择副神经，测定时其运动干扰要小于腋神经和肌皮神经测定。对于眼肌受累为主的患者，选择面神经/眼轮匝肌测定可提高阳性率；但该神经测定时所获得 CMAP 波幅较小，容易受到刺激伪差的干扰，测定时要求患者眼睑放松配合。

在正常人进行低频刺激时，尽管 ACh 释放的相对减少可使终板电位波幅降低，但由于神经肌肉接头传递的安全系数正常，终板电位仍可达到阈上水平，并不会影响肌纤维动作电位的产生，因此所有肌纤维都可以产生动作电位，CMAP 波幅无明显改变。在 MG 患者，由于突触后膜病变，缺乏足够的 AChR 与乙酰胆碱结合，神经肌肉接头传递的安全系数下降，安静时尽管终板电位基线值下降，但还能达到阈上水平。当低频刺激，导致在运动终板处许多终板电位降至阈值以下，在神经肌肉接头处无法产生肌纤维动作电位，兴奋的肌纤维数目减少，从而导致低频刺激时 CMAP 波幅出现下降。

高频 RNS 刺激时，正常人也会引起终板电位波幅增高，但是，由于第一次刺激时，超强刺激已经兴奋了全部肌纤维，高频刺激所引起的终板电位波幅增高，并不会进一步增加所兴奋的肌纤维数目，因此 CMAP 无明显变化。在 MG 患者，高频 RNS 的价值不大。由于高频刺激时，存储递质的消耗和钙离子释放增加所引起的效应可相互抵消，最终 CMAP 波幅变化不明显。但是在严重的 MG 患者，高频刺激所引起的乙酰胆碱量子化释放增加并不能补偿明显的神经肌肉接头传导阻滞，终板电位波幅下降，达到兴奋性阈值的肌纤维减少，高频重复神经刺激后，CMAP 波幅下降，从而呈现高频递减的特点。

需要注意的是，重复电刺激出现低频递减，并非肯定就是 MG，其他疾病导致的继发性神经肌肉接头功能障碍，也可以出现 RNS 低频递减现象，如强直性肌病、肌萎缩侧索硬化和米勒-费希尔综合征等。另外，伴有抗 LRP4 抗体阳性 MG 的 RNS 低频刺激阳性率较低。

二、单纤维肌电图

SFEMG 是 Stalberg 和 Ekstedt 在 20 世纪 60 年代首先创立的电生理诊断技术，它通过记录面积很小的特殊针电极（电极记录孔的直径为 25μm），选择性地记录单个肌纤维的动作电位。SFEMG 检测中最有价值的参数是颤抖（jitter）、阻滞和纤维密度（fiber density，FD）。颤抖是指同一运动单位内的两条肌纤维在连续放电时，二者潜伏期时间间隔的差异，一般为微秒（约 10μs）水平。颤抖主要由神经肌肉接头传递时间的差异所决定，包括终板电位波形上升斜率的微小变化、终板电位发放阈值的波动以及肌膜阈值的改变等，反映神经肌肉接头的传导功能。阻滞是指一对或一对以上的电位在连续放电的过程中，如果一个电位间断出现或脱落称为阻滞，它是由于神经肌肉接头处传递障碍，轴索的神经冲动未能向下传导到肌纤维所致。阻滞为病理性传导障碍，为颤抖严重时的一种表现。阻滞通常在颤抖值处于 80~100μs 时出现。纤维密度指针电极记录范围内所记录到的肌纤维数目，可以反映神经再生支配的情况。

SFEMG 测定包括肌肉自主收缩 SFEMG 测定和电刺激 SFEMG 测定两种方法。前者为患者自主收缩所测定肌肉，进行记录的方法，需要患者主动良好配合；后者包括神经干、轴索和肌肉内刺激，主要用于临床上不能合作的患者，包括儿童、严重肌肉无力以至不能轻易收缩者、精神异常者及意识障碍者等。临床上以前者更为常用。在 MG 患者最常用的记录部位是伸指总肌和额肌，根据临床特点，也可以选择其他肌肉进行测定，如眼轮匝肌、肱二头肌、肱桡肌、三角肌、胫前肌及股四头肌外侧头等。

SFEMG 异常颤抖必须满足以下指标的任意一个：平均颤抖值大于正常值上限（均值+2.5SD）；或 10% 以上的单个纤维对颤抖增宽（>55μs）；或出现阻滞。纤维密度正常值范围一般为均值+2.58SD。伸指总肌颤抖范围为 7~57μs，平均值+标准差为（30+9）μs，纤维密度>2 为异常。在不同年龄和不同肌肉颤抖值、纤维密度正常值范围略有不同。SFEMG 检测必须在常规 EMG 的基础上进行，SFEMG 的结论也应结合临床及常规 EMG 检查结果来进行判断。

SFEMG 是诊断 MG 的重要方法之一，与重复神经电刺激相比，SFEMG 可以更加敏感地反映 MG 神经肌肉接头的改变。在 MG 患者，重复神经电刺激的阳性率为 60%~70%，其中 GMG 为 80%~90%，OMG 为 50%。临床上，对于 GMG 患者，如果 RNS 已经有阳性发现，则不必再进行 SFEMG 测定；当 RNS 阴性时，可进一步选择 SFEMG 测定。

MG 患者 SFEMG 主要异常表现为颤抖增宽和阻滞，纤维密度正常，SFEMG 的异常与临床分型和肌肉无力的程度明显相关。当临床表现有明显的肌肉无力而相应 SFEMG 正常时，可排除 MG 的诊断。在轻症患者检测时，为了提高敏感性，应尽可能选择有症状的肌肉进行测定。需要注意的是，尽管 SFEMG 是诊断 MG 非常敏感的手段，但是其特异性并不强。任何导致神经肌肉接头传递功能障碍的疾病，均可出现颤抖的异常，甚至阻滞，因此 SFEMG 无法区分突触后膜和前膜病变。在其他神经肌肉疾病，也可以出现颤抖增宽、阻滞的现象，如 ALS，但是在前角细胞、运动神经或肌肉本身病变时，由于存在神经再生支配现象，同时会有纤维密度的升高，有助于和神经肌肉接头病变鉴别。

由于单纤维针电极价格昂贵，临床也可采用同心圆针电极进行 SFEMG 测定，研究结果显示，同心圆针电极与特殊的 SFEMG 电极相比，不管是在正常人，还是在 MG 患者，两种方法所得到的颤抖值和阻滞并无明显差异，因此可以用同心圆针电极来替代较为昂贵的 SFEMG 针电极。需要注意的是，当采用同心圆针电极进行 SFEMG 测定时，其所测定的纤维密度与特殊 SFEMG 电极测定结果的含义已经明显不同。

三、神经传导测定

神经传导测定包括运动神经传导测定、感觉神经传导和 F 波测定。在 MG 患者，感觉神经传导测定时，传导速度和感觉神经动作电位波幅均正常。运动传导测定时，远端潜伏期以及传导速度均正常，复合肌肉动作电位波幅通常正常。但是，在病情严重的患者，或当所测定神经所支配的肌肉明显无力时，也可以出现 CMAP 波幅下降，下降程度与无力程度相关，可见于肌无力危象时。在服用较大剂量胆碱酯酶抑制剂的患者，运动传导测定时，给予单个刺激后，有时可记录到多个 CMAP 波形，称为重复 CMAP 波（repetitive CMAPs）。F 波测定时，F 波传导速度或潜伏期以及 F 波出现率均正常。

神经传导和 F 波测定是电生理测定的常规内容，在周围神经病的诊断中最为关键。在疑诊 MG 的患者，进行神经传导和 F 波测定的目的主要在于鉴别周围神经疾病，特别是脱髓鞘性周围神经病，如急性炎性脱髓鞘性多发性神经根神经病或其他原因（如嵌压）导致的周围神经病变。

四、同心圆针肌电图测定

同心圆针肌电图的研究对象为运动单位。针电极肌电图测定有助于发现临床查体易被忽略的病变；根据运动单位的大小等改变可以明确神经源性损害和肌源性损害，对于临床的定位具有重要辅助价值；也可以用来辅助判断病情及预后评价，为治疗的选择提供依据。

在静息状态下，MG 患者在进行同心圆针肌电图测定时，一般无异常自发电位，包括纤颤波、正锐波等。但是在一些病程较长的患者，偶尔也可以出现异常自发电位的情况，可能与长时间的神经肌肉接头处冲动传导阻滞，导致出现类似"失神经支配"的效果，而导致相应的肌纤维异常放电有关。但是，当临床上一旦出现异常自发电位时，诊断 MG 需慎重，应重点查找有无其他疾病。

MG 患者小力收缩测定运动单位电位时，运动单位电位的波幅、时限、多相波通常正常。但是，当在明显无力的肌肉进行测定时，特别是在肢体近端肌肉，可以检测到短时限、低波幅的运动单位电位，类似于肌源性改变的特点。MG 运动单位测定时最常见的表现运动单位电位波形不稳定的现象，并且病情越重，不稳定现象越明显；当采用触发延迟技术，使得运动单位同时呈现在一个屏幕时，可以更加清晰地显示出这种现象；出现上述改变的原因可能为神经肌肉接头处突触后膜病变，导致微终板电位合成运动终板电位，进而产生动作电位的安全系数下降，神经冲动到达神经末梢后，在神经肌肉接头处被阻滞或传导减慢，部分肌纤维不能被兴奋或获得兴奋的时间不同步，以致每次兴奋起来的肌纤维数量不恒定，导致所合成的动作电位波形不稳定，尽管此时运动单位的形态类似肌病，但静息状态时并无肌病时常见的异常自发电位如纤颤波或正锐波，大力收缩时也非病理干扰相。

MG 患者同心圆针肌电图检测主要用于与疾病以及某些神经源性疾病进行鉴别，如以延髓性麻痹为主要症状的患者，当需要与进行性延髓麻痹鉴别时，肌电图有重要价值；对于以四肢近端无力为主要表现的患者，需要与多种肌病进行鉴别。

第四节　容易误诊为重症肌无力的其他疾病

临床诊断过程中多种疾病在某一方面与 MG 有相似之处，容易导致误诊。鉴别诊断时，需要结合患者的临床表型，将获取的辅助检查资料从不同角度进行分析、个体化鉴别。早期接触患者时，如果仅有病史和查体资料，可能会涉及众多的鉴别诊断，此时鉴别诊断主要从两个角度，其一为受累肌群分布特点，其二为症状和体征的每日波动性和易疲劳现象。当获得抗体检测、重复神经电刺激和肌电图结果后，鉴别诊断的范围明显缩小。当临床病史和查体均较为典型时，通常并不需要进行过多的鉴别，甚至无须辅助检查即可获得诊断。

一、OMG 的鉴别

眼肌受累在 MG 中最为常见，也是大部分患者的早期表现，主要包括眼睑下垂、复视、症状呈现波动性、上视疲劳试验阳性，长久一个方向注视时复视加重，瞳孔和对光反射正常。

（一）眼肌病变

多种肌肉病变时可累及眼肌，如甲亢性眼肌病变、眼眶肌炎、线粒体肌病中的进行性眼外肌麻痹、眼咽型肌营养不良等。甲亢相关眼肌病变患者的眼球各个方向运动幅度减小，常有眼球前突，通常无眼睑下垂，且瞳孔正常，TSH 受体抗体检测有助于诊断。进行性眼外肌麻痹眼睑下垂和眼肌麻痹均为缓慢发生，双侧大致对称，可有疲劳现象，但总体波动不明显，尽管眼肌麻痹，但由于慢性代偿良好，患者一般无复视，确诊需行基因检测，肌活检可表现线粒体肌病的肌肉病理特点。眼咽型肌营养不良较为少见，隐袭起病，可有眼外肌麻痹，常可伴有延髓麻痹，多无复视。

（二）脑神经病变

动眼神经、展神经和滑车神经病变均可导致眼肌麻痹、复视，涉及病因多样，如糖尿病动眼神经麻痹、动脉瘤压迫脑神经、霍纳综合征、米勒-费希尔综合征等。糖尿病动眼神经麻痹，常急性起病，数天内加重达高峰，表现为一侧眼睑下垂，眼球外展位，上下视和内收均受限，有复视，瞳孔通常不受累，经治疗后可缓慢好转。动脉瘤压迫动眼神经也可以导致动眼神经麻痹表现，症状可有波动，瞳孔常有散大，对光反射迟钝，这与糖尿病动眼神经麻痹不同。另外，眶尖综合征、眶上裂综合征、海绵窦综合征，均可出现眼肌麻痹表现，同时可伴有三叉神经受累和眶周疼痛等表现。霍纳综合征可出现睑裂变小，有时容易误诊为眼睑下垂，常同时伴有瞳孔缩小，眼眶凹陷，同侧额部少汗。

脑神经病变与 MG 眼肌病变尽管在受累肌群上有相似之处，但脑神经受累均无易疲劳、短时间活动后的波动现象，疲劳试验阴性，结合不同疾病的起病形式特点和伴随症状，有助于鉴别。

（三）脑干病变

中脑或脑桥的血管病、肿瘤或炎性病变，累及动眼神经核团或内侧纵束时，也可出现眼肌麻痹、复视、眼睑下垂等，根据病因不同，起病形式可有明显差异，如脑血管病和炎症者相对较急，肿瘤压迫相关者则缓慢加重。根据具体受累部位的差异，临床可表现不同的综合征。脑干病变者常伴有长束体征，头 MRI 检查可见异常。

（四）其他

眼睑痉挛、先天性睑下垂的也可以表现为睑裂变小，睁眼费力。眼睑痉挛患者的睑裂变小为不自主运动，查体时可见眼睑不自主的挤眼现象，有些患者伴有面部不自主运动，紧张时加重，转移注意力后眼睛可睁大，抚额或接触面颊可减轻不自主运动（诡计现象），眼球运动正常，无复视。先天性睑下垂通常出生时即出现，缓慢发生，无波动，闭目有力，眼球运动自如，无复视。另外，高龄老年人眼睑松弛时，上睑也可下垂，出现睑裂小表现，观察可见上睑皱纹多、松弛。

二、GMG 的鉴别

（一）其他神经肌肉接头病变

包括 LEMS、肉毒中毒、先天性肌无力综合征。

LEMS 为突触前膜病变，也可以有易疲劳现象，中老年多见，通常以四肢近端无力为主，运动时开始无力，稍活动后可略有改善，继续活动后明显疲劳无力，少数患者也可有眼肌和延髓肌受累，常伴有自主神经症状，如口干、视物模糊、皮肤干燥、尿便障碍、直立性低血压等，腱反射通常会减低，近半数患者伴有肿瘤。重复神经电刺激发现高频递增，或运动神经传导测定时易化后波幅明显增高，有助于诊断。

肉毒中毒可导致突触前膜功能异常，急性出现眼肌麻痹、肢体无力、易疲劳，无力常从眼肌开始，向延髓肌和肢体肌发展，患者瞳孔扩大、对光反射消失，伴有明显口干、皮肤干燥少汗、腹胀等胆碱能系统受累状。发病前患者有肉毒杆菌接触史，如外伤以及食用长时间保存腌制咸鱼、腊肉、香肠、豆制品、罐头等，也有因美容时或治疗肌张力障碍时肉毒毒素过量所致者。病情严重者在急性期过后，如果无法获得明确的中毒病史，且无明显自主神经症状者，尤其需要注意鉴别。

先天性肌无力综合征多为婴幼儿发病，也有青少年发病者，可有常染色体显性遗传或隐性遗传，发病部位可在突触前膜、突触间隙或突触后膜，临床表现可类似 MG，表现为眼肌麻痹和肢体无力，易疲劳，新斯的明试验部分有改善，也有可能加重病情。重复神经电刺激可有低频递减，部分患者可出现重复 CMAP 波，且该波形在重复刺激后消失，为支持诊断之一。AChR 抗体或 MuSK 抗体阴性，基因检测有助于明确诊断。

（二）肌病

多种代谢性肌病、炎性肌病、甲状腺肌病均可出现四肢近端为主的无力。遗传代谢性疾病，如脂质沉积病、线粒体肌病等，可以出现易疲劳现象，尤其需要与 MG 鉴别，遗传代谢疾病患者常伴有其他系统如肝脏、心脏、脑、视力、听力等受累，可有肌酶增高，同心圆针肌电图可表现为肌源性损害，重复神经电刺激通常无波幅递减。可通过酶学、代谢产物等筛查、肌活检或基因检测进一步确定诊断。

甲亢或甲减均可导致肌病，四肢近端为主的无力，易疲劳，但胆碱酯酶抑制剂试验通常阴性，检测甲状腺功能和重复神经电刺激有助于鉴别；需注意甲状腺肌病有时会与 MG 合并存在。

MG 患者经糖皮质激素治疗临床好转后，维持治疗过程中，再次出现无力时，或因其他疾病需要使用糖皮质激素治疗，出现肢体无力时，需要注意鉴别 MG 加重，还是类固醇肌病，后者加重主要为肢带肌无力，而眼肌和延髓肌通常无受累，尽管有疲劳现象，但无力波动不明显，重复神经电刺激无低频递减现象。

（三）周围神经病

部分周围神经病变以单纯运动神经受累时，临床可表现为四肢无力，如吉兰-巴雷综合征（Guillain-Barré syndrome，GBS）、慢性炎症性脱髓鞘性多发性神经病（chronic inflammatory demyelinating polyneuropathy，CIDP）等，通常远端和近端无力均较为明显，腱反射消失，胆碱酯酶抑制剂试验阴性，轻症患者鉴别不难。当重症患者出现四肢完全瘫痪、颅神经麻痹、呼吸困难并于抢救室气管插管辅助呼吸时，有时需要与重症 GBS 鉴别，此时详细的病史询问，获取疾病加重前的临床信息，至关重要，另外，重复神经电刺激如仍能够检测到 CMAP 波形，发现低频递减，也有助于诊断，MG 致病性抗体检测可提供帮助；如果神经传导发现传导速度异常或脑脊液蛋白细胞分离现象则支持 GBS 或 CIDP。

三、延髓性麻痹为首发症状的鉴别

MG 很少以延髓性麻痹作为首发表现，通常在眼肌受累或肢体受累后出现。少数患者可以延髓性麻痹为主要表现，如 MuSK 抗体相关的 MG，甚至可见舌肌萎缩，有时需要与进行性延髓性麻痹或某些类型的肌病进行鉴别，后者临床延髓性肌无力无明显波动性，针极肌电图检查发现神经源性损害或肌源性损害，有助于与 MG 鉴别。

GBS 的后组脑神经局限型可导致延髓肌群麻痹，表现为真性延髓性麻痹，但临床无波动性，咽反射消失，而 MG 的咽反射通常正常，吞咽困难和言语存在易疲劳特点。

以延髓性麻痹为首发表现的肌萎缩侧索硬化患者，出现构音障碍、吞咽困难时，部分患者会主诉症状有波动，甚至诉述"易疲劳"，其中近半数患者副神经 RNS 可以出现低频刺激波幅递减现象，如果针电极肌电图发现神经源性损害表现，有助于和 MG 鉴别。在少数 ALS 患者，其早期为假性延髓性麻痹表现，针电极肌电图可能会正常，则导致鉴别困难。如果有吸吮反射阳性、强哭强笑等体征，则支持进行性延髓麻痹，复查针极肌电图发现神经源性损害，有助于鉴别。肌肉超声可以更早发现肌束颤动，也有助于鉴别。

四、急性重症型 MG 鉴别

急性重症型 MG 通常于急诊就诊，临床急性进展，出现四肢、眼肌、面肌、延髓肌群无力，重甚至呼吸肌受累。临床需要与 GBS、肉毒中毒、周期性瘫痪、脑干或高颈段脊髓炎等鉴别。

五、易疲劳的鉴别

MG 的一个重要临床特点为症状每日波动性，有易疲劳现象。当患者主诉"容易疲劳"时，需要通过肌力的检查和疲劳试验，来判断是否为真正的肌肉无力，是否有易疲劳现象。

帕金森病/综合征和多系统萎缩患者可主诉无力且具有一定疲劳性。RBD 现象和神经系统查体有助于提示。

贫血、心力衰竭、肺功能异常以及各种系统疾病导致的衰弱，均可导致患者主诉容易疲劳，但体格检查时其肢体肌力正常，MG 在出现易疲劳现象时，通常会伴有部分肌群的肌力下降，部分患者尽管爆发力有可能正常，但疲劳试验阳性。

另外在腰椎管狭窄或下肢动脉狭窄时，出现间歇性跛行，患者也有容易疲劳的主诉，需要注意鉴别。腰椎管狭窄者常伴有腰背痛、下肢放射性疼痛、行走时间长后下肢麻木感。下肢动脉狭窄者可见足部皮温低、足背动脉搏动减弱或消失，有动脉硬化或其他导致血管狭窄的因素。

功能性疾病如抑郁焦虑、失眠、疑病等，也常有容易疲劳的主诉，这类患者神经系统查体正常。另外，MG 患者因病情影响可伴有焦虑抑郁，在诊治时需要注意。

参考文献

[1] CHEN J S, TIAN D C, ZHANG C, et al. Incidence, mortality, and economic burden of myasthenia gravis in China: A nationwide population-based study [J]. Lancet Reg Health

West Pac, 2020, 5: 100063.

[2] PIETRIS J, MADIKE R, LAM A, et al. Cogan's Lid Twitch for Myasthenia Gravis: A Systematic Review [J]. Semin Ophthalmol, 2023, 38 (8): 727-736.

[3] DOMINGO C A, LANDAU M E, CAMPBELL W W. Selective Triceps Muscle Weakness in Myasthenia Gravis is Under-Recognized [J]. J Clin Neuromuscul Dis, 2016, 18 (2): 103-104.

[4] CLAYTOR B, CHO S M, LI Y. Myasthenic crisis [J]. Muscle Nerve, 2023, 68 (1): 8-19.

[5] TONG O, DELFINER L, HERSKOVITZ S. Pain, Headache, and Other Non-motor Symptoms in Myasthenia Gravis [J]. Curr Pain Headache Rep, 2018, 22 (6): 39.

[6] GILHUS N E, SKEIE G O, ROMI F, et al. Myasthenia gravis - autoantibody characteristics and their implications for therapy [J]. Nat Rev Neurol, 2016, 12 (5): 259-268.

[7] NORIDOMI K, WATANABE G, HANSEN M N, et al. Structural insights into the molecular mechanisms of myasthenia gravis and their therapeutic implications [J]. Elife, 2017, 6: e23043.

[8] VERGOOSSEN D, PLOMP J J, GSTÖTTNER C, et al. Functional monovalency amplifies the pathogenicity of anti-MuSK IgG4 in myasthenia gravis [J]. Proc Natl Acad Sci U S A, 2021, 118 (13): e2020635118.

[9] ZHANG B, TZARTOS J S, BELIMEZI M, et al. Autoantibodies to lipoprotein-related protein 4 in patients with double-seronegative myasthenia gravis [J]. Arch Neurol, 2012, 69 (4): 445-451.

[10] SUZUKI S, UTSUGISAWA K, NAGANE Y, et al. Three types of striational antibodies in myasthenia gravis [J]. Autoimmune Dis, 2011, 2011: 740583.

[11] GILHUS N E, NACU A, ANDERSEN J B, et al. Myasthenia gravis and risks for comorbidity [J]. Eur J Neurol, 2015, 22 (1): 17-23.

[12] CRON M A, MAILLARD S, VILLEGAS J, et al. Thymus involvement in early-onset myasthenia gravis [J]. Ann N Y Acad Sci, 2018, 1412 (1): 137-145.

[13] GILHUS N E, VERSCHUUREN J J. Myasthenia gravis: subgroup classification and therapeutic strategies [J]. Lancet Neurol, 2015, 14 (10): 1023-1036.

[14] HUIJBERS M G, MARX A, PLOMP J J, et al. Advances in the understanding of disease mechanisms of autoimmune neuromuscular junction disorders [J]. Lancet Neurol, 2022, 21 (2): 163-175.

[15] GIRAUD M, BEAURAIN G, YAMAMOTO A M, et al. Linkage of HLA to myasthenia gravis and genetic heterogeneity depending on anti-titin antibodies [J]. Neurology, 2001, 57 (9): 1555-1560.

[16] GREGERSEN P K, KOSOY R, LEE A T, et al. Risk for myasthenia gravis maps to a (151) Pro-->Ala change in TNIP1 and to human leukocyte antigen-B*08 [J]. Ann Neurol,

2012, 72（6）: 927-935.

[17] ROMI F, SKEIE G O, AARLI J A, et al. The severity of myasthenia gravis correlates with the serum concentration of titin and ryanodine receptor antibodies [J]. Arch Neurol, 2000, 57（11）: 1596-1600.

[18] CORTÉS-VICENTE E, ÁLVAREZ-VELASCO R, SEGOVIA S, et al. Clinical and therapeutic features of myasthenia gravis in adults based on age at onset [J]. Neurology, 2020, 94（11）: e1171-e1180.

[19] TOMSCHIK M, HILGER E, RATH J, et al. Subgroup stratification and outcome in recently diagnosed generalized myasthenia gravis [J]. Neurology, 2020, 95（10）: e1426-e1436.

[20] MELZER N, RUCK T, FUHR P, et al. Clinical features, pathogenesis, and treatment of myasthenia gravis: a supplement to the Guidelines of the German Neurological Society [J]. J Neurol, 2016, 263（8）: 1473-1494.

[21] MARX A, PORUBSKY S, BELHARAZEM D, et al. Thymoma related myasthenia gravis in humans and potential animal models [J]. Exp Neurol, 2015, 270: 55-65.

[22] ÁLVAREZ-VELASCO R, GUTIÉRREZ-GUTIÉRREZ G, TRUJILLO J C, et al. Clinical characteristics and outcomes of thymoma-associated myasthenia gravis [J]. Eur J Neurol, 2021, 28（6）: 2083-2091.

[23] ZHOU Y, CHEN J, LI Z, et al. Clinical Features of Myasthenia Gravis With Antibodies to MuSK Based on Age at Onset: A Multicenter Retrospective Study in China [J]. Front Neurol, 2022, 13: 879261.

[24] RODOLICO C, BONANNO C, TOSCANO A, et al. MuSK-Associated Myasthenia Gravis: Clinical Features and Management [J]. Front Neurol, 2020, 11: 660.

[25] RIVNER M H, QUARLES B M, PAN J X, et al. Clinical features of LRP4/agrin-antibody-positive myasthenia gravis: A multicenter study [J]. Muscle Nerve, 2020, 62（3）: 333-343.

[26] HIGUCHI O, HAMURO J, MOTOMURA M, et al. Autoantibodies to low-density lipoprotein receptor-related protein 4 in myasthenia gravis [J]. Ann Neurol, 2011, 69（2）: 418-422.

[27] DAMATO V, SPAGNI G, MONTE G, et al. Clinical value of cell-based assays in the characterisation of seronegative myasthenia gravis [J]. J Neurol Neurosurg Psychiatry, 2022, 93（9）: 995-1000.

[28] WONG S H, PETRIE A, PLANT G T. Ocular Myasthenia Gravis: Toward a Risk of Generalization Score and Sample Size Calculation for a Randomized Controlled Trial of Disease Modification [J]. J Neuroophthalmol, 2016, 36（3）: 252-258.

[29] LI M, GE F, GUO R, et al. Do early prednisolone and other immunosuppressant therapies prevent generalization in ocular myasthenia gravis in Western populations:

a systematic review and meta-analysis [J]. Ther Adv Neurol Disord, 2019, 12: 1756286419876521.

[30] HECKMANN J M, NEL M. A unique subphenotype of myasthenia gravis [J]. Ann N Y Acad Sci, 2018, 1412 (1): 14-20.

[31] CHEN X, LI H F. A narrative review of identifying the culprit antibody in neuroimmune diseases: concept and clinical significance [J]. Ann Transl Med, 2023, 11 (7): 279.

[32] PATRICK J, LINDSTROM J. Autoimmune response to acetylcholine receptor [J]. Science, 1973, 180 (4088): 871-872.

[33] LINDSTROM J M, SEYBOLD M E, LENNON V A, et al. Antibody to acetylcholine receptor in myasthenia gravis. Prevalence, clinical correlates, and diagnostic value [J]. Neurology, 1976, 26 (11): 1054-1059.

[34] HOCH W, MCCONVILLE J, HELMS S, et al. Auto-antibodies to the receptor tyrosine kinase MuSK in patients with myasthenia gravis without acetylcholine receptor antibodies [J]. Nat Med, 2001, 7 (3): 365-368.

[35] PEVZNER A, SCHOSER B, PETERS K, et al. Anti-LRP4 autoantibodies in AChR- and MuSK-antibody-negative myasthenia gravis [J]. J Neurol, 2012, 259 (3): 427-435.

[36] LEITE M I, WATERS P, VINCENT A. Diagnostic use of autoantibodies in myasthenia gravis [J]. Autoimmunity, 2010, 43 (5-6): 371-379.

[37] GILHUS N E, TZARTOS S, EVOLI A, et al. Myasthenia gravis [J]. Nat Rev Dis Primers, 2019, 5 (1): 30.

[38] LAZARIDIS K, TZARTOS S J. Autoantibody Specificities in Myasthenia Gravis: Implications for Improved Diagnostics and Therapeutics [J]. Front Immunol, 2020, 11: 212.

[39] MASUDA T, MOTOMURA M, UTSUGISAWA K, et al. Antibodies against the main immunogenic region of the acetylcholine receptor correlate with disease severity in myasthenia gravis [J]. J Neurol Neurosurg Psychiatry, 2012, 83 (9): 935-940.

[40] YU Z, ZHANG M, JING H, et al. Characterization of LRP4/Agrin Antibodies From a Patient With Myasthenia Gravis [J]. Neurology, 2021, 97 (10): e975-e987.

[41] MELZER N, RUCK T, FUHR P, et al. Clinical features, pathogenesis, and treatment of myasthenia gravis: a supplement to the Guidelines of the German Neurological Society [J]. J Neurol, 2016, 263 (8): 1473-1494.

[42] PHAM M C, MASI G, PATZINA R, et al. Individual myasthenia gravis autoantibody clones can efficiently mediate multiple mechanisms of pathology [J]. Acta Neuropathol, 2023, 146 (2): 319-336.

[43] CAO M, KONECZNY I, VINCENT A. Myasthenia gravis with antibodies against muscle specific kinase: an update on clinical features, pathophysiology and treatment [J]. Front Mol Neurosci, 2020, 13: 159.

［44］GASTALDI M，SCARANZIN S，BUSINARO P，et al. Improving laboratory diagnostics in myasthenia gravis［J］. Expert Rev Mol Diagn，2021，21（6）：579-590.

［45］HEWER R，MATTHEWS I，CHEN S，et al. A sensitive non-isotopic assay for acetylcholine receptor autoantibodies［J］. Clin Chim Acta，2006，364（1-2）：159-166.

［46］HONG Y，ZISIMOPOULOU P，TRAKAS N，et al. Multiple antibody detection in "seronegative" myasthenia gravis patients［J］. Eur J Neurol，2017，24（6）：844-850.

［47］YANG L，MAXWELL S，LEITE M I，et al. Non-radioactive serological diagnosis of myasthenia gravis and clinical features of patients from Tianjin，China［J］. J Neurol Sci，2011，301（1-2）：71-76.

［48］VINCENT A，HUDA S，CAO M，et al. Serological and experimental studies in different forms of myasthenia gravis［J］. Ann N Y Acad Sci，2018，1413（1）：143-153.

［49］TRAKAS N，TZARTOS S J. Immunostick ELISA for rapid and easy diagnosis of myasthenia gravis［J］. J Immunol Methods，2018，460：107-112.

［50］BOKOLIYA S，PATIL S，NAGAPPA M，et al. A Simple，Rapid and Non-Radiolabeled Immune Assay to Detect Anti-AChR Antibodies in Myasthenia Gravis［J］. Lab Med，2019，50（3）：229-235.

［51］HEBER M，LI Y. Caution on LRP4 antibody results in patients being evaluated for myasthenia gravis［J］. J Neuroimmunol，2023，377：578063.

［52］LAZARIDIS K，TZARTOS S J. Myasthenia Gravis：Autoantibody Specificities and Their Role in MG Management［J］. Front Neurol，2020，11：596981.

［53］HUDA S，WATERS P，WOODHALL M，et al. IgG-specific cell-based assay detects potentially pathogenic MuSK-Abs in seronegative MG［J］. Neurol Neuroimmunol Neuroinflamm，2017，4（4）：e357.

［54］LI H F. Optimal validation of accuracy in antibody assays and reasonable definition of antibody positive/negative subgroups in neuroimmune diseases：a narrative review［J］. Ann Transl Med，2023，11（7）：280.

［55］SHAO K，YUE Y X，ZHAO L M，et al. Optimization of the cut-offs in acetylcholine receptor antibodies and diagnostic performance in myasthenia gravis patients［J］. Clin Chim Acta，2022，533：122-130.

［56］ANDREETTA F，RINALDI E，BARTOCCIONI E，et al. Diagnostics of myasthenic syndromes：detection of anti-AChR and anti-MuSK antibodies［J］. Neurol Sci，2017，38（Suppl 2）：253-257.

［57］KWON Y N，WOODHALL M，SUNG J J，et al. Clinical pitfalls and serological diagnostics of MuSK myasthenia gravis［J］. J Neurol，2023，270（3）：1478-1486.

［58］GILHUS N E，VERSCHUUREN J J. Myasthenia gravis：subgroup classification and therapeutic strategies［J］. Lancet Neurol，2015，14（10）：1023-1036.

［59］LI H F，XIE Y，YUE Y X. Myasthenia gravis：subgroup classifications［J］. Lancet Neurol，2016，15（4）：355-356.

［60］SANDERS D B，WOLFE G I，BENATAR M，et al. International consensus guidance for management of myasthenia gravis：Executive summary［J］. Neurology，2016，87（4）：419-425.

［61］NARAYANASWAMI P，SANDERS D B，WOLFE G，et al. International Consensus Guidance for Management of Myasthenia Gravis：2020 Update［J］. Neurology，2021，96（3）：114-122.

［62］MEISEL A，BAGGI F，BEHIN A，et al. Role of autoantibody levels as biomarkers in the management of patients with myasthenia gravis：A systematic review and expert appraisal ［J］. Eur J Neurol，2023，30（1）：266-282.

［63］MARX A，PFISTER F，SCHALKE B，et al. The different roles of the thymus in the pathogenesis of the various myasthenia gravis subtypes［J］. Autoimmun Rev,2013,12(9)：875-884.

［64］HONG Y，LI H F，SKEIE G O，et al. Autoantibody profile and clinical characteristics in a cohort of Chinese adult myasthenia gravis patients［J］. J Neuroimmunol，2016，298：51-57.

［65］SKEIE G O，APOSTOLSKI S，EVOLI A，et al. Guidelines for treatment of autoimmune neuromuscular transmission disorders［J］. Eur J Neurol，2010，17（7）：893-902.

［66］STERGIOU C，LAZARIDIS K，ZOUVELOU V，et al. Titin antibodies in "seronegative" myasthenia gravis—A new role for an old antigen［J］. J Neuroimmunol，2016，292：108-115.

［67］KUFUKIHARA K，WATANABE Y，INAGAKI T，et al. Cytometric cell-based assays for anti-striational antibodies in myasthenia gravis with myositis and/or myocarditis［J］. Sci Rep，2019，9（1）：5284.

［68］SKEIE G O，MYGLAND A，TREVES S，et al. Ryanodine receptor antibodies in myasthenia gravis：epitope mapping and effect on calcium release in vitro［J］. Muscle Nerve，2003，27（1）：81-89.

［69］SUZUKI S，SATOH T，YASUOKA H，et al. Novel autoantibodies to a voltage-gated potassium channel Kv1.4 in a severe form of myasthenia gravis［J］. J Neuroimmunol，2005，170（1-2）：141-149.

［70］ROMI F，SUZUKI S，SUZUKI N，et al. Anti-voltage-gated potassium channel Kv1.4 antibodies in myasthenia gravis［J］. J Neurol，2012，259（7）：1312-1316.

［71］CORDTS I，BODART N，HARTMANN K，et al. Screening for lipoprotein receptor-related protein 4-，agrin-，and titin-antibodies and exploring the autoimmune spectrum in myasthenia gravis［J］. J Neurol，2017，264（6）：1193-1203.

［72］AGIUS M A，ZHU S，KIRVAN C A，et al. Rapsyn antibodies in myasthenia gravis［J］.

Ann N Y Acad Sci, 1998, 841: 516-521.

[73] GALLARDO E, MARTÍNEZ-HERNÁNDEZ E, TITULAER M J, et al. Cortactin autoantibodies in myasthenia gravis [J]. Autoimmun Rev, 2014, 13 (10): 1003-1007.

[74] CORTÉS-VICENTE E, GALLARDO E, MARTÍNEZ M Á, et al. Clinical Characteristics of Patients With Double-Seronegative Myasthenia Gravis and Antibodies to Cortactin [J]. JAMA Neurol, 2016, 73 (9): 1099-1104.

[75] MAPPOURAS D G, PHILIPPOU G, HARALAMBOUS S, et al. Antibodies to acetylcholinesterase cross-reacting with thyroglobulin in myasthenia gravis and Graves's disease [J]. Clin Exp Immunol, 1995, 100 (2): 336-343.

[76] PROVENZANO C, MARINO M, SCUDERI F, et al. Anti-acetylcholinesterase antibodies associate with ocular myasthenia gravis [J]. J Neuroimmunol, 2010, 218 (1-2): 102-106.

[77] ZOLTOWSKA KATARZYNA M, BELAYA K, LEITE M, et al. Collagen Q—a potential target for autoantibodies in myasthenia gravis [J]. J Neurol Sci, 2015, 348 (1-2): 241-244.

[78] CHIOU-TAN F Y, GILCHRIST J M. Repetitive nerve stimulation and single-fiber electromyography in the evaluation of patients with suspected myasthenia gravis or Lambert-Eaton myasthenic syndrome: Review of recent literature [J]. Muscle Nerve, 2015, 52 (3): 455-462.

[79] SANDERS D B, STÅLBERG E V. AAEM minimonograph #25: single-fiber electromyography [J]. Muscle Nerve, 1996, 19 (9): 1069-1083.

[80] SANDERS D B, ARIMURA K, CUI L, et al. Guidelines for single fiber EMG [J]. Clin Neurophysiol, 2019, 130 (8): 1417-1439.

[81] SANDERS D B, KOUYOUMDJIAN J A, STÅLBERG E V. Single fiber electromyography and measuring jitter with concentric needle electrodes [J]. Muscle Nerve, 2022, 66 (2): 118-130.

[82] ENGEL A G, SHEN X M, SELCEN D, et al. Congenital myasthenic syndromes: pathogenesis, diagnosis, and treatment [J]. Lancet Neurol, 2015, 14 (4): 420-434.

[83] FU L L, YIN H X, LIU M S, et al. Study on variation trend of repetitive nerve stimulation waveform in amyotrophic lateral sclerosis [J]. Chin Med J (Engl), 2019, 132 (5): 542-550.

第四章

重症肌无力的治疗现状和前沿进展

第一节　重症肌无力的对症治疗

重症肌无力的药物治疗包括对症治疗和免疫治疗，对症治疗药物主要作用于神经肌肉接头局部，改善神经肌肉接头处乙酰胆碱的传递功能。目前 MG 的对症治疗药物包括经典的乙酰胆碱酯酶抑制剂溴吡斯的明、抑制乙酰胆碱酯酶基因表达的反义寡核苷酸 Monarsen（EN101）、增加突触前膜囊泡释放的钾离子通道阻断剂以及稳定神经肌肉接头结构的 β2 肾上腺素受体激动剂等。

一、乙酰胆碱酯酶抑制剂

乙酰胆碱酯酶抑制剂中的溴吡斯的明作为治疗 MG 的一线用药已有超过 60 年的历史，目前仍是 MG 患者最常用的对症治疗药物。其主要作用机制为抑制乙酰胆碱酯酶的活性，减缓神经递质乙酰胆碱的降解，延长乙酰胆碱与其受体结合，从而增强神经肌肉接头处的信号传递。

成年人服用溴吡斯的明的常用剂量为每次 30~60mg，每日 3~4 次，全天最大剂量一般不超过 480mg，儿童患者每天总剂量不超过 7mg/（kg·d）。溴吡斯的明通常在服药后 30 分内起效，作用在 3~4 小时内逐渐衰减。超过 90% AChR 抗体阳性的 MG 患者服用溴吡斯的明后可有临床症状改善，但在 MuSK 抗体阳性的患者中，仅 13%~32% 患者对溴吡斯的明有良好的反应性和耐受性，部分 MuSK 抗体阳性者服用溴吡斯的明会出现胆碱能超敏反应，造成肌无力恶化。因此，需根据患者的治疗效果及耐受性差异个体化调整使用剂量。

溴吡斯的明整体耐受性较好，常见的不良反应为腹痛、腹泻、恶心、流涎、心动过缓及出汗增多等，禁用于机械性肠梗阻或泌尿系统梗阻的患者，对合并支气管哮喘、心律失常患者应谨慎给药，妊娠期使用溴吡斯的明安全有效。

二、反义寡核苷酸药物

反义寡核苷酸药物 Monarsen（EN101）可靶向与人 AChE mRNA 结合使其降解，降低乙酰胆碱酯酶的表达水平，从而减少乙酰胆碱的水解而增加其在突触间隙的水平。Monarsen 包含 20 个碱基，可通过口服给药。2008 年发表了 Monarsen 治疗 MG 的 Ib 期临床试验结果，该研究纳入 16 例对溴吡斯的明敏感的全身型、症状稳定的 MG 患者，连续 4 天接受口服 Monarsen 治疗，随访 4 周，其中 14 例患者病情有明显改善，药物安全性及耐受性良好。II 期扩大临床试验纳入 31 例 MG 患者，2009 年发布的研究报告表明，患者使用 Monarsen 治疗后临床评分减低且病情改善呈剂量依赖关系。但是该药物是否能够替代传统的胆碱酯酶抑制剂及其远期安全性仍有待于进一步研究评价。

三、K$^+$通道阻断剂

增加突触前膜的囊泡释放也是改善神经肌肉接头处信号传递的方法之一，3,4-二氨基吡啶是一种电压门控 K$^+$通道阻断剂，可延长突触前膜去极化时间，从而增加乙酰胆碱的释放。磷酸阿米吡啶是 3,4-二氨基吡啶的磷酸盐，较 3,4-二氨基吡啶更为稳定，已被美国食品药品监督管理局（Food and Drug Administration，FDA）批准用于 LEMS 的治疗。

早在 1985 年已有研究报道在 2 例 MG 患者中使用 3,4-二氨基吡啶可改善患者神经肌肉接头信号传递功能。2018 年的一项随机、双盲的 II 期临床研究发现，在 MuSK 抗体阳性患者中磷酸阿米吡啶可显著改善患者肌力且耐受性良好。2022 年，一项开放标签的临床研究表明，在 AChR 抗体阳性的 MG 患者中，单次使用 3,4-二氨基吡啶 10mg 治疗可显著改善患者的临床评分，在症状较重的患者中改善更为明显。这些研究证据提示在无法耐受溴吡斯的明的患者中，3,4-二氨基吡啶可作为潜在的对症治疗药物。

四、β2 肾上腺素受体激动剂

β2 肾上腺素受体激动剂如沙丁胺醇、特布他林或麻黄碱也可作为改善神经肌肉接头功能的药物。既往在 AChR 基因缺陷导致的先天性肌无力综合征患者中，除了溴吡斯的明的对症治疗，加用 β2 肾上腺素受体激动剂如沙丁胺醇或麻黄碱，患者肢体无力症状可有进一步改善，提示该类药物可改善神经肌肉接头信号传递。其可能的机制是 β2 肾上腺素受体激动剂通过激活突触间隙中的脑源性神经营养因子，提高突触后膜运动终板结构的稳定性，部分代偿 MuSK 信号通路障碍，从而改善神经肌肉接头信号传递，同时 β2 肾上腺素受体激动剂有助于缓解因长期使用抗胆碱酯酶药物导致的 AChR 额外丢失。借鉴这一机制，MG 患者也可能从该治疗中有所获益。

2008 年的一项随机、双盲、安慰剂对照、交叉设计的临床研究评价了特布他林对 AChR 抗体阳性全身型患者的治疗作用，发现特布他林可改善患者的临床评分且耐受性良好。2017 年另一项小型临床研究探索了麻黄碱作为 MG 的添加治疗，可轻度改善患者的临床症状。沙丁胺醇治疗 AChR 抗体阳性的 GMG 的 II 期和 III 期临床试验目前也正在进行。此外，也有研究发现在 MuSK 抗体诱导的 MG 小鼠模型中，沙丁胺醇可改善神经肌接头信号传递，提示 MuSK 抗体阳性的患者在该类治疗中可能也会获益。

目前临床上常用的 β2 肾上腺素受体激动剂为沙丁胺醇，使用剂量可参考 CMS 患者，为 0.05~0.2mg/（kg·d），常用维持剂量为 4mg，每天两次，通常患者在服药后的两周左右即可有症状改善，该药物的耐受性良好，常见的不良反应包括震颤、心悸，通常症状较轻。

案例：老药发新枝——溴吡斯的明

自 20 世纪 30 年代起，科学家及临床医生逐步揭示了 AChE 抑制剂在神经肌肉接头处的重要作用：抑制 AChE 的活性，减缓神经递质乙酰胆碱的降解，延长乙酰胆碱与其受体结合时间，从而增强神经肌肉接头处的信号传递。1934 年，Henry Dale 发现乙酰胆碱的释放是神经肌肉接头化学传递的关键机制；同年，Walker Mary 开始用胆碱酯酶抑制剂毒扁豆碱治疗重症肌无力并取得良好的效果。1935 年，Viet HR 首次尝试将口服或静脉注射新斯的明的治疗反应作为诊断重症肌无力的一项临床试验。然而新斯的明半衰期短（约 60 分钟），药效消退快，患者需要每 2~4 小时服药 1 次，难以实现稳定、持续的药效。其他常见副作用包括唾液分泌增加、出汗、肌肉痉挛和支气管分泌物增加等，许多患者不得不服用拮抗药物如阿托品、麻黄碱或钾，以尽量减轻新斯的明引起的副作用。

1954 年 Osserman KE 和 1955 年 Schwab RS 分别提出用溴吡斯的明和安贝氯铵治疗重症肌无力，这两种药物均能有效控制 MG 症状，服用溴吡斯的明的患者报告的药效持续时间更长，药物作用的峰值和谷值更少，药物副作用更少、更轻。1955 年 4 月 6 日，溴吡斯的明获得美国 FDA 批准上市。时隔 30 多年后，1992 年 12 月 28 日，溴吡斯的明片获得上海市卫生局同意生产批示（1995 年 1 月 1 日，溴吡斯的明片获得中国国家药品监督管理局 NMPA 统一批准文号），由上海医药生产。多年来，溴吡斯的明片被纳入国家医保药品目录甲类。

溴吡斯的明是胆碱酯酶抑制剂的代表药物，适用人群广泛，是对症治疗成人及儿童重症肌无力的一线口服药物。新增的铝塑独立包装可有效预防产品吸潮及在运输过程中相互碰撞造成的裂片和碎片等现象。此外，上海医药正在研发溴吡斯的明缓释片，相比传统溴吡斯的明片剂，缓释片药物作用更平稳，药效持续时间更长，可减少服药次数，安全性更高，同时副作用更小，为患者及家属提供更加安全、合理、方便的用药选择。

第二节　重症肌无力的传统免疫治疗

重症肌无力的免疫治疗与肿瘤的免疫治疗不同，是一个比较宽泛的概念，它其实包括了针对免疫病理机制的各种抑制免疫功能的治疗，如糖皮质激素、属于肿瘤化疗药物的细胞不良反应药物（环磷酰胺、甲氨蝶呤和硫唑嘌呤）以及选择性相对更强的免疫抑制剂（他克莫司、环孢素和吗替麦考酚酯）等，也包括调节免疫系统，促进免疫功能恢复"稳态"的注射 IVIG 和血浆置换等治疗。其实，即使是前述所谓的免疫抑制剂，它们都有一定程度的"免疫调节"功能。此外，随着具有精确治疗靶点的生物靶向药或小分子药物问世，类似于多发性硬化等疾病治疗中的疾病修正治疗（DMT）药物也包括其中。

"传统"的内涵是相对且动态变化的，随着时间的变迁，新兴的治疗也会演变为传统。本节所介绍的传统治疗方法主要包括目前在临床实践中广泛应用但无精确治疗靶点的免疫治疗药物和方法，具有精确治疗靶点的生物靶向药物或小分子药物不包括在内。

MG 在诊断明确并在必要时方可应用免疫治疗，治疗方案应"个体化"。医师应仔细权衡治疗的利弊，对于临床症状严重者治疗的风险性会增加。治疗过程中药物剂量要给足、疗程要足够长，避免过早停用可能有效的药物，传统的免疫治疗药物或手段有以下几种。

一、激素和非激素免疫抑制剂

（一）糖皮质激素

糖皮质激素用于 MG 的治疗最早开始于 20 世纪 50 年代，在很大程度上改变了当时的治疗格局，使患者脱离了以胆碱酯酶抑制剂为主的对症治疗时代。糖皮质激素治疗 MG 的具体机制尚不明了，可能通过多重途径抑制或调节免疫系统发挥作用，包括抑制浆细胞产生抗体、诱导 B 细胞凋亡、降低 Th17 和 IL-17 水平、抑制树突状细胞抗原递呈以及上调 $CD25^+$ 的调节性 T 细胞等。此外，体外培养的肌细胞和大鼠研究表明，糖皮质激素可以增加 AChR 的合成，改善神经肌肉接头的传递。

美国弗吉尼亚大学的一项研究表明，52% 的患者显著改善，15% 部分改善，5% 无改善，28% 的患者为药物性缓解，最终仅 14% 的患者可以完全停用药物。EPITOME 是一项基于 OMG 的双盲、随机、安慰剂对照试验，纳入患者较少，结果表明泼尼松治疗组的治疗失败率为 17%，明显低于安慰剂组的 100%，泼尼松治疗后达到最轻微临床状态（minimal manifestation status，MMS）的平均时间为 16 周，平均泼尼松剂量为 15mg q.d.。尽管缺乏高级别循证医学证据，但欧洲神经病学联盟（EFENS）、国际专家共识和中国 MG 指南均推荐糖皮质激素为一线免疫治疗药物。

常用糖皮质激素药物为醋酸泼尼松、甲基泼尼龙和地塞米松，三种激素的剂量换算为泼尼松 5mg=甲基泼尼龙 4mg=地塞米松 0.75mg，一般口服途径多为泼尼松，静脉注射多为甲基泼尼龙。对于糖皮质激素的使用方案尚未达成统一共识，在强调"个体化"基础之上，主要包括递增法（上楼法）和递减法（下楼法）。对于轻-中度患者，一般推荐使用小剂量递增法。EFENS 建议泼尼松 10~25mg qod，逐渐加至 60~80mg qod，每次增加 10mg，若病情较重则用每日疗法；国际专家共识推荐泼尼松 10~20mg qd，每周增加 5mg，直至病情改善或达到目标剂量 1mg/（kg·d）；中国指南推荐泼尼松 10~20mg qd，每 5~7 天增加 10mg，直至目标剂量（60~80mg）。递减法大多指直接使用目标剂量，维持一段时间后逐渐减量，关于目标剂量尚未有一致意见，有推荐使用泼尼松 0.75~1.0mg/（kg·d）或 60~100mg qod，逐渐递减，国际专家共识推荐泼尼松 60~80mg qd，起效后改为隔天疗法并逐渐减量；中国指南推荐 0.5~1.0mg/（kg·d），清晨顿服，最大剂量不超过 100mg/d。日本 2022 年版指南则推荐糖皮质激素剂量不宜过大，在同时使用非激素类免疫抑制剂的情况下，眼肌型推荐每日 5mg，全身型推荐每日 10mg，最多不超过 20mg。

在难治 OMG 或重症肌无力危象已有辅助通气时，可使用大剂量激素静脉冲击治疗，但冲击的剂量方案各医院差别较大。针对病情严重的 MG，一项研究采用每隔 5 天给予甲基泼尼龙 2g 静脉注射的方案，经过 2~3 轮的治疗患者病情可获改善。一项随机、双盲、安慰剂对照研究则采用每天甲基泼尼龙 2g 静脉注射，连续 2 天作为冲击疗法。有研究用于 OMG 的冲击方案为甲基泼尼龙 1g 静脉注射，若不能达到 MMS，则每月使用 1 次。国内大多用甲基泼尼龙 500mg 静脉注射，连续天数不一，然后改为泼尼松 0.75~1.0mg/（kg·d）。

关于激素减量的原则没有既成指南，EFENS 的指南并未提及，而国际专家共识推荐以维持 MMS 为治疗目标，结合经验性和个体化，每 4 周减去总剂量的 10% 或日剂量的 5mg，多数患者需要小剂量长期维持。中国指南推荐在达到治疗目标后，维持 6~8 周后逐渐减量，每 2~4 周减少 0~5mg，当降至 20mg 后每 4~8 周减少 5mg，酌情隔日口服最低有效剂量。过早过快减少剂量常引起病情波动，减量后的症状反复需 1~2 周才能有所反应，若在减量过程中病情加重可恢复先前用量。

绝大多数患者对隔日疗法反应良好，但有的患者在不用药当天感觉不佳，而每日疗法则反应良好。糖尿病患者建议每日同等剂量疗法以免血糖水平波动过大。当激素在用到中等到大剂量后，MG 症状通常在 2~3 周内出现改善。约 50% 患者在激素应用早期（7~10 天内）可有短暂症状加重，一般持续 1 周左右，其中约 10% 的患者需要机械通气，其具体原因不明，可能与激素诱导的神经肌肉接头功能减退有关。医师和患者均需充分估计和准备，以免危象发生。

激素有诸多副作用，应用时应予特别注意，如体重增加、库欣面容、感染、糖尿病、高血压、骨质疏松、精神病等。虽然不可避免，但可采取一些措施降低其程度。患者采用低热量、低碳水化合物、低钠饮食可减少体重增加，服用钙剂（1 500mg/d）和维生素 D（400~800IU/d）可减少骨质矿物丢失。如果患者出现骨质疏松，可予二磷酸盐化合物治疗，如阿伦磷酸盐（alendronate）。H2 受体拮抗剂或质子泵抑制剂不建议作为常规应用，除非患者出现胃部不适。定期检查电解质、血糖、血压。

（二）硫唑嘌呤

硫唑嘌呤通过代谢产物 6-巯基嘌呤发挥作用，能竞争性抑制参与细胞 DNA、RNA 合成的次黄嘌呤；主要作用于处于增殖阶段的 T、B 细胞，诱导低淋巴细胞血症。体外研究发现，它可抑制 T、B 细胞表面受体的表达（CD2），阻断丝裂原诱导的反应以及抗体反应。AZA 抑制抗原和丝裂原诱导的体外 T 细胞增殖反应其程度弱于环磷酰胺。它具有轻度抗炎效应，可能与单核前体细胞分裂的抑制有关。硫唑嘌呤用于 MG 的治疗最早开始于 20 世纪 60 年代，回顾性研究表明硫唑嘌呤单药用于一线或二线治疗时，80%~90% 的患者可获改善，但起效相当缓慢，长达 3~12 个月。一项双盲、随机、对照研究表明，与单用泼尼松相比，联合泼尼松和硫唑嘌呤的患者复发次数减少，缓解率增高，最终服用的泼尼松剂量小。此外，一项随机对照临床研究表明硫唑嘌呤的治疗失败率低于泼尼松，而两者联用可提高疗效。

国际专家共识推荐硫唑嘌呤为一线免疫抑制剂，推荐维持剂量为2~3mg/（kg·d），中国有关指南推荐从小剂量开始，50mg/d，每隔2~4周增加50mg，至有效治疗剂量为止，儿童按体重1~2mg/（kg·d），成人2~3mg/（kg·d），分2~3次口服。大多数患者对硫唑嘌呤耐受性良好，但少数患者会出现副反应，初始治疗数周内少数患者会出现发热、恶心、呕吐、腹痛等，部分患者有巯嘌呤甲基转移酶基因突变，致使酶活性降低，硫唑嘌呤累积而不良反应增加。白细胞减少和肝功能损害是重要的副反应，应该定期监测，若白细胞计数低于 4.0×10^9/L，应将 AZA 减量；若白细胞计数低于 3.0×10^9/L 或肝功能检测指标为正常值上限的 3 倍，应立即停用药物。目前尚无证据表明长期使用 AZA 能明显增加肿瘤的发生风险。

（三）甲氨蝶呤

甲氨蝶呤抑制二氢叶酸还原生成四氢叶酸，减少细胞内叶酸的辅酶，可以抑制嘌呤合成和干扰细胞内核酸代谢。甲氨蝶呤可非特异性地阻止 T、B 细胞增殖并诱导细胞凋亡，T 细胞对其诱导的凋亡高度敏感，甲氨蝶呤还可通过释放腺苷和抑制炎症的介质发挥抗炎作用。此外，在肌肉终板表达的衰变加速因子（decay-accelerating factor，DAF）是对补体介导损伤的重要防御机制，甲氨蝶呤可增加内源性 DAF 水平从而发挥保护作用。一项单盲研究比较了甲氨蝶呤 17.5mg qw 与硫唑嘌呤 2.5mg/（kg·d）在 GMG 中减少激素使用的疗效，结果表明甲氨蝶呤的安全性和疗效与硫唑嘌呤相近，并且在使用后 10~12 个月间甲氨蝶呤需合并使用激素的剂量少于硫唑嘌呤。另有 2 项临床试验和一项观察性研究表明甲氨蝶呤可改善不同临床终点。而一项随机对照研究则表明甲氨蝶呤并无减少激素合并用量的作用。

国际专家共识推荐甲氨蝶呤可作为备选治疗之一，剂量为 7.5~25mg，每周一次，中国指南推荐为三线用药，用于其他免疫抑制剂治疗无效的难治型或伴胸腺瘤的 MG。使用方法：口服，每周 10mg 起始，逐步加量至每周 20mg，如不能耐受口服制剂产生的消化道不良反应，也可选择肌内注射制剂，一般肌内注射可使者耐受更高的剂量。副作用包括胃肠道反应及肝功能异常，可伴发口腔炎、皮疹、肺纤维化、白细胞数量减低。治疗时需同时添加叶酸 1mg/d 预防口腔炎，并应密切关注骨髓抑制及肝功损害等副作用。

（四）他克莫司

最先用于器官移植，为神经钙调蛋白抑制剂，与环孢素 A 同属一类免疫抑制剂，但其效应为环孢素的 10~100 倍，通过抑制神经钙蛋白磷酸酶通路，减少活化 T 细胞的增殖而发挥免疫抑制作用。他克莫司抑制许多与 Th 细胞相互作用的细胞因子，由此减少 B 细胞所产生抗体。此外，增加 Ca^{2+} 从肌质网 RyR 受体的释放，显著缩减兴奋收缩偶联时间，具有正性肌力作用。日本一项随机、双盲、安慰剂平行对照研究虽然没有达到主要终点，但在 20 周以后他克莫司可以减少激素的用量。中国一项随机、双盲、安慰剂对照研究也没有达到主要终点，但事后分析表明他克莫司可使更多的患者得到更多的临床改善。真实世界中多个临床研究均表明低剂量他克莫司可以明显改善难治型 MG 的临床症状，目前在中国和日本等国家"超适应证"广泛用于临床。

国际专家共识对他克莫司有推荐，但未言明推荐剂量。中国指南推荐适用于不能耐受激素和其他免疫抑制剂副作用或对其疗效差的 MG 患者，特别是 RyR 抗体阳性者。他克莫司起效相对快，一般 2 周左右起效，疗效呈剂量依赖性。使用方法：3.0mg/d，分 2 次空腹口服，或按体重 0.05~0.10mg/（kg·d）。可于服药或者调整药物剂量 3~4 天后筛查血药浓度，理想谷浓度为 2~9ng/ml。研究表明，他克莫司谷浓度 ≥4.8ng/ml，92% 的患者可达到 MMS 或更好状态。主要副作用包括血糖升高、血镁降低、震颤、肝肾功能损害以及罕见的骨髓抑制。

（五）环孢素

作用机制与他克莫司类似，为神经钙调蛋白抑制剂，在细胞内与 cyclophilin 结合，可抑制神经钙蛋白磷酸酶及其底物、NFAT 转导因子，从而防止 IL2 等重要细胞因子的 mRNA 转录，抑制辅助性 T 细胞。一项随机、双盲、安慰剂对照试验表明单用环孢素与安慰剂相比能显著改善症状并降低 AChR 抗体水平，其他多个回顾性研究也表明单用环孢素或与激素联合使用均可改善患者症状，并在合用时可减少激素剂量。一般在起始治疗 1~2 个月后发挥作用，起效时间慢于泼尼松，但快于硫唑嘌呤。

国际专家共识推荐目标剂量为 5~6mg/（kg·d）间隔 12 小时分 2 顿服用，一月后监测血药浓度，推荐为 75~150ng/ml。中国指南推荐按体重 2~4mg/（kg·d）口服，使用过程中应监测血浆环孢素药物浓度，推荐血药浓度为 100~150ng/ml，可根据浓度调整环孢素剂量。主要副作用包括肾功能损害、血压升高、震颤、牙龈增生、肌痛和流感样症状等。服药期间至少每个月监测血常规、肝肾功能 1 次，严密监测血压。因环孢素肾毒性较大以及和其他药物之间存在相互作用，使用前需进行相关评估。

（六）吗替麦考酚酯

也是一种用于器官移植的免疫抑制剂，抑制次黄苷单磷酸脱氢酶，耗竭鸟嘌呤核苷酸，从而抑制 DNA 合成，能选择性抑制抗原特异性增殖的 T、B 细胞克隆。多个队列研究表明吗替麦考酚酯可以改善 MG 患者的临床表现并减少激素的用量，但一项临床Ⅲ期研究表明单药使用吗替麦考酚酯治疗 MG 在 3 个月时的疗效并不优于泼尼松，另一项临床Ⅲ期研究比较了吗替麦考酚酯和安慰剂在减少合并使用激素方面的差别，结果表明与安慰剂相比，加用吗替麦考酚酯以维系病情的控制并不能在 9 个月时显著减少合并使用的激素剂量。2012 年德国批准吗替麦考酚酯可非处方用于 MG 的治疗，在美国的非处方使用也较为普遍。

国际专家共识推荐剂量为 1 000mg，每日 2 次，根据情况可加量至 1 500mg，每日 2 次。中国指南推荐起始剂量 0.5~1.0g/d，分 2 次口服；维持剂量 1.0~1.5g/d，症状稳定后每年减量不超过 500mg/d，突然停药或快速减量可导致病情复发及恶化。MMF 不可与 AZA 同时使用。常见不良反应为恶心、呕吐、腹泻、腹痛等胃肠道反应，白细胞减低，泌尿系统感染及病毒感染等。用药后的前 6 个月，每个月监测血常规及肝肾功能，此后每 3 个月监测血常规及肝肾功能。

（七）环磷酰胺

属于烷基化物，能够嵌入 DNA 螺旋，主要作用于快速分裂的细胞，可使不同 T 细胞亚群减少和 B 细胞数量、功能降低。

国际专家共识推荐用于常规治疗无效的重症患者，起始口服剂量为 2mg/kg，或者静脉团注 500mg/m^2，每 4 周一次，直至病情稳定。中国指南推荐用于其他免疫抑制剂治疗无效的难治型及伴胸腺瘤的 MG。成人静脉滴注 400~800mg/周，或分 2 次口服，100mg/d，直至总量 10~20g，个别患者需要服用到 30g；儿童按体重 3~5mg/（kg·d）分 2 次口服（不大于 100mg），好转后减量，2mg/（kg·d），儿童应慎用。副作用包括白细胞减少、脱发、恶心、呕吐、腹泻、出血性膀胱炎、骨髓抑制、致畸以及远期肿瘤风险等，每次使用前均需要复查血常规和肝肾功能。

二、快速免疫治疗

（一）血浆置换

血浆置换在 1914 年即用于临床治疗，而用于 MG 的治疗则最早可追溯至 1976 年。主要作用机制是清除循环中的致病性抗体和炎性介质，同时也能增加调节性 T 细胞和抑制性 T 细胞的数量、纠正 Th1 和 Th2 细胞间的平衡、增加 B 细胞和浆细胞对免疫抑制的敏感性等。适用于肌无力急性加重者（包括危象前和危象）；胸腺切除术前准备或拟大剂量激素冲击者，或激素疗效不满意的慢性病者。

国际专家共识推荐的治疗方案是置换 6~8 次，每隔一天进行一次，每次交换 1~1.5 倍的血浆容量，直到达到临床稳定状态为止。中国指南推荐置换量为 1.0~1.5 倍总血浆容量，在 10~14 天内进行 3~6 次置换，置换液可用健康人血浆或白蛋白。多于首次或第 2 次血浆置换后 2 天左右起效，作用可持续 1~2 个月。副作用包括血钙降低、低血压、继发性感染和出血等。伴有感染的患者慎用血浆置换，宜在感染控制后使用；如血浆置换期间发生感染则要积极控制感染，并根据病情决定是否继续进行。

此外，国内不少地方开展的双重血浆置换采用双分离器将 MG 患者血浆中致病抗体和免疫复合物去除，随后再把剩余成分后回输体内，疗效可与血浆置换媲美，且避免了血液传染病风险。

（二）静脉滴注免疫球蛋白（IVIG）

在 MG 患者中使用 IVIG 最早始于 1984 年，随后在临床中被证明能缩短危象患者机械通气时间以及有效治疗重症患者，其机制尚不完全清楚，可能与阻断 Fc 受体、中和循环抗体、增加免疫复合物的清除、抑制补体、免疫网络调节等机制有关。适应证基本同血浆置换，Cochrane 综述比较了 IVIG 和血浆置换的疗效，结果表明两者可能疗效相当。一项系统综述指出，治疗决策可能取决于多个变量，包括呼吸困难、共病、药物可及性和成本等。然而，MG 危象中，血浆置换仍然是首选的治疗方法。

国际专家共识推荐剂量为 400mg/（kg·d），5 天为一个疗程，或者 1g/（kg·d），2 天为一疗程。中国指南推荐剂量为 400mg/（kg·d），5 天为一个疗程。多在 1 周内起效，作用可持续 2 个月左右，多数患者有效且没有明显副反应，但价格昂贵，要获长期疗效仍需使用激素或免疫抑制剂。常见副作用包括头痛、无菌性脑膜炎、流感样症状和肾功能损害等，伴有肾功能损害的患者禁用。

第三节　重症肌无力的生物靶向治疗

随着传统免疫治疗在重症肌无力人群中的应用，临床上观察到一部分经过传统免疫治疗后效果仍然不佳或药物不良反应的患者，称为难治型 MG，占 10%~15%。为满足这部分患者的治疗需求，进一步发现更加精准、强效、快速起效的新靶点和新疗法是 MG 领域备受关注的研究方向。近年来，MG 的生物靶向治疗取得了多项令人振奋的进展。

一、依库珠单抗

依库珠单抗是靶向补体蛋白 C5 的重组人源化单克隆抗体。补体系统是人体免疫系统的重要组成部分，通过酶级联反应发挥清除病原体、扩大抗体反应及降解免疫复合物的作用，在多种自身免疫病中被激活并参与疾病的发生发展。补体蛋白 C5 是补体通路中终末激活通路中的关键蛋白，裂解后可释放出 C5a 与 C5b，C5b 与另外四种补体蛋白（C6、C7、C8 和 C9）结合形成膜攻击复合物（membrane attack complex，MAC），进而介导细胞裂解。

早期研究证实，在 MG 患者及实验动物模型中，神经肌肉接头突触后膜上可以检测出 MAC 的表达，提示补体介导的突触后膜损伤参与了发病机制。依库珠单抗通过阻断补体蛋白 C5，限制补体终末成分的激活，进而减轻神经肌肉接头突触后膜的 MAC 相关损伤，可发挥治疗作用。

依库珠单抗首次在 2007 年获得美国 FDA 批准上市，用于治疗阵发性睡眠性血红蛋白尿症。2013 年，依库珠单抗治疗难治型全身型 AChR 抗体阳性 MG 的随机、双盲、交叉、安慰剂对照的 II 期临床试验结果发表在 *Muscle and Nerve* 杂志。该研究中受试者被随机分配至依库珠单抗治疗组及安慰剂组，先经历 16 周的治疗期，随后经历 5 周的洗脱，交叉分组后分别再次使用安慰剂或依库珠单抗进行 16 周的治疗，其中治疗期包括诱导期（连续 4 周，每周静脉滴注 600mg 依库珠单抗或安慰剂）及维持期（12 周内隔周静脉滴注一次 900mg 依库珠单抗或安慰剂），主要终点为不安全事件发生频率及 QMG 评分响应（下降 ≥ 3 分）的比例，研究结果显示，86%（6/7）的依库珠治疗期受试者达到 QMGs 评分响应的主要终点，而安慰剂组为 57%。对各阶段终点的数据进行统计分析，依库珠治疗组较安慰剂治疗组 QMGs 评分的下降更为显著（-7.92 *vs.* -3.67，$P=0.014\,4$），常见的不良反应是恶心、背痛、鼻咽炎和头痛，绝大部分都是轻-中度。

基于 II 期临床试验的积极结果，依库珠单抗治疗难治型 GMG 的 III 期临床试验（REGAIN）也获得了成功，并在 2017 年发表在 *The Lancet Neurology* 杂志上。受试者被随机分配进入依库珠单抗治疗组及安慰剂对照组。主要终点为基线至第 26 周 MG-ADL 评分的变化。最终，共计有 125 名受试者被纳入 III 期临床试验，结果未达到主要终点（$P=0.069\,8$），但次要终点中基线至第 26 周 QMGs 评分的下降在用药组更明显，且存在统计学差异（$P=0.012\,9$），敏感性分析也表明治疗组的 ADL 和 QMGs 评分在治疗 26 周的改善程度均优于安慰剂组。最常见的不良事件依然是头痛和上呼吸道感染。

随后，所有完成 REGAIN 研究的受试者继续进入一项长达 4 年的扩展研究（clinicaltrials.gov，NCT02301624），每两周给予依库珠单抗 1 200mg 静脉治疗一次。2019 年，该扩展研究的中期分析数据公布，结果显示 117 名受试者长期接受依库珠单抗后安全性特征同 REGAIN 研究，未见脑膜炎事件，MG 复发率较 REGAIN 研究前一年下降 75%（$P<0.000\,1$），ADL 临床评分的改善持续 3 年，56% 的受试者可达到最小临床表现或药物缓解。在 REGAIN 研究中接受安慰剂治疗的受试者在拓展研究中接受衣库珠单抗治疗后也呈现出快速有效且持续的临床改善（$P<0.000\,1$）。该试验结果为依库珠单抗治疗 AChR 抗体阳性的难治 GMG 患者提供了强有力的佐证。

依库珠单抗于 2017 年首先被欧盟委员会批准应用于 AChR 抗体阳性的 GMG 患者，现已陆续被美国、日本、中国批准上市应用于 MG 患者。目前依库珠单抗被写入国际以及中国 MG 指南，推荐应用于严重、难治的 AChR 抗体阳性的 MG 患者。

二、艾加莫德

艾加莫德是靶向新生儿 Fc 受体（neonatal Fc receptor，FcRn）的人源性 IgG1 Fc 片段。FcRn 分布于人体内抗原提呈细胞（包括单核细胞、巨噬细胞及部分树突状细胞亚群）、血管上皮细胞、肠道上皮、血脑屏障、呼吸道、肾脏等细胞及组织器官。它通过与人体循环中的免疫球蛋白及白蛋白结合，介导它们在人体内的再循环利用，延长其生物半衰期，充当"保镖"的角色。在生理作用下，IgG 与 FcRn 结合后通过被动胞饮作用进入细胞内形成酸化的内吞体，并被转运到溶酶体，FcRn 保护其结合的 IgG 不被溶酶体降解清除，最终通过胞吐作用释放入循环，这个过程即为 IgG 的循环再利用。

艾加莫德是经过基因改造的人源性 IgG1 Fc 片段，在酸性和中性条件下与 FcRn 亲和力增强。它通过竞争性地结合 FcRn，阻断血清中 IgG 与 FcRn 的结合及前述 IgG 循环再利用的过程，促进细胞溶酶体对 IgG（包括致病性抗体）的降解。

MG 作为一个有明确致病性抗体的自身免疫性疾病，包括艾加莫德在内的靶向 FcRn 治疗，可能通过降低 IgG 的水平使其实现降低致病抗体的治疗效果。此外，艾加莫德的分子量和体积小，免疫原性更小，不会因为空间位阻而影响到白蛋白与 FcRn 的结合，由此避免低蛋白血症。

艾加莫德的给药方法为静脉滴注，目前皮下注射剂型也在开发中。

2018 年，在健康志愿者中开展的Ⅰ期临床结果发表（clinicaltrials.gov，NCT03457649），研究表明艾加莫德可降低血清 IgG 水平达 50%~75%，IgG 水平在最后一次给药后约 8 周恢复到基线水平，且安全性良好。

2019 年，艾加莫德治疗成人 AChR 抗体阳性 GMG 的双盲、随机、安慰剂对照、国际多中心的Ⅱ期临床研究结果发表在 *Neurology* 杂志（clinicaltrials.gov，NCT02965573）。研究纳入了共计 24 例受试者，随机分配至用药组及安慰剂组各 12 例，治疗期受试者接受每周 10mg/kg 剂量的药物或安慰剂静脉注射治疗，连续 4 周，后续随访期为 8 周。主要终点为安全性和耐受性，次要终点包括第 11 周 ADL、QMGs、MGC（MG Composite）、MG-QoL15r 评分相较于基线的变化、药动学及药代学、免疫特性等。

该Ⅱ期临床试验达到了主要终点，未发生死亡、严重不良事件及治疗相关不良事件。在有效性方面，用药组在 QMGs、MG-ADL 和 MG-QoL15r 评分中的改善较安慰剂组更为显著，有统计学差异；初始起效可在首次注射后 7 天观察到；用药组中 75% 的受试者可达到临床显著持续起效（ADL 评分下降≥2 分并至少维持 6 周）。此外，用药组的血清总 IgG 水平最多可降低 70.7%，下降至少 50% 的水平持续了大约 3 周，在末次注射后的第 8 周，仍有 20% 的下降，各 IgG 亚型均呈现快速、持续的下降，无特别选择性。致病性 AChR 抗体的变化也有相似趋势。

2021 年，静脉用艾加莫德在成人 GMG 中的Ⅲ期临床试验（ADAPT，clinicaltrials.gov，NCT03669588）结果得以公布。ADAPT 研究是一个随机、双盲、安慰剂对照的国际多中心临床研究。纳入标准主要为成人（≥18 岁），ADL 评分至少 5 分（非眼肌评分超过 50%），MGFA 分型为Ⅱ~Ⅳ型。受试者按照 1∶1 的比例随机分配至用药组及安慰剂组，所有受试者均接受初始治疗周期（一个治疗周期为连续 4 周用药，每周一次静脉使用艾加莫德 10mg/kg 或安慰剂）。当受试者 ADL 评分≥5 分或 ADL 评分下降 <2 分时，则开启新一轮的治疗周期，两个治疗周期间隔至少 5 周。

在整个 26 周的研究中，受试者最多可接受 3 个治疗周期。主要终点为第一个治疗周期后 AChR 抗体阳性受试者中 ADL 应答（下降≥2 分至少持续 4 周）的比例。最终，用药组及安慰剂组分别纳入 84 例及 83 例受试者。试验数据显示，艾加莫德在第一周期内的 MG-ADL 应答比例为 68%，显著高于安慰剂组的 30%（*P*<0.000 1），表明艾加莫德在第一个用药周期即可迅速产生临床获益。在所有抗体类型的受试者中均观察到艾加莫德治疗组 MG-ADL 的应答比例较安慰剂组更高（68% *vs.* 37%，*P*<0.000 1）。

所有完成 ADAPT 研究的 151 名受试者进入艾加莫德开放标签期的扩展研究（ADAPT+，clinicaltrials.gov，NCT03770403），在 2023 年美国神经病学年会（American Academy of Neurology，AAN）最新发布的 ADAPT+研究总结分析中，艾加莫德最常见的不良反应包括头痛、尿路感染、鼻咽炎等，长期治疗后不良反应的风险并未明显增加，不良事件以轻-中度为主，且在安慰剂组、ADAPT 研究治疗组及 ADAPT+治疗组中的发生率相当（84% *vs.* 77% *vs.* 86%），证明了长期使用艾加莫德治疗在 GMG 中是安全可耐受的。

在循证医学证据的支持下，静脉用艾加莫德 α 注射液（VYVGART）目前已被美国 FDA、日本厚生劳动省、欧洲药品管理局（European Medicines Agency，EMA）批准上市，用于治疗 GMG，目前已向中国 NMPA 提交新药上市申请。

此外，皮下注射剂型艾加莫德（1 000mg Efgartigimod-PH20）正在开发中，其Ⅲ期非劣效试验数据（clinicaltrials.gov，NCT04735432）显示皮下剂型降低 IgG、改善 ADL 及 QMGs 评分的效果与静脉剂型相当。截至目前，艾加莫德皮下注射治疗成人 GMG 的生物制品许可申请已提交至美国 FDA。

三、zilucoplan

zilucoplan 是一种小分子（3.5kDa）、皮下注射的大环肽，是补体 C5 的抑制剂，通过与 C5 和 C5b 分子结合进而阻断下游补体途径的激活和 MAC 的形成，通过双重作用机制减少神经肌肉信号传导的损伤。

2020 年，zilucoplan 治疗中重度 GMG 的Ⅱ期临床研究结果（clinicaltrials.gov，NCT03315130）发表在 *JAMA Neurology* 杂志上。研究针对 AChR 抗体阳性的成人 GMG 患者，受试者被随机分配至 zilucoplan 0.1mg/kg 治疗组、0.3mg/kg 治疗组或安慰剂组。试验人员对受试者进行培训后，将皮下注射的药物及器械发放给受试者，让受试者居家自主完成共计 12 周的皮下给药。主要终点为第 12 周时 QMGs 较基线的变化。该研究观察到显著的阳性结果。

第 12 周时 zilucoplan 0.3mg/kg 用药组的 QMGs 较基线的改善明显优于安慰剂组（安慰剂校正变化，–2.8，P=0.05），ADL 评分也观察到同样的趋势（安慰剂校正变化，–2.3，P=0.04）。在 0.1mg/kg 用药组，也观察到有统计学意义的临床评分改善。研究药物整体是安全可耐受的，最常见的治疗相关不良反应是头痛、注射部位反应及恶心等。

2023 年的一项Ⅲ期临床试验（RAISE，clinicaltrials.gov，NCT04115293）进一步对 zilucoplan 的有效性及安全性进行验证。研究纳入了 AChR 抗体阳性的 GMG 患者，MGFA 分型为Ⅱ~Ⅳ型，受试者被随机分配至 zilucoplan 0.3mg/kg 用药组及安慰剂组，在 12 周内居家自行完成每日皮下注射。共计 174 名受试者进入Ⅲ期临床试验，评估有效性的主要终点为治疗 12 周时 MG-ADL 评分相较于基线的变化，结果表明治疗组显著优于安慰剂组（–4.39 *vs.* –2.30，P=0.000 4），最常见的治疗相关不良反应是注射部位瘀伤，用药组及安慰剂组严重不良事件发生率相近。RAISE 研究结果显示出 zilucoplan 可快速且显著改善 MG 症状，安全性和耐受性均较好。

目前完成Ⅱ期及Ⅲ期 RAISE 研究的受试者继续进入开放标签期的随访研究（NCT04225871，RAISE-XT），所有受试者自行完成每日皮下注射 zilucoplan 0.3mg/kg。2023 年美国神经病学年会中公布了 RAISE-XT 研究的中期研究数据。结果显示，zilucoplan 长期使用未增加总体不良事件的发生率，在扩展研究一年时仍可观察到 ADL 及 QMG 评分的持续改善，且在安慰剂组转换进入开放标签用药时可观察到疗效终点的快速改善，再次证实了 zilucoplan 长期、有效且耐受性良好。

2019 年起 zilucoplan 被美国 FDA 及欧盟委员会相继授予孤儿药资格，用于治疗 MG。2022 年，向美国 FDA 及欧盟药品管理局提交了 zilucoplan 的新药申请及上市许可申请。

四、Rozanolixizumab

Rozanolixizumab 是一种 FcRn 拮抗剂。与前述艾加莫德作用机制有所不同的是，Rozanolixizumab 是一种人源化 IgG4 单克隆抗体，它以 Fab 而非配体 Fc 的形式结合并阻断 FcRn。在猕猴中为期 4 周的毒理学试验中，Rozanolixizumab 可有效降低 IgG 水平且安全、可耐受。2017 年，其在健康患者中开展的随机、双盲、安慰剂对照、剂量爬坡Ⅰ期临床试验结果披露（clinicaltrials.gov，NCT02220153），结果表明皮下及静脉使用的 Rozanolixizumab 可有效降低 IgG 水平，最常见的治疗相关不良事件是头痛（14/36，38.9%），且在高剂量组及静脉用药组更常见。

2020 年，皮下注射 Rozanolixizumab 治疗成人 GMG 的随机、双盲、安慰剂对照的Ⅱ期多中心研究（clinicaltrials.gov，NCT03052751）数据发表于 *Neurology* 杂志。试验分为两个阶段，第一阶段受试者随机分配至 7mg/kg 用药组或安慰剂组，接受每周一次、连续 3 周的皮下注射。第二阶段，前述两组患者再次被随机分配至 7mg/kg 或 4mg/kg 用药组，接受每周一次、连续 3 周的皮下注射。主要终点是基线至第 29 天时 QMGs 评分的变化。2 期试验的结果未达到主要终点。第 29 天时，用药组较基线 QMGs 评分的变化与安慰剂组无明显统计学差异（–1.8 *vs.* –1.2，P=0.221），但在 MG-ADL 评分（–1.8 *vs.* –0.4）及 MGC 评分（–3.1 *vs.* –1.8）中均观察到第 29 天时用药组较安慰剂组的明显改善。此外，试验中观察到 Rozanolixizumab 可有效降低血清 IgG（第一阶段最低可降至 61%）及 AChR 抗体（第一阶段最低可降至 44%）水平。最常见的药物不良反应为头痛（第一阶段：用药组 *vs.* 安慰剂组，57% *vs.* 14%），绝大部分为轻中度，且均可通过标准治疗痊愈无后遗症。尽管未达到主要终点，但Ⅱ期研究中看到了 Rozanolixizumab 治疗成人 GMG 的临床获益。

2023 年 5 月，Rozanolixizumab 治疗全身型成人 MG 的随机、双盲、安慰剂对照的国际多中心Ⅲ期临床研究（MyCarinG，clinicaltrials.gov，NCT03971422）结果发表在 *The Lancet Neurology* 杂志上。研究纳入了 200 例 AChR 抗体或 MuSK 抗体阳性的成人 GMG 患者，MGFA 分型为Ⅱ~Ⅳa 型，并被随机分配至 7mg/kg 用药组、10mg/kg 用药组或安慰剂组，连续 6 周，每周接受一次皮下注射。试验的主要终点为第 43 天时 MG-ADL 评分较基线的变化。3 期试验的结果表现出明确的有效性，在第 43 天时 Rozanolixizumab 7mg/kg 及 10mg/kg 用药组均较安慰剂组呈现明显的统计学差异（7mg/kg *vs.* 10mg/kg *vs.* 安慰剂：–3.37 *vs.* –3.40 *vs.* –0.78，P<0.000 1）。最常见的治疗相关不良反应依然是头痛（7mg/kg *vs.* 10mg/kg *vs.* 安慰剂：45% *vs.* 38% *vs.*

19%)、腹泻、发热，没有死亡事件。基于此关键性研究数据，目前已向美国 FDA 提交 Rozanolixizumab 的生物制品许可申请。

目前，Rozanolixizumab 正在进一步开展开放标签期的扩展研究（NCT04124965，NCT04650854），对完成 MyCarinG 受试者随访评估，在其达到症状恶化标准（MG-ADL 评分增加 ≥2 分或 QMGs 评分增加 ≥3 分）时再次启动 Rozanolixizumab 皮下给药，旨在进一步探索症状驱动周期治疗下的有效性及安全性。2023 年美国神经病学年会中，发表了截至 2022 年 7 月的汇总数据，结果显示 Rozanolixizumab 疗效在长期随访的治疗周期中呈现出一致的改善特征，多数患者无治疗间隔期为 4~13 周，安全性特征可接受。

五、利妥昔单抗

利妥昔单抗是靶向 CD20 分子的人鼠嵌合 IgG1κ 单克隆抗体，广泛应用于非霍奇金淋巴瘤、慢性淋巴细胞白血病等血液系统疾病。2003 年，利妥昔单抗首次被报道在一个对传统免疫治疗无效的 MG 患儿中使用，并观察到明显的临床改善。目前认为利妥昔单抗选择性与 CD20$^+$B 细胞结合，并通过抗体依赖细胞介导的细胞毒性反应、补体依赖的细胞毒作用及诱导细胞凋亡的机制清除 CD20$^+$B 细胞，进而对 MG 发挥作用。

虽然利妥昔单抗早在 2003 年即被尝试用于 MG 的临床实践，但直到 2021 年利妥昔单抗治疗 AChR 抗体阳性 GMG 的 II 期临床试验结果才得以公布（BeatMG，clinicaltrials.gov，NCT02110706）。该研究为随机、双盲、安慰剂对照、多中心研究，纳入 21~90 岁 AChR 抗体阳性的 GMG 患者，MGFA 分型 II~IV 型。受试者被随机分配至用药组及安慰剂组，并接受 2 个为期 6 个月的治疗周期。每个治疗周期患者需连续 4 周，每周接受利妥昔单抗（375mg/m^2）的静脉滴注。过程中受试者的口服激素可根据减量方案逐渐减量。有效性的主要终点为第 49~52 周平均每日激素用量较随机前 4 周减少至少 75% 且第 52 周时 MGC 评分较基线改善或加重不超过 2 分。激素减量的主要终点在用药组及安慰剂组分别达到 60% 及 56% 的比例，无明显统计学差异。最常见的治疗相关不良反应为关节痛、头痛、上呼吸道感染、乏力、背痛、恶心等，发生率在两组间无明显差异，总体安全可耐受。

尽管 BeatMG 的研究失败了，但大量回顾性研究均发现利妥昔单抗在难治型 MG 患者中发挥作用。一项纳入 24 项研究的 meta 分析结果显示，利妥昔单抗可以缓解难治型 MG 患者的无力症状、降低 QMGs 评分、减少类固醇和非类固醇免疫抑制剂的用量。因此，在国际指南中，利妥昔单抗被推荐尽早用于对起始治疗反应不佳的 MuSK 抗体阳性 MG 患者，及其他免疫抑制剂治疗无效或不能耐受的 AChR 抗体阳性 MG 患者。

2022 年，一项随机、双盲、安慰剂对照的利妥昔单抗治疗新发 GMG 患者的临床研究更新了利妥昔单抗治疗 MG 的循证医学证据（RINOMAX，clinicaltrials.gov，NCT03367403）。该研究纳入了一年内出现全身型肌无力症状的新发全身型肌无力患者，并随机分配至利妥昔单抗治疗组及安慰剂组，予以单次静脉输注利妥昔单抗 500mg 或安慰剂，主要终点为第 16 周时最小临床表现的比例（QMGs 评分 ≤4 分，泼尼松每日用量 ≤10mg 且未接受挽救治疗）。第 16 周时，利妥昔单抗治疗组较安慰剂组更多地达到主要终点（71% vs. 29%，P=0.007）。同时，事后分析结果显示第 16 周时利妥昔单抗治疗组 ADL 评分的改善显著优于安慰剂组（–1.3 vs. 2，P=0.03）。目前，利妥昔单抗治疗新发 MG 的建议还未在治疗指南中体现。

总之，MG 生物靶向治疗目前在靶向 B 细胞、FcRn 及补体方向均获得了诸多循证医学证据，它们较传统免疫治疗具备快速及持续起效，安全可耐受的优势。随着生物靶向治疗药品的上市，临床医师或研究者需进一步开展临床研究来完善 MG 治疗框架及流程的更新。

第四节　重症肌无力的胸腺手术治疗

胸腺病变与 MG 的发生发展密切相关，MG 患者常有滤泡性胸腺增生和胸腺瘤等异常胸腺病理改变，约有 70% 的 MG 患者存在胸腺增生，10%~15% 患者合并胸腺瘤。研究证实胸腺切除手术可改善部分 MG 患者预后，但由于不同分型 MG 患者的异质性以及胸腺切除术式的多样性导致胸腺切除术的适应证、手术方式及有效性等仍有争议，本节将对胸腺切除手术治疗重症肌无力的适应证、术前准备、术式选择以及术后并发症等方面进行综述。

一、胸腺切除术的适应证

（一）MG 合并胸腺瘤

胸腺瘤属于胸腺上皮肿瘤，是前纵隔最常见的原发肿瘤，15%~60%的胸腺瘤患者合并 MG。胸腺合并 MG 的患者常表现为全身无力且血清抗 AChR 抗体阳性，与非胸腺瘤 MG 患者相比，这些患者的肌无力症状更重且预后更差。1939 年，Blalock 医生首次报道一名 21 岁女性 MG 患者在切除胸腺瘤后症状得到改善，此后研究人员开始探索胸腺切除治疗 MG 的有效性。为了降低胸腺瘤浸润和扩散的风险，对于合并胸腺瘤的 MG 患者，当影像学证据提示胸腺瘤后应早期行胸腺切除术，术中应切除胸腺瘤、全部胸腺以及纵隔脂肪组织。重症肌无力管理国际共识指南将胸腺瘤手术切除定为 A 级推荐。

（二）MG 合并非胸腺瘤

21 世纪之前，由于回顾性研究方法的局限性，对于胸腺手术治疗非胸腺瘤 MG 患者的有效性仍存在争议，直至 2016 年 MGTX 小组开展了一项全球多中心、随机对照试验，研究表明接受激素联用胸腺切除术治疗的抗 AChR 抗体阳性的 GMG 患者组较单纯激素治疗组预后明显改善，其口服泼尼松剂量、因病情恶化导致的住院次数和 QMGs 评分均明显少于单纯药物治疗组，该研究随访表明，胸腺切除术可使非胸腺瘤 MG 患者在 5 年内持续获益。

2020 年，重症肌无力管理国际共识指南推荐对于 18~50 岁的抗 AChR 抗体阳性的非胸腺瘤 GMG 患者，可早期行胸腺切除术以减少免疫抑制剂用量以及入院次数，从而改善 MG 患者的临床结局。对于抗 AChR 抗体阴性的 GMG 患者，当对免疫抑制剂治疗效果不佳时也可以考虑行胸腺切除术。但对于抗 MuSK 抗体阳性、抗 LRP4 抗体阳性合并非胸腺瘤 MG 患者，不推荐常规行胸腺切除手术。对于抗 AChR 抗体阳性的 OMG 患者，由于 61%~85%

的患者在 2 年内转变为 GMG，英国神经病医师协会建议 OMG 患者可在 MG 症状首发的 2 年内考虑行胸腺切除术。

对于 JMG 患者，2019 年美国重症肌无力学会推荐当免疫抑制剂治疗效果不佳时或为了避免长期免疫抑制治疗的副作用，抗 AChR 抗体阳性的全身型 JMG 患者可考虑行胸腺切除术。

二、胸腺切除手术

（一）术前准备

胸腺切除术为择期手术，指南提出在 MG 症状首发的 1 年内进行胸腺切除的患者预后较晚期切除的获益更多，MG 患者应在肌无力症状控制良好的条件下进行胸腺切除。术前应完善相关检查、评估患者的肌无力症状并进行药物剂量控制。对于溴吡斯的明等胆碱酯酶抑制剂可仍维持原有剂量，由于术前突然停服糖皮质激素可能会使 MG 恶化，日本胸外科医师协会建议 MG 患者术前口服泼尼松应减到每天 25mg 以下。对于症状控制良好的 MG 患者，不建议术前采用静脉注射 IVIG，当 MG 病情急性进展、患者出现重症肌无力危象或紧急手术时可使用 IVIG 或血浆置换以减少术后危象的发生。

（二）胸腺切除手术方式

胸腺切除术常用术式包括胸腺基本范围切除术和扩大范围切除术，后者除切除胸腺和胸腺周围脂肪组织外，同时清扫前纵隔周围的脂肪组织。由于 MG 患者前纵隔周围的脂肪组织中常存在异位胸腺，因此 MG 患者常采用胸腺扩大切除术。胸腺扩大切除术根据入路可分为经颈部、胸骨、剑突下及胸肋间隙入路；根据手术方法又可分为全胸骨或部分胸骨正中劈开、开胸和胸腔镜及手术。相关组织将胸腺切除术分为四类七种，下面将分别展开介绍。

1. 经颈胸腺切除术（T-1）

1966 年，Crile 医生首先采用经颈胸腺基本切除术（T1a），但该方法手术效果欠佳，仅能切除 40%~50% 的胸腺组织，目前已很少使用。改良后的经颈胸腺扩大切除术（T1a）采用了拉钩牵开胸骨以便更好地暴露前纵隔手术视野，该术式能切除约 75%~80% 的胸腺组织，具有创口小、恢复快、并发症少和病死率低的优点。但经颈入口由于手术视野有限，难以清扫胸腺周围脂肪组织而导致胸腺组织切除不全，而残留的胸腺组织导致 MG 患者预后差，甚至需要再次手术，因此目前已较少使用该术式。

2. 胸腔镜胸腺切除术（T-2）

1993 年，Sugarbaker 和 Coosemans 医生分别开始使用胸腔镜进行胸腺切除手术。按照手术切除范围，胸腔镜胸腺切除术可分为单侧胸腔镜辅助的胸腺基本范围切除术（T2a）与胸腔镜胸腺扩大切除术（T2b）两种，后者为治疗 MG 的主要手术方式。与传统开胸或者胸骨劈开手术相比，胸腔镜胸腺扩大切除术手术具有微创、并发症少、住院时间短等优点。且与胸骨正中劈开胸腺扩大切除术相比，接受胸腔镜胸腺切除术的 MG 患者术后六年的完全缓解率无明显差别。随着胸腔镜技术的发展，2001 年 Yoshino 医生应用达芬奇机器人手术系统辅助实施胸腺扩大切除术并取得成功，目前胸腔镜胸腺切除手术已成为指南推荐术式，在临床上被广泛应用于非胸腺瘤以及非侵蚀性胸腺瘤 MG 患者。

3. 胸骨正中劈开胸腺切除术（T-3）

1939 年，Blalock 医生最先采用经胸骨劈开胸腺基本切除术（T3a）治疗MG患者，该术式可切除 70%~80% 胸腺及其周围脂肪组织。自 1973 年起，Masaoka 医生在 T3a 基础上扩大切除范围改良成经胸骨正中劈开的胸腺扩大切除术（T3b），该术式可清除 85%~95% 胸腺和脂肪组织，但由于长切口、破坏胸廓及胸骨的完整性从而导致患者术后恢复时间长，且存在损伤喉返神经或膈神经影响患者生活质量的可能性，因此目前仅用于 MG 合并侵袭性胸腺瘤的患者。

4. 经胸骨联合颈部胸腺切除术（T-4）

1977 年，Jaretzki 医生首先开始采用经胸骨联合颈部胸腺切除术（T-4）治疗 MG 患者，该手术切除范围包括胸腺、颈-纵隔胸腺组织、颈-纵隔脂肪组织、两侧纵隔胸膜以及心包前脂肪组织，可切除 98%~100% 的胸腺组织。但该手术创伤大，术后瘢痕严重影响女性患者生活质量，因此临床上难以推广。

（三）胸腺切除术并发症

1. 出血

由于胸腺区域解剖空间狭小，胸腺及周围血供丰富，微创胸腺扩大切除术容易损伤血管，较小的血管可以通过电凝或夹闭止血，但如无名静脉或上腔静脉等大血管出血应采用血管缝合或切割离断，若仍无法控制出血则应立刻转为开胸手术以保证患者安全。为避免出血的发生，外科医生应做好充分术前准备，严格掌握手术适应证；术中谨慎操作，若发生出血时应果断正确处理。

2. 重症肌无力危象

MG 患者在经历胸腺切除手术创伤以及应激后易出现咳痰无力、呼吸道分泌物潴留、呼吸困难，甚至呼吸衰竭等 MG 危象的症状。术后 MG 危象发生率为 7%~33%，常出现在术后早期，是 MG 患者胸腺切除术最常见的并发症。Osserman 分级Ⅱb 及以上、术前肺部感染、血清抗 AChR 抗体滴度超过 100nm/L、术中失血超过 1 000ml、侵袭性胸腺瘤以及术后出现其他并发症的 MG 患者更易出现术后危象。早期识别，及时采取有效治疗措施是预防危象发生的关键，对于具有上述高危因素的 MG 患者，术后应密切监护，可延迟拔管时间至 2 周以内，一旦患者发生危象，应早期使用呼吸机辅助给予正压通气并给予血浆置换或静脉注射 IVIG 等快速免疫治疗。

3. 其他并发症

胸腺切除术中可能导致对纵隔周围解剖结构的损坏，出现气胸、乳糜胸、心包及心脏损伤、喉返神经及膈神经损伤等并发症，为避免上述并发症的发生，在胸腺切除术中应清晰显示周围组织并注意保护，对于侵袭性胸腺瘤微创手术有困难时可采用胸骨正中劈开胸腺切除术。

综上所述，目前胸腺切除术已被广泛应用于 MG 的治疗，临床医生应严格掌握手术的适应证，根据 MG 患者的发病年龄、血清自身抗体种类、MG 类型、胸腺病变类型以及生活质量要求，选择能否手术以及合适的胸腺扩大切除术手术入路及术式。随着胸腔镜和机器人手术技术的发展，微创胸腺切除术已成为治疗 MG 的主流术式，但医生仍需严格掌握手术适应证以避免手术并发症发生。

第五节　重症肌无力危象的治疗

重症肌无力危象是 MG 快速恶化引起呼吸肌和/或延髓肌无力加重，需要气管插管或无创通气（noninvasive ventilation，NIV）的危重状态。尽管目前胆碱能危象很少见，实际临床工作中仍需鉴别并作出相应治疗。本章节将概述肌无力危象及危象前状态的治疗，包括通气支持、快速免疫治疗、长期免疫治疗及并发症管理。

一、通气支持

MG 患者一旦出现呼吸衰竭（Ⅰ型或Ⅱ型），应及时气管插管并行正压通气。对于 MG 危象前状态，应收入 ICU 以便接受密切监测，择期气管插管。择期插管的时机可以通过临床和客观指标密切监测患者的呼吸肌肌力以确定。肺活量（vital capacity，VC）和最大吸气压（maximal inspiratory pressure，MIP）是最能评估肌无力危象患者呼吸肌肌力受累的指标。VC 降至<15~20ml/kg、MIP 绝对值<30cmH$_2$O（1cmH$_2$O=0.098kPa）、有呼吸窘迫的临床体征，可考虑气管插管。此外，临床医生应持续监测患者的氧合情况，但动脉血气分析通常仅在患者发生危及生命的呼吸衰竭之后才出现异常，所以并非呼吸肌无力的敏感指标。

大多数患者的通气支持为气管插管及正压机械通气，其优点在于可以为疑似持久处于肌无力危象的患者充分清除分泌物并给予充分的呼吸支持。如果预期插管时间较长，可选择早期气管切开术。肌无力危象患者在插管后建议停用抗胆碱酯酶药物，以减少气道分泌物。对于少部分咳嗽有力且可耐受面罩的患者，若预计会迅速缓解，可酌情采用无创通气。少量回顾性证据支持在特定的肌无力危象患者中使用 NIV 有效。德国一项纳入 250 例肌无力危象患者的多中心研究显示，92 例患者尝试了 NIV，其中 38% 的患者足以避免有创机械通气。

机械通气的患者需加强气道护理，如定时翻身、拍背、吸痰及雾化，积极控制肺部感染，逐步调整呼吸机模式，尽早脱离呼吸机。在开始血浆置换或静脉注射 IVIG 治疗后，若出现呼吸肌肌力改善的证据（即，VC>15~20ml/kg、MIP 绝对值>25~30cmH$_2$O）、咳嗽有力，且容易控制呼吸道分泌物，应考虑行自主呼吸试验（spontaneous breathing trial，SBT）来脱离机械通气。所有患者在拔管后都要密切监测 VC 和 MIP 值，以发现因早期失败而需要再次插管的患者。一项病例系列研究显示，MG 危象患者拔管失败（44%）和再次插管（26%）均不在少数。早期积极吸氧和清洁气道可以预防再次插管。

二、快速起效的免疫治疗

MG 患者一旦确诊为危象前状态或肌无力危象，应积极给予快速起效的免疫治疗，主要包括血浆置换及静脉注射 IVIG。

（一）血浆置换

血浆置换对处于肌无力危象的 MG 患者是一种成熟的治疗方法。但目前还缺少评估血浆置换治疗 MG 的随机对照临床试验。血浆置换的临床改善多出现在首次或第 2 次置换后 2 天，作用可持续 1~2 个月。

血浆置换的常规疗程为 5 次置换（每次 3~5L），共治疗 7~14 天。中国指南推荐剂量为 1~1.5 倍的总血浆容量，在 10~14 天内进行 3~6 次置换。治疗 MG 时使用的置换液可用健康人血浆或白蛋白。隔日置换在降低抗体水平方面可能更有效，这是因为每次血浆置换后血管外的免疫球蛋白重新达到平衡需要一定的时间。

血浆置换的副作用包括慢性导管并发症（如感染和血栓形成）、血钙降低、出血、低血压、心律失常、肌痉挛，以及操作过程中使用枸橼酸盐引起的毒性反应。尽管存在上述并发症可能，血浆置换仍可安全用于 MG 患者。一项前瞻性试验纳入 42 例接受血浆置换的中至重度 MG 患者，发现 55% 的患者没有并发症，45% 出现轻至中度并发症但无须停止治疗。反复血浆置换有可能导致外周静脉通路受损，从而需要安置孔径较大的双腔中心导管（锁骨下静脉或颈内静脉）。伴有感染的患者慎用血浆置换，宜在感染控制后使用。

（二）静脉注射 IVIG

IVIG 用于 MG 的治疗最早开始于 1984 年，并逐渐用于 MG 危象的治疗。IVIG 治疗 MG 的作用机制尚不清楚，多种机制可能发挥作用，恢复免疫平衡，包括作用于抗体、补体、细胞因子、FcγRⅡb、T 细胞、抗原递呈递细胞（antigen presenting cell，APC）等。与血浆置换类似，IVIG 的疗效通常在 1 周内出现，获益可持续 3~6 周。

目前尚没有随机对照试验直接比较 IVIG 与安慰剂治疗肌无力危象的结果。在一项Ⅲ期前瞻性非对照研究中，IVIG 对急性加重（MGFA Ⅳb/V）的 MG 患者的有效性得到了证实。该研究纳入 49 名受试者，在治疗第 14 天患者 QMGs、MGC 和 MG-ADL 的反应率分别为 77%、86% 和 88%。部分研究支持用 IVIG 治疗非肌无力危象的 MG 加重患者，如一项双盲实验将 51 例轻至中度 MG 和肌无力加重的患者随机分为 IVIG 组（2g/kg，2 日给完）和安慰剂组（等量的 5% 葡萄糖溶液），相比于安慰剂组，IVIG 治疗组在第 14 日的 QMGs 评分上有明显改善，但在第 28 日时两组间的差异无统计学意义。

常用 IVIG 的总剂量为 2g/kg，通常治疗 2~5 天，如连续 5 天给予 0.4g/（kg·d）。目前少量资料直接比较了不同的 IVIG 剂量治疗 MG 发作或肌无力危象的结果。一项临床试验纳入了 173 例 MG 急性发作的患者，IVIG 2g/kg 组（连续 2 天给予 1g/kg）与 IVIG 1g/kg 组（第 1 天给予 1g/kg，第 2 天给予安慰剂）的主要结局指标的差异无统计学意义。

IVIG 的副作用多为轻度，且与输注速度有关，这些副作用包括头痛、寒战、头晕以及液体潴留，其他罕见并发症包括无菌性脑膜炎、急性肾衰竭、血栓性事件以及全身性过敏反应。此外，IVIG 还可能导致部分血栓性事件包括心肌梗死、脑卒中和肺栓塞。在合并肾病或心力衰竭的患者和老年人中，建议将 IVIG 剂量分为多日给药。

（三）快速起效免疫治疗的选择

现有证据未明确血浆置换和 IVIG 治疗肌无力危象哪种更好。MG 临床研究小组（Myasthenia Gravis Clinical Study Group）将 87 例肌无力恶化的 MG

患者随机分配至 IVIG 组或血浆置换组，两组临床有效性相当，而 IVIG 组的不良事件发生率更低。美国一项回顾性研究分析了 54 例肌无力危象患者，发现血浆置换的疗效优于 IVIG，但并发症比例亦更高。中国的一项纳入 40人次的 AChR 抗体阳性的危象前瞻队列研究显示，血浆置换组能更好改善肌无力危象的早期症状，特别是在缩短 ICU 时间方面优于 IVIG。美国一项回顾性研究共纳入 1 606 例住院患者（含 698 例肌无力危象），分为血浆置换组和 IVIG 组，两组患者的临床结局相似，但 IVIG 组住院时间相对较短、住院费用较低。

虽然临床试验显示血浆置换和 IVIG 治疗肌无力危象的疗效相当，大多数神经肌肉病专家仍推荐血浆置换为肌无力危象的一线治疗，因为它起效更快，美国重症肌无力基金会 2016 版国际共识声明中也持有同样的观点。但也有专家倾向于 IVIG，因为 IVIG 的效果与血浆置换相当，但操作更简单，严重副作用的发生率也更低。临床应用的选择需结合患者的个体因素及每种治疗的可及性。此外，使用 IVIG 4 周内不建议进行血浆置换，因为这可能降低 IVIG 的疗效。

三、长期免疫治疗

建议肌无力危象患者在接受快速起效免疫治疗的同时启用长期免疫调节治疗，以期在快速起效疗法的短暂疗效消失后继续改善 MG 的临床症状，大多数肌无力危象患者建议接受中等或大剂量的口服或鼻饲糖皮质激素治疗（如泼尼松 60~80mg/d），糖皮质激素治疗 MG 一般在 2~3 周内起效，平均 5.5 个月后达到高峰。因患者同时接受血浆置换或 IVIG，大剂量糖皮质激素致 MG 初始加重的风险会下降。如果有糖皮质激素治疗禁忌证或其疗效不充分，可考虑 MG 的其他免疫治疗药物包括硫唑嘌呤、他克莫司、吗替麦考酚酯等，具体选择取决于很多因素，详见其他章节。

四、并发症管理

肌无力危象最常见的并发症为各种原因引起的发热和感染，包括肺炎、支气管炎、泌尿道感染、艰难梭菌感染、结肠炎、菌血症和脓毒症等。肌无力危象患者发生血管并发症的风险升高，包括深静脉血栓形成、心力衰竭、急性心肌梗死、心律失常和心搏骤停等，需采取相应措施做好并发症管理。

除了上述的治疗手段，尚需筛查危象诱因，如是否有感染、手术或使用加重肌无力的药物等诱发因素，并积极采取相应控制措施（如控制感染、停用加重病情的药物等）。早期识别、早期干预、规范化全程管理有望改善MG 危象患者的临床结局。

第六节　重症肌无力最新研发的药物

重症肌无力治疗领域最新研发的药物以生物制剂为主，按其不同作用靶点，可分为6类：FcRn 抑制剂、CD19 单抗、CD38 单抗、B 细胞活化抑制剂、IL-6R 单抗、补体 C5 抑制剂。

一、　FcRn 抑制剂

作用机制详见"重症肌无力的生物靶向治疗"部分。

目前，临床在研的 FcRn 抑制剂包括 Rozanolixizumab、Nipocalimab、巴托利单抗、Orilanolimab、二价仿生抗体（ABY-039）及 Fc 片段（艾加莫德及 CSL730）等。其中，不同的抑制剂与 FcRn 的结合力、构象差异及特异度，可能决定着临床疗效。

目前上市或在研的 FcRn 抑制剂特点总结：艾加莫德是经改造的人IgG1 衍生 Fc 片段，约 50kD 大小，主要通过 Fc 片段与 FcRn 相结合；巴托利单抗（IMVT1401/RVT1401/HBM9161，巴托利单抗），是全人源 IgG1 单抗，约 150kD 大小，主要与通过 Fab 段与 FcRn 结合；Nipocalimab，是去糖基化的全人源 IgG1 单抗，约 150kD 大小，主要通过 Fab 段结合 FcRn；去糖基化的优势在于可减少与 FcγR 结合，降低 ADCC 或 CDC 效应；Rozanolixizumab，是人源化 IgG4 单抗，约 150kD 大小，主要通过 Fab 段结合 FcRn；Orilanolimab，也是人源化 IgG4 单抗，约 150kD 大小，主要通过 Fab 段与 FcRn 结合。

（一）艾加莫德

艾加莫德已在美国、欧洲和日本上市，详见"重症肌无力的生物靶向治疗"部分，FcRn 保护机制如图 4-1 所示。

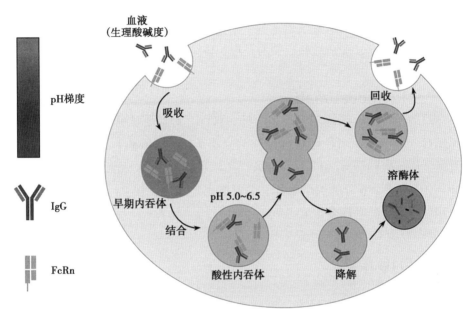

图 4-1　FcRn 保护 IgG 在细胞内循环、免于降解的机制图

（二）巴托利单抗

已完成临床Ⅱ期试验，共有 7 家中国医学中心参与。本研究纳入>18 周岁的 GMG 患者；MGFA 分型为Ⅱa~Ⅳa；血清 AChR 或 MuSK 抗体阳性；MG-ADL 评分≥6 且眼肌相关评分占比 <50%；使用一定标准治疗（SOC）。将招募的 30 名受试者分为三组：巴托利单抗（680mg qw×6，双盲期；340mg q2w×3，开放标签期）；巴托利单抗（340mg qw×6，双盲期；340mg q2w×3，开放标签期）；安慰剂（双盲期+巴托利单抗 340mg q2w×3，开放标签期）。最终结果表明：巴托利单抗 340mg 及 680mg 组在第 43 天时 MG-

ADL 评分改变优于安慰剂组。首次治疗 1 周后，血清总 IgG 水平在巴托利单抗 340mg 组、680mg 组和安慰剂组下降的比例分别为 23%、44% 和 1%。总 IgG 水平最大降幅出现在第 43 天。

在双盲治疗期，巴托利单抗显示出良好的安全性和耐受性，无死亡、严重或治疗诱发不良反应导致研究中断。最常见的不良反应是低蛋白血症、高胆固醇血症、低钠血症、泌尿道感染、注射部位反应和肢体水肿。本研究中，血清白蛋白水平的降低在巴托利单抗组中表现出剂量依赖性，并在研究用药停止后 6 周恢复至正常水平。目前，巴托利单抗的Ⅲ期临床试验已披露双盲期数据，安全性和疗效均呈现积极结果。

（三）Nipocalimab

目前正在进行国际多中心、随机、双盲、安慰剂对照的临床 3 期试验，拟招募 198 例受试者，随机分配在治疗组（Nipocalimab）和安慰剂组，接受每 2 周一次的静脉给药，为期 24 周（双盲期）。纳入标准为 MGFA Ⅱ~Ⅳ、MG-ADL 评分≥6 分的 MG 患者。主要终点定义为：第 24 周时 MG-ADL 评分相较于基线的平均变化值（NCT04951622）。

二、CD19 单抗

伊奈利珠单抗是一种全人源化的抗 CD19 单克隆抗体，通过删除表达 CD19 分子的自身免疫性 B 细胞及浆母细胞/浆细胞，从而减轻致病抗体的负荷。已被美国 FDA 批准用于治疗抗水通道蛋白-4 抗体血清阳性的成人视神经脊髓炎谱系病（neuromyelitis optica spectrum disorder，NMOSD）。

在 NMOSD 的临床Ⅱ/Ⅲ期 N-Momentum 研究中，与安慰剂相比，伊奈利珠单抗可显著降低 NMOSD 的发作次数，降低残障评分恶化的风险、减少 NMOSD 相关的住院次数及 MRI 病灶，但对低强化的双眼病灶无效。

一般耐受性良好，最常见的不良事件是尿路感染、关节痛、注射相关反应、鼻咽炎、头痛和背痛。CD20$^+$B 细胞计数及 CD20$^-$浆母细胞/浆细胞，在第一次给药后 1 周开始显著降低，直到给药后第 4 周将降至正常下限以内并持续 28 周。T 细胞计数保持不变，自然杀伤细胞可在注射 2 周后呈一过性降低。

MINT（Myasthenia Gravis Inebilizumab Trial）研究是伊奈利珠单抗用于治疗 MG 的国际多中心、双盲、安慰剂对照Ⅲ期临床试验（NCT04524273）。拟招募 270 例患者（含 AChR 抗体阳性 188 例及 MuSK 抗体阳性 82 例）。纳入标准包括：年龄在 18 周岁以上；MGFA 分型Ⅱ、Ⅲ、Ⅳ期；MG-ADL 评分≥6 分，QMG 评分≥11 分；使用激素和/或免疫抑制剂作为标准治疗。

在双盲期，药物组及安慰剂组的患者分别在第 1 天、第 15 天及第 183 天接受治疗；随后进入为时一年半的开放标签期。主要终点指标为：第 52 周时 MG-ADL 评分较基线的变化。次要终点指标包括：QMG 变化，MG-ADL 改善≥3 分及未使用挽救治疗的人数，至第一次病情恶化的时间，MGC 变化，MG-QoL15 变化及患者整体感觉评分（PGIC）变化，发生不良反应人数等；第 26 周时 MG-ADL 评分改善程度（AChR 抗体阳性者）。

三、CD38 单抗

针对 CD38 的 IgG1 型抗体（TAK-079）是研发用于治疗多发性骨髓瘤的药物。CD38 在骨髓瘤细胞上高表达，而在正常淋巴细胞、髓样细胞及部分非造血来源组织中也有低水平表达，因此使用 CD38 抗体亦可能抑制自身反应性淋巴细胞的活性，从而治疗自身免疫病。

TAK-079 用于治疗 GMG 的Ⅱ期临床试验从 2019 年 11 月开始招募，至 2023 年 3 月已完成 36 例患者全部入组（NCT04159805）。纳入标准包括：AChR 或 MuSK 抗体阳性；MGFA Ⅱ~Ⅳ级；MG-ADL 评分≥6 分，至少含有 4 分为非眼肌评分；免疫抑制剂（含吗替麦考酚酯、甲氨蝶呤、环孢素、他克莫司及环磷酰胺）治疗至少 6 个月，稳定剂量至少 3 个月，使用硫唑嘌呤者至少稳定剂量 6 个月；口服激素者，至少服用 3 个月且稳定剂量至少 1 个月；口服胆碱酯酶抑制剂者，稳定剂量维持至少 2 周。受试者随机分配在 3 组内：①TAK-079（低剂量）；②TAK-079（高剂量）；③安慰剂。均为皮下注射，每周一次，共 8 周。主要终点指标定义为：不良反应及严重不良反应人数（3 级或更高）。

四、B 细胞活化抑制剂

泰它西普是一种生物制剂，通过结合并中和两个细胞通路分子——B 淋巴细胞激活分子（BLyS）及蛋白诱导配体（APRIL），达到抑制浆细胞和成熟 B 细胞生长和存活的目的。在泰它西普治疗 SLE（180mg/周）的临床 I 期研究中，治疗后第 35 天受试者即出现了血清 IgM 及 IgA 水平的显著下降（基线的 30%），随后在第 84 天出现轻度反弹（IgM 减少为基线的 20%；IgA 接近基线）。泰它西普用药后可有 CD19$^+$、CD27$^+$、IgD$^+$ B 细胞的增加，随后降低至正常水平。而血清 IgM 及 IgA 型 dsDNA 抗体变化不显著。2021 年 4 月，泰它西普在中国已获批用于治疗活动性 SLE。在 IgA 肾病、多发性硬化、NMOSD、类风湿关节炎、干燥综合征及 MG 的临床试验正在进行。

泰它西普治疗 GMG 是多中心、随机、开放的临床 II 期研究（NCT05737160）。纳入标准包括：血清 AChR 或 MuSK 抗体阳性；MGFA II~IIIb；QMG 评分≥8 分且其中至少在 4 项中评分大于 2 分；能在研究期间维持稳定治疗的患者。共招募 29 名，随机分为两组：包括药物组 1（160mg/周），药物组 2（240mg/周），均为皮下注射，共 24 周。主要终点指标为：QMG 评分在第 24 周时较基线的变化。

五、IL-6 受体单克隆抗体

IL-6 是介导炎症及免疫介导炎性反应的主要分子，包括促进 B 细胞分化、免疫球蛋白分泌及 T 细胞活化等。MG 患者血清中 IL-6 水平较正常对照显著升高，且与临床严重评分相关。

（一）托珠单抗

是一种靶向 IL-6 受体的人源化单克隆抗体，先后被批准用于治疗卡斯尔曼病、类风湿关节炎及青年特发性关节炎。其作用机制在于阻断 IL-6 信号通路，托珠单抗还可诱导/扩增调节 B 细胞，降低促炎和趋化因子基因的表达量。托珠单抗在 2 例难治型 MG 患者中呈现较好的安全性和显著疗效。托珠单抗治疗 MG 的随机、双盲、安慰剂对照Ⅱ期临床试验仍在招募中。本研究拟在中国 6 个中心纳入 64 例受试者，入组标准包括：AChR 抗体阳性；MGFA Ⅱ~Ⅳ；MG-ADL 评分≥5，QMG 评分≥11；使用激素和/或非激素类免疫抑制剂的 MG 患者。随机分配到药物组及安慰剂组，两组在第 1 周、5 周、9 周及 13 周静脉给药（双盲期），后续两组均接受托珠单抗药物治疗（1 年）。主要终点指标：第 16 周时的 QMG 评分较基线的变化值（NCT05067348）。

（二）萨特利珠单抗

萨特利珠单抗是另一种阻断 IL-6R 的单抗，为皮下注射制剂。作为基础免疫治疗的添加用药，萨特利珠单抗可显著降低 NMOSD 的疾病复发率。本药用于治疗 GMG 的国际多中心、随机、双盲、安慰剂对照Ⅲ期临床试验亦在进行全球招募（NCT04963270）。拟纳入 240 例临床确诊的 MG，入组标准包括：MGFA 为Ⅱ~Ⅳ；血清 AChR/MuSK/LRP4 至少一个抗体阳性；MG-ADL 评分≥5 分且有一半评分来自非眼部肌肉；已进行稳定免疫治疗的受试者。主要终点指标为：第 24 周时 MG-ADL 评分较基线的变化值。

六、补体 C5 抑制剂

作用机制详见"重症肌无力的生物靶向治疗"部分。

（一）雷夫利珠单抗

作为长效 C5 抑制剂，雷夫利珠单抗对 AChR 抗体阳性的 GMG 表现出良好的短期及长期效果及安全性。雷夫利珠单抗在患者体内具有较长的半衰期，在维持治疗期间可每 8 周注射一次。在雷夫利珠单抗治疗 GMG 的随机双盲Ⅲ期临床研究（CHAMPION）中，第 1 天初始给药剂量为 2 400/2 700/3 000mg，随后在第 15 天给药剂量为 3 000/3 300/3 600mg 维持治疗。第一天给药后即达到目标剂量（>175μg/ml），对血清游离 C5 抑制迅速、完全（<0.5μg/ml）。较为常见的不良反应为头痛、腹泻及恶心，雷夫利珠单抗在多个国家已获批使用于 GMG 的治疗。

（二）Zilucoplan

近期临床Ⅲ期试验结果已经公布，详见"重症肌无力的生物靶向治疗"部分。

案例：FcRn 拮抗剂——艾加莫德 α 注射液

艾加莫德 α 注射液是全球首个且目前国内唯一获批的 FcRn（新生儿 Fc 受体）拮抗剂，用于治疗 GMG。基于临床研究的优异结果，2021 年 12 月在美国获批上市，又于 2022 年分别在日本和欧盟获批上市，得益于乐城先行区先行先试的特许药械政策，艾加莫德 α 注射液于 2022 年 6 月成功引进中国海南省琼海市博鳌镇乐城先行区。随着国内首个处方的开出，艾加莫德 α 注射液成为 30 年来中国重症肌无力药物的新突破。2023 年 6 月 30 日，中国国家药品监督管理局正式批准艾加莫德 α 注射液上市，同年 9 月，艾加莫德 α 注射液在中国商业化上市。2023 年，艾加莫德 α 注射液纳入国家医保目录。

作用机制：FcRn 已被证明可以结合 IgG 并使其免于被溶酶体降解，与 IgM 或 IgA（半衰期约为 5 天）相比，IgG 的半衰期被延长至 21 天，FcRn 不参与 IgA 和 IgM 的再循环。艾加莫德是一种 IgG1 Fc 片段，旨在提高与 FcRn 的亲和力。它与 IgG 竞争结合 FcRn 并减少总体 IgG 再循环。临床研究已证明艾加莫德可快速、持续地降低 IgG 水平，而不影响 IgM、IgA 或白蛋白。

临床信息：全球 3 期临床研究 ADAPT 达到了其主要终点，接受艾加莫德 α 注射液治疗的 AChR 抗体阳性 GMG 患者的重症肌无力日常活动评分（MG-ADL）应答率显著高于安慰剂组（68% $vs.$ 30%，$P<0.0001$）。应答者定义为在第一个治疗周期内 MG-ADL 评分连续 4 周或以上至少改善 2 分。

艾加莫德治疗后患者的定量重症肌无力评分（QMG）的应答率也显著高于安慰剂（63% $vs.$ 14%，$P<0.0001$）。应答者定义为第一个治疗周期内 QMG 评分连续 4 周或以上至少改善 3 分。

在 ADAPT 临床研究中，艾加莫德显示出良好的安全性。最常见的不良反应是上呼吸道感染（10.7% $vs.$ 4.8% 安慰剂）和尿路感染（9.5% $vs.$ 4.8% 安慰剂）。

艾加莫德 α 注射液被国内外权威推荐用于重症肌无力治疗。《中国重症肌无力诊断和治疗指南（2020 版）》指出艾加莫德（ARGX-113）：靶向 FcRn 的抗体片段，其与 FcRn 的亲和力超过正常 IgG 抗体的 Fc 部分，艾加莫德通过与 FcRn 结合阻断 IgG 循环，导致引起自身免疫疾病 IgG 抗体的快速消耗。艾加莫德在 MG 治疗中的 II 期临床试验已经完成，与安慰剂比较，艾加莫德可明显改善 MG 临床症状（NCT02965573）；关键性 III 期临床试验（ADAPT）结果显示，67.7% 接受艾加莫德治疗的 AChR-GMG 患者达到治疗终点（NCT03669588）。《2023 德国指南：重症肌无力及相关疾病》将艾加莫德作为乙酰胆碱受体抗体阳性 GMG 的加用治疗选项（轻中度加用；高度活动或重度一线推荐）。

第七节　重症肌无力治疗研究前沿

"精准治疗"是未来医学的发展方向，近年来重症肌无力的免疫治疗取得了较大的进展，根据 MG 患者各种不同亚型，针对不同致病机制靶点的靶向药物，可以做到了"亚型"上的精准。干细胞疗法（Stem cell therapy）和 CAR-T 细胞疗法（chimeric antigen receptor T-cell therapy）作为近年来方兴未艾的生物治疗手段，虽然目前只是临床前试验阶段，但潜力巨大。未来有希望进一步提升到"个体化"精准治疗水平，实现真正意义上的"千人千方"，为 MG 的治疗带来新的革命。本文将围绕这两种前沿疗法，讨论其在 MG 治疗中的应用前景。

一、干细胞移植

干细胞因其可自我更新和多向分化的特性，被视为治疗各种疾病的潜在方法。近年来，科研人员已经开始尝试使用干细胞治疗 MG，主要针对血液中的致病性 B 细胞进行清除。目前依据细胞的来源主要分成两类：造血干细胞（hematopoietic stem cell）和间充质干细胞（mesenchymal stem cells），依据输入的方式分为自体干细胞移植（autologous stem cell transplantation）和异体干细胞移植（allogeneic stem cell transplant）。

MG 的复发及病情的不稳定很大程度源于血液中一直存在异常 T 或 B 细胞，前者激活后者，后者再产生致病性的自身抗体，干扰神经肌肉接头的正常生理活动，导致肌肉无力。传统的药物治疗难以将这些致病性的免疫细胞完全清除，难治性患者并非少见。故采用干细胞移植的治疗思路对免疫系统进行"重启"：先提取出健康的干细胞，再使用化疗药物完全清除患者血液中的免疫细胞，最后回输植入原来提取的干细胞，让它们增殖恢复为健康的血液免疫细胞。

干细胞的来源主要有两类，造血干细胞主要存在于骨髓中，是一种能够产生各种血细胞系的干细胞，通常位于骨髓中的造血干细胞库中；而间充质干细胞最初从骨髓中分离得到，后来在脐带血、脂肪组织、胎盘等多个来源中均可发现，它们主要存在于成体组织中的间质区域。造血干细胞具有自我更新和多向分化的能力，可以分化为各种血细胞系，如红细胞、白细胞和血小板等，它们在体内起着产生新血细胞、维持血液系统功能的重要作用。间充质干细胞具有多向分化的能力，可以分化为成骨细胞、软骨细胞、脂肪细胞等多种细胞类型。

此外，间充质干细胞还具有免疫调节和抗炎作用，可以促进组织修复和再生过程。造血干细胞技术因为出现早，在 MG 的患者已经进行了一些尝试性的临床试验；而出现较晚的间充质干细胞在 MG 的运用情况，目前仅处在临床前期的小鼠模型阶段。2017 年，Sudres 等人报告了间充质干细胞在胸腺诱导 MG 小鼠模型的治疗效果，该方法通过抑制 B 细胞协同刺激因子、激活补体调节因子 DAF/CD55 等机制实现了较好的治疗效果。

由于异体移植技术目前并不成熟，因此在 MG 中主要使用的是自体干细胞移植。已有文献报道共 12 位难治型 MG 患者接受了自体干细胞移植，其中最早的 1 例患者来自美国，在 2001 年 1 月即接受了治疗。在已报道的 12 例患者中，除了 1 名患者从 HLA 匹配的亲属处接受了干细胞移植外，其他所有人都接受了完全的自体干细胞移植。8 例为 AChR 抗体阳性，1 例为 MuSK 抗体阳性，其余患者抗体未明。自体干细胞治疗对难治型 MG 总体有效，有 9 例患者实现了中位数长达 40 个月的完全临床缓解（complete stable remission），2 例仍有眼肌受累，1 例因为全身肌无力的持续而需要维持免疫治疗。

自体干细胞移植可能是治疗难治型 MG 严重病例的有效选择，但目前因技术问题伴随的相关风险需要进一步考虑（如诱导期化疗药毒性、感染风险和不孕）。目前，主要副作用包括黏膜炎、中性粒细胞减少、短暂的体内病毒激活、菌血症、尿路感染以及继发自身免疫疾病（比如获得性无巨核细胞血小板减少症）。

二、CAR-T 细胞疗法

CAR-T 细胞疗法是一种新型的免疫细胞疗法，最初主要用于治疗某些白血病和淋巴瘤等恶性肿瘤。CAR-T 细胞疗法基于人工设计的嵌合抗原受体（chimeric antigen receptor，CAR），将其引入到患者的 T 细胞中，使其获得针对特定肿瘤细胞的识别和杀伤能力。这是一种主要针对免疫细胞的治疗方法，而且因为引入了细胞层面的特异性 CAR，是一种较干细胞移植更为精准的治疗方法。此外，后续还出现了专门针对特异性异常的抗体的CAAR-T 疗法（chimeric autoantibody receptor T-cell therapy），是 CAR-T 疗法的一种变种。

MG 患者血液系统中的免疫细胞并非都是"坏人"，其实只有少量的自身免疫细胞具有致病性。总体而言，每个 T 和 B 细胞都是独一无二的，具有自己的名字，他们的生长成熟过程都包括了一次在胸腺或骨髓的选择过程，理论上"失控"的有害 T 和 B 细胞会被清除，而正常名字的 T 和 B 细胞则会被保留继续发育。但并没有完美的生物机制能做到每件事都正确，少量"失控"的有害 T 和 B 细胞逃过了检查，逃逸到血液和淋巴系统中继续发育。CAR-T 细胞是需要设计并能记住这些"失控"T 和 B细胞的杀伤细胞的，将其派到患者身体中去清除那些"失控"的有害 T 和 B 细胞，因为 B 细胞的受体 BCR（B cell receptor）本质上也是一种抗体，CAAR-T 疗法除能够清除有害的 B 细胞外，还能特异性地结合并清除异常抗体。

CAR-T 细胞疗法的基本步骤可分为如下 5 步。①采集患者的自体 T 细胞：通过血液采集或骨髓采集等方式获取患者的 T 细胞。②CAR 基因的导入：将 CAR 基因通过基因转导技术导入患者的 T 细胞中。CAR 基因包含一个特定的抗原识别区域（通常是单克隆抗体的外部部分），一个激活信号区域和一个公共刺激信号区域。③CAR-T细胞扩增：在实验室中对导入CAR基因的T细胞进行体外扩增，使其数量增多。④治疗注射：将扩增后的CAR-T细胞注射回患者体内。CAR-T细胞会寻找和识别患者体内的肿瘤细胞，并释放杀伤性物质，如细胞毒素和细胞因子，来消灭肿瘤细胞。⑤监测和管理：对患者进行定期监测，评估治疗效果和潜在的副作用，并进行相应的管理和处理。

严格意义上说，目前尚无CAR-T技术在MG患者中应用的报道，大部分已经发表的工作都是基于临床前期的动物模型。2019年1月Descartes-08 CAR-T对GMG的Ⅰb/Ⅱa期临床试验在美国展开招募（NCT04146051），该技术目标是杀伤B细胞成熟抗原（B-cell maturation antigen，BCMA），2023年7月该研结果披露，经Descartes-08治疗后GMG患者ADL评分平均改善6分，体现了该治疗在GMG患者中的安全性和有效性。此外，CAAR-T技术也在MuSK相关MG小鼠模型中进行了探索，显示出了良好的效果，除清除有害的表达MuSK抗体的B细胞外，其余正常B细胞得以保留。

CAR-T细胞疗法的有关不良反应主要参考肿瘤治疗，因为大量杀伤肿瘤细胞后会导致细胞裂解，释放出各种致炎的细胞因子（如IL-6），产生细胞因子释放综合征（cytokine release syndrome，CRS），其他的副反应有轻有重，轻者如发热、倦怠和厌食，严重者如危及生命的低血压和由毛细血管渗漏引起的低氧血症。

三、总结

总而言之，干细胞移植和CAR-T等新兴疗法的出现将为难治型MG的治疗带来新的机遇和选择，二者虽然呈现出巨大的潜力，但在现有证据缺乏的基础上，它们仍然是一种高风险的治疗方式，可能会导致严重的副作用和并发症。未来的临床研究也将重点关注这些治疗的效率改进与安全性提升等方面，以期获得更多的证据。

参考文献

［1］GILHUS N E, TZARTOS S, EVOLI A, et al. Myasthenia gravis ［J］. Nat Rev Dis Primers, 2019, 5 (1): 30.

［2］CHIANG L M, DARRAS B T, KANG P B. Juvenile myasthenia gravis ［J］. Muscle Nerve, 2009, 39 (4): 423-431.

［3］MENON D, BRIL V. Pharmacotherapy of Generalized Myasthenia Gravis with Special Emphasis on Newer Biologicals ［J］. Drugs, 2022, 82 (8): 865-887.

［4］EVOLI A, PADUA L. Diagnosis and therapy of myasthenia gravis with antibodies to muscle-specific kinase ［J］. Autoimmun Rev, 2013, 12 (9): 931-935.

［5］MAGGI L, MANTEGAZZA R. Treatment of myasthenia gravis: focus on pyridostigmine ［J］. Clin Drug Investig, 2011, 31 (10): 691-701.

［6］HOFF J M, DALTVEIT A K, GILHUS N E. Myasthenia gravis in pregnancy and birth: identifying risk factors, optimising care ［J］. Eur J Neurol, 2007, 14 (1): 38-43.

［7］SUSSMAN J D, ARGOV Z, MCKEE D, et al. Antisense treatment for myasthenia gravis: experience with monarsen ［J］. Ann N Y Acad Sci, 2008, 1132: 283-290.

［8］SUSSMAN J, ARGOV Z, WIRGUIN Y, et al. Further developments with antisense treatment for myasthenia gravis ［J］. Ann N Y Acad Sci, 2012, 1275: 13-16.

［9］LUNDH H, NILSSON O, ROSÉN I. Improvement in neuromuscular transmission in myasthenia gravis by 3,4-diaminopyridine ［J］. Eur Arch Psychiatry Neurol Sci, 1985, 234 (6): 374-377.

［10］BONANNO S, PASANISI M B, FRANGIAMORE R, et al. Amifampridine phosphate in the treatment of muscle-specific kinase myasthenia gravis: a phase IIb, randomized, double-blind, placebo-controlled, double crossover study ［J］. SAGE Open Med, 2018, 6: 205031211881901.

［11］CECCANTI M, LIBONATI L, RUFFOLO G, et al. Effects of 3,4-diaminopyridine on myasthenia gravis: Preliminary results of an open-label study ［J］. Front Pharmacol, 2022, 13: 982434.

［12］RODRÍGUEZ CRUZ P M, PALACE J, RAMJATTAN H, et al. Salbutamol and ephedrine in the treatment of severe AChR deficiency syndromes ［J］. Neurology, 2015, 85 (12): 1043-1047.

［13］ENGEL A G, LAMBERT E H, SANTA T. Study of long-term anticholinesterase therapy. Effects on neuromuscular transmission and on motor end-plate fine structure ［J］. Neurology, 1973, 23 (12): 1273-1281.

［14］VANHAESEBROUCK A E, WEBSTER R, MAXWELL S, et al. β2-Adrenergic receptor agonists ameliorate the adverse effect of long-term pyridostigmine on neuromuscular junction structure [J]. Brain, 2019, 142 (12): 3713-3727.

[15] SOLIVEN B, REZANIA K, GUNDOGDU B, et al. Terbutaline in myasthenia gravis: a pilot study [J]. J Neurol Sci, 2009, 277 (1-2): 150-154.

[16] LIPKA A F, VRINTEN C, VAN ZWET E W, et al. Ephedrine treatment for autoimmune myasthenia gravis [J]. Neuromuscul Disord, 2017, 27 (3): 259-265.

[17] GHAZANFARI N, MORSCH M, TSE N, et al. Effects of the β2-adrenoceptor agonist, albuterol, in a mouse model of anti-MuSK myasthenia gravis [J]. PLoS One, 2014, 9 (2): e87840.

[18] HOFFMANN S, KOHLER S, ZIEGLER A, et al. Glucocorticoids in myasthenia gravis-if, when, how, and how much? [J]. Acta Neurol Scand, 2014, 130 (4): 211-221.

[19] PASCUZZI R M, COSLETT H B, JOHNS T R. Long-term corticosteroid treatment of myasthenia gravis: report of 116 patients [J]. Ann Neurol, 1984, 15 (3): 291-298.

[20] BENATAR M, MCDERMOTT M P, SANDERS D B, et al. Efficacy of prednisone for the treatment of ocular myasthenia (EPITOME): A randomized, controlled trial [J]. Muscle Nerve, 2016, 53 (3): 363-369.

[21] SKEIE G O, APOSTOLSKI S, EVOLI A, et al. Guidelines for treatment of autoimmune neuromuscular transmission disorders [J]. Eur J Neurol, 2010, 17 (7): 893-902.

[22] SANDERS D B, WOLFE G I, BENATAR M, et al. International consensus guidance for management of myasthenia gravis: Executive summary [J]. Neurology, 2016, 87 (4): 419-425.

[23] 中国免疫学会神经免疫分会. 中国重症肌无力诊断和治疗指南（2020版）[J]. 中国神经免疫学和神经病学杂志, 2021, 28 (1): 1-12.

[24] MURAI H. Transition of Japanese clinical guidelines for myasthenia gravis [J]. Rinsho Shinkeigaku, 2023, 63 (6): 345-349.

[25] ARSURA E, BRUNNER N G, NAMBA T, et al. High-dose intravenous methylprednisolone in myasthenia gravis [J]. Arch Neurol, 1985, 42 (12): 1149-1153.

[26] LINDBERG C, ANDERSEN O, LEFVERT A K. Treatment of myasthenia gravis with methylprednisolone pulse: a double blind study [J]. Acta Neurol Scand, 1998, 97 (6): 370-373.

[27] OZAWA Y, UZAWA A, KANAI T, et al. Efficacy of high-dose intravenous methylprednisolone therapy for ocular myasthenia gravis [J]. J Neurol Sci, 2019, 402: 12-15.

[28] COSI V, LOMBARDI M, ERBETTA A, et al. Azathioprine as a single immunosuppressive drug in the treatment of myasthenia gravis [J]. Acta Neurol (Napoli), 1993, 15 (2): 123-131.

[29] PALACE J, NEWSOM-DAVIS J, LECKY B. A randomized double-blind trial of

prednisolone alone or with azathioprine in myasthenia gravis. Myasthenia Gravis Study Group [J] . Neurology, 1998, 50 (6): 1778-1783.

[30] A randomised clinical trial comparing prednisone and azathioprine in myasthenia gravis. Results of the second interim analysis. Myasthenia Gravis Clinical Study Group [J] . J Neurol Neurosurg Psychiatry, 1993, 56 (11): 1157-1163.

[31] DI L, SHEN F, WEN X, et al. A Randomized Open-Labeled Trial of Methotrexate as a Steroid-Sparing Agent for Patients With Generalized Myasthenia Gravis [J] . Front Immunol, 2022, 13: 839075.

[32] HECKMANN J M, RAWOOT A, BATEMAN K, et al. A single-blinded trial of methotrexate versus azathioprine as steroid-sparing agents in generalized myasthenia gravis [J] . BMC Neurol, 2011, 11: 97.

[33] PRADO M B JR, ADIAO K. Methotrexate in generalized myasthenia gravis: a systematic review [J] . Acta Neurol Belg, 2023, 123 (5): 1679-1691.

[34] YOSHIKAWA H, KIUCHI T, SAIDA T, et al. Randomised, double-blind, placebo-controlled study of tacrolimus in myasthenia gravis [J] . J Neurol Neurosurg Psychiatry, 2011, 82 (9): 970-977.

[35] ZHOU L, LIU W, LI W, et al. Tacrolimus in the treatment of myasthenia gravis in patients with an inadequate response to glucocorticoid therapy: randomized, double-blind, placebo-controlled study conducted in China [J] . Ther Adv Neurol Disord, 2017, 10 (9): 315-325.

[36] SANDERS D B, HART I K, MANTEGAZZA R, et al. An international, phase Ⅲ, randomized trial of mycophenolate mofetil in myasthenia gravis [J] . Neurology, 2008, 71 (6): 400-406.

[37] JACOB S, MAZIBRADA G, IRANI S R, et al. The Role of Plasma Exchange in the Treatment of Refractory Autoimmune Neurological Diseases: a Narrative Review [J] . J Neuroimmune Pharmacol, 2021, 16 (4): 806-817.

[38] DHAWAN P S, GOODMAN B P, HARPER C M, et al. IVIG Versus PLEX in the Treatment of Worsening Myasthenia Gravis: What is the Evidence?: A Critically Appraised Topic [J] . Neurologist, 2015, 19 (5): 145-148.

[39] CHAMBERLAIN-BANOUB J, NEAL J W, MIZUNO M, et al. Complement membrane attack is required for endplate damage and clinical disease in passive experimental myasthenia gravis in Lewis rats [J] . Clin Exp Immunol, 2006, 146 (2): 278-286.

[40] ROTHER R P, ROLLINS S A, MOJCIK C F, et al. Discovery and development of the complement inhibitor eculizumab for the treatment of paroxysmal nocturnal hemoglobinuria [J] . Nat Biotechnol, 2007, 25 (11): 1256-1264.

[41] HOWARD J F JR, BAROHN R J, CUTTER G R, et al. A randomized, double-blind, placebo-controlled phase Ⅱ study of eculizumab in patients with refractory generalized

myasthenia gravis [J] . Muscle Nerve, 2013, 48 (1): 76-84.

[42] HOWARD J F JR, UTSUGISAWA K, BENATAR M, et al. Safety and efficacy of eculizumab in anti-acetylcholine receptor antibody-positive refractory generalised myasthenia gravis (REGAIN): a phase 3, randomised, double-blind, placebo-controlled, multicentre study [J] . Lancet Neurol, 2017, 16 (12): 976-986.

[43] MUPPIDI S, UTSUGISAWA K, BENATAR M, et al. Long-term safety and efficacy of eculizumab in generalized myasthenia gravis [J] . Muscle Nerve, 2019, 60 (1): 14-24.

[44] NARAYANASWAMI P, SANDERS D B, WOLFE G, et al. International Consensus Guidance for Management of Myasthenia Gravis: 2020 Update [J] . Neurology, 2021, 96 (3): 114-122.

[45] ROOPENIAN D C, AKILESH S. FcRn: the neonatal Fc receptor comes of age [J] . Nat Rev Immunol, 2007, 7 (9): 715-725.

[46] GABLE K L, GUPTILL J T. Antagonism of the Neonatal Fc Receptor as an Emerging Treatment for Myasthenia Gravis [J] . Front Immunol, 2019, 10: 3052.

[47] BAYRY J, KAVERI S V. Kill 'Em All: Efgartigimod Immunotherapy for Autoimmune Diseases [J] . Trends Pharmacol Sci, 2018, 39 (11): 919-922.

[48] HOWARD J F JR, BRIL V, BURNS T M, et al. Randomized phase 2 study of FcRn antagonist efgartigimod in generalized myasthenia gravis [J] . Neurology, 2019, 92 (23): e2661-e2673.

[49] HOWARD J F JR, BRIL V, VU T, et al. Safety, efficacy, and tolerability of efgartigimod in patients with generalised myasthenia gravis (ADAPT): a multicentre, randomised, placebo-controlled, phase 3 trial [J] . Lancet Neurol, 2021, 20 (7): 526-536.

[50] HOWARD J F JR, NOWAK R J, WOLFE G I, et al. Clinical effects of the self-administered subcutaneous complement inhibitor zilucoplan in patients with moderate to severe generalized myasthenia gravis: Results of a phase 2 randomized, double-blind, placebo-controlled, multicenter clinical trial [J] . JAMA Neurol, 2020, 77 (5): 582-592.

[51] HOWARD J F JR, BRESCH S, GENGE A, et al. Safety and efficacy of zilucoplan in patients with generalised myasthenia gravis (RAISE): a randomised, double-blind, placebo-controlled, phase 3 study [J] . Lancet Neurol, 2023, 22 (5): 395-406.

[52] KIESSLING P, LLEDO-GARCIA R, WATANABE S, et al. The FcRn inhibitor Rozanolixizumab reduces human serum IgG concentration: A randomized phase 1 study [J] . Sci Transl Med, 2017, 9 (414): 1208.

[53] BRIL V, BENATAR M, ANDERSEN H, et al. Efficacy and Safety of Rozanolixizumab in Moderate to Severe Generalized Myasthenia Gravis: A Phase 2 Randomized Control

Trial［J］. Neurology，2021，96（6）：853-865.

［54］BRIL V，DRUŻDŻ A，GROSSKREUTZ J，et al. Safety and efficacy of Rozanolixizumab in patients with generalised myasthenia gravis（MycarinG）：a randomised，double-blind，placebo-controlled，adaptive phase 3 study［J］. Lancet Neurol，2023，22（5）：383-394.

［55］WYLAM M E，ANDERSON P M，KUNTZ N L，et al. Successful treatment of refractory myasthenia gravis using rituximab：a pediatric case report［J］. J Pediatr, 2003, 143（5）：674-677.

［56］PAVLASOVA G，MRAZ M. The regulation and function of CD20：an "enigma" of B-cell biology and targeted therapy［J］. Haematologica，2020，105（6）：1494-1506.

［57］NOWAK R J，COFFEY C S，GOLDSTEIN J M，et al. Phase 2 Trial of Rituximab in Acetylcholine Receptor Antibody-Positive Generalized Myasthenia Gravis：The BeatMG Study［J］. Neurology，2022，98（4）：376-389.

［58］HECKMANN J M. A single low-dose rituximab infusion in severe chronic refractory myasthenia gravis in resource-limited settings［J］. J Neurol Sci，2022，442：120394.

［59］CASTIGLIONE J I，RIVERO A D，BARROSO F，et al. Long-Term Remission With Low-Dose Rituximab in Myasthenia Gravis：A Retrospective Study［J］. J Clin Neuromuscul Dis，2022，24（1）：18-25.

［60］ZHAO C，PU M，CHEN D，et al. Effectiveness and Safety of Rituximab for Refractory Myasthenia Gravis：A Systematic Review and Single-Arm Meta-Analysis［J］. Front Neurol，2021，12：736190.

［61］PIEHL F，ERIKSSON-DUFVA A，BUDZIANOWSKA A，et al. Efficacy and Safety of Rituximab for New-Onset Generalized Myasthenia Gravis：The RINOMAX Randomized Clinical Trial［J］. JAMA Neurol，2022，79（11）：1105-1112.

［62］ÁLVAREZ-VELASCO R，GUTIÉRREZ-GUTIÉRREZ G，TRUJILLO J C，et al. Clinical characteristics and outcomes of thymoma-associated myasthenia gravis［J］. Eur J Neurol，2021，28（6）：2083-2091.

［63］CHEN J，SHANG W，CHEN Y，et al. Thymomatous myasthenia gravis：10-year experience of a single center［J］. Acta Neurol Scand，2021，143（1）：96-102.

［64］BLALOCK A，MASON M F，MORGAN H J，et al. MYASTHENIA GRAVIS AND TUMORS OF THE THYMIC REGION：REPORT OF A CASE IN WHICH THE TUMOR WAS REMOVED［J］. Ann Surg，1939，110（4）：544-561.

［65］COMACCHIO G M，MARULLI G，MAMMANA M，et al. Surgical Decision Making：Thymoma and Myasthenia Gravis［J］. Thorac Surg Clin，2019，29（2）：203-213.

［66］SHRAGER J B. Randomized trial of thymectomy in myasthenia gravis［J］. N Engl J Med，2016，375（20）：2005-2006.

［67］WOLFE G I，KAMINSKI H J，ABAN I B，et al. Long-term effect of thymectomy plus prednisone versus prednisone alone in patients with non-thymomatous myasthenia gravis: 2-year extension of the MGTX randomised trial [J]. Lancet Neurol, 2019, 18 (3): 259-268.

[68] SUSSMAN J, FARRUGIA M E, MADDISON P, et al. The Association of British Neurologists' myasthenia gravis guidelines [J]. Ann N Y Acad Sci, 2018, 1412 (1): 166-169.

[69] SANDERS D B, WOLFE G I, NARAYANASWAMI P, et al. Developing treatment guidelines for myasthenia gravis [J]. Ann N Y Acad Sci, 2018, 1412 (1): 95-101.

[70] EVOLI A, ANTONINI G, ANTOZZI C, et al. Italian recommendations for the diagnosis and treatment of myasthenia gravis [J]. Neurol Sci, 2019, 40 (6): 1111-1124.

[71] KADOTA Y, HORIO H, MORI T, et al. Perioperative management in myasthenia gravis: republication of a systematic review and a proposal by the guideline committee of the Japanese Association for Chest Surgery 2014 [J]. Gen Thorac Cardiovasc Surg, 2015, 63 (4): 201-215.

[72] GAMEZ J, SALVADÓ M, CARMONA F, et al. Intravenous immunoglobulin to prevent myasthenic crisis after thymectomy and other procedures can be omitted in patients with well-controlled myasthenia gravis [J]. Ther Adv Neurol Disord, 2019, 12: 1756286419864497.

[73] PONSETI J M, GAMEZ J, VILALLONGA R, et al. Influence of ectopic thymic tissue on clinical outcome following extended thymectomy in generalized seropositive nonthymomatous myasthenia gravis [J]. Eur J Cardiothorac Surg, 2008, 34 (5): 1062-1067.

[74] MASAOKA A, MONDEN Y, SEIKE Y, et al. Reoperation after transcervical thymectomy for myasthenia gravis [J]. Neurology, 1982, 32 (1): 83-85.

[75] SUGARBAKER D J. Thoracoscopy in the management of anterior mediastinal masses [J]. Ann Thorac Surg, 1993, 56 (3): 653-656.

[76] COOSEMANS W, LERUT T E, VAN RAEMDONCK D E. Thoracoscopic surgery: the Belgian experience [J]. Ann Thorac Surg, 1993, 56 (3): 721-730.

[77] MANTEGAZZA R, BAGGI F, BERNASCONI P, et al. Video-assisted thoracoscopic extended thymectomy and extended transsternal thymectomy (T-3b) in non-thymomatous myasthenia gravis patients: remission after 6 years of follow-up [J]. J Neurol Sci, 2003, 212 (1-2): 31-36.

[78] YOSHINO I, HASHIZUME M, SHIMADA M, et al. Video-assisted thoracoscopic extirpation of a posterior mediastinal mass using the da Vinci computer enhanced surgical system [J]. Ann Thorac Surg, 2002, 74 (4): 1235-1237.

[79] MASAOKA A, MONDEN Y. Comparison of the results of transsternal simple, transcervical simple, and extended thymectomy [J]. Ann N Y Acad Sci, 1981, 377:

755-765.

[80] JARETZKI A 3rd, PENN A S, YOUNGER D S, et al. "Maximal" thymectomy for myasthenia gravis. Results [J]. J Thorac Cardiovasc Surg, 1988, 95 (5): 747-757.

[81] ABDELLATEEF A, KESHTA M, SALEH M, et al. Operative bleeding during thoracoscopic thymectomy: Causes and management strategies [J]. Multimed Man Cardiothorac Surg, 2020.

[82] LIU C, LIU P, ZHANG X J, et al. Assessment of the risks of a myasthenic crisis after thymectomy in patients with myasthenia gravis: a systematic review and meta-analysis of 25 studies [J]. J Cardiothorac Surg, 2020, 15 (1): 270.

[83] CHIGURUPATI K, GADHINGLAJKAR S, SREEDHAR R, et al. Criteria for Postoperative Mechanical Ventilation After Thymectomy in Patients With Myasthenia Gravis: A Retrospective Analysis [J]. J Cardiothorac Vasc Anesth, 2018, 32 (1): 325-330.

[84] CHAUDHURI A, BEHAN P O. Myasthenic crisis [J]. QJM, 2009, 102 (2): 97-107.

[85] RABINSTEIN A A, WIJDICKS E F. Warning signs of imminent respiratory failure in neurological patients [J]. Semin Neurol, 2003, 23 (1): 97-104.

[86] JUEL V C. Myasthenia gravis: management of myasthenic crisis and perioperative care [J]. Semin Neurol, 2004, 24 (1): 75-81.

[87] NEUMANN B, ANGSTWURM K, MERGENTHALER P, et al. Myasthenic crisis demanding mechanical ventilation: A multicenter analysis of 250 cases [J]. Neurology, 2020, 94 (3): 299-313.

[88] SENEVIRATNE J, MANDREKAR J, WIJDICKS E F, et al. Predictors of extubation failure in myasthenic crisis [J]. Arch Neurol, 2008, 65 (7): 929-933.

[89] SEYHANLI A, YAVUZ B, SELIMOGLU I, et al. Therapeutic plasma exchange in neurological diseases: Eleven years experience at a tertiary care center in Turkey [J]. Ther Apher Dial, 2022, 26 (2): 465-470.

[90] EBADI H, BARTH D, BRIL V. Safety of plasma exchange therapy in patients with myasthenia gravis [J]. Muscle Nerve, 2013, 47 (4): 510-514.

[91] DEVATHASAN G, KUEH Y K, CHONG P N. High-Dose Intravenous Gammalobulin for Myasthenia-Gravis [J]. Lancet, 1984, 2 (8406): 809-810.

[92] DALAKAS M C, MEISEL A. Immunomodulatory effects and clinical benefits of intravenous immunoglobulin in myasthenia gravis [J]. Expert Rev Neurother, 2022, 22 (4): 313-318.

[93] KARELIS G, BALASA R, DE BLEECKER J L, et al. A Phase 3 Multicenter, Prospective, Open-Label Efficacy and Safety Study of Immune Globulin (Human) 10% Caprylate/Chromatography Purified in Patients with Myasthenia Gravis Exacerbations [J]. Eur Neurol, 2019, 81 (5-6): 223-230.

[94] ZINMAN L, NG E, BRIL V. Ⅳ immunoglobulin in patients with myasthenia gravis: a randomized controlled trial [J]. Neurology, 2007, 68 (11): 837-841.

[95] GAJDOS P, TRANCHANT C, CLAIR B, et al. Treatment of myasthenia gravis exacerbation with intravenous immunoglobulin: a randomized double-blind clinical trial [J]. Arch Neurol, 2005, 62 (11): 1689-1693.

[96] GAJDOS P, CHEVRET S, CLAIR B, et al. Clinical trial of plasma exchange and high-dose intravenous immunoglobulin in myasthenia gravis. Myasthenia Gravis Clinical Study Group [J]. Ann Neurol, 1997, 41 (6): 789-796.

[97] QURESHI A I, CHOUDHRY M A, AKBAR M S, et al. Plasma exchange versus intravenous immunoglobulin treatment in myasthenic crisis [J]. Neurology,1999,52 (3): 629-632.

[98] WANG Y, HUAN X, JIAO K, et al. Plasma exchange versus intravenous immunoglobulin in AChR subtype myasthenic crisis: A prospective cohort study [J]. Clin Immunol, 2022, 241: 109058.

[99] MANDAWAT A, KAMINSKI H J, CUTTER G, et al. Comparative analysis of therapeutic options used for myasthenia gravis [J]. Ann Neurol, 2010, 68 (6): 797-805.

[100] CLAYTOR B, CHO S M, LI Y. Myasthenic crisis [J]. Muscle Nerve, 2023, 68 (1): 8-19.

[101] VERSCHUUREN J J, PALACE J, MURAI H, et al. Advances and ongoing research in the treatment of autoimmune neuromuscular junction disorders [J]. Lancet Neurol, 2022, 21 (2): 189-202.

[102] ZHU L N, HOU H M, WANG S, et al. FcRn inhibitors: a novel option for the treatment of myasthenia gravis [J]. Neural Regen Res, 2023, 18 (8): 1637-1644.

[103] YAN C, DUAN R S, YANG H, et al. Therapeutic Effects of Batoclimab in Chinese Patients with Generalized Myasthenia Gravis: A Double-Blinded, Randomized, Placebo-Controlled Phase Ⅱ Study [J]. Neurol Ther, 2022, 11 (2): 815-834.

[104] FRAMPTON J E. Inebilizumab: First Approval [J]. Drugs, 2020, 80 (12): 1259-1264.

[105] CREE B, BENNETT J L, KIM H J, et al. Inebilizumab for the treatment of neuromyelitis optica spectrum disorder (N-MOmentum): a double-blind, randomised placebo-controlled phase 2/3 trial [J]. Lancet, 2019, 394 (10206): 1352-1363.

[106] BENFAREMO D, GABRIELLI A. Is there a future for anti-CD38 antibody therapy in systemic autoimmune diseases? [J]. Cells, 2019, 9 (1): 77.

[107] ZHAO Q, CHEN X, HOU Y, et al. Pharmacokinetics, Pharmacodynamics, Safety, and Clinical Activity of Multiple Doses of RCT-18 in Chinese Patients With Systemic Lupus Erythematosus [J]. J Clin Pharmacol, 2016, 56 (8): 948-959.

［108］UZAWA A，AKAMINE H，KOJIMA Y，et al. High levels of serum interleukin-6 are associated with disease activity in myasthenia gravis［J］. J Neuroimmunol，2021，358：577634.

［109］TEITSMA X M，MARIJNISSEN A K，BIJLSMA J W，et al. Tocilizumab as monotherapy or combination therapy for treating active rheumatoid arthritis：a meta-analysis of efficacy and safety reported in randomized controlled trials［J］. Arthritis Res Ther，2016，18（1）：211.

［110］JONSSON D I，PIRSKANEN R，PIEHL F. Beneficial effect of tocilizumab in myasthenia gravis refractory to rituximab［J］. Neuromuscul Disord，2017，27（6）：565-568.

［111］YAMAMURA T，KLEITER I，FUJIHARA K，et al. Trial of Satralizumab in Neuromyelitis Optica Spectrum Disorder［J］. N Engl J Med，2019，381（22）：2114-2124.

［112］VU T，MEISEL A，MANTEGAZZA R，et al. Terminal Complement Inhibitor Ravulizumab in Generalized Myasthenia Gravis［J］. NEJM Evid，2022，1（5）：EVIDoa2100066.

［113］KANG C. Ravulizumab：A Review in Generalised Myasthenia Gravis［J］. Drugs，2023，83（8）：717-723.

［114］MARIOTTINI A，BULGARINI G，CORNACCHINI S，et al. Hematopoietic Stem Cell Transplantation for the Treatment of Autoimmune Neurological Diseases：An Update［J］. Bioengineering（Basel），2023，10（2）：176.

［115］FELTEN R，MERTZ P，SEBBAG E，et al. Novel therapeutic strategies for autoimmune and inflammatory rheumatic diseases［J］. Drug Discov Today，2023，28（7）：103612.

［116］SUDRES M，MAURER M，ROBINET M，et al. Preconditioned mesenchymal stem cells treat myasthenia gravis in a humanized preclinical model［J］. JCI Insight，2017，2（7）：e89665.

［117］ZHONG H H，ZHAO C B，LUO S S. HLA in myasthenia gravis：From superficial correlation to underlying mechanism［J］. Autoimmun Rev，2019，18（9）：102349.

［118］GRANIT V，BENATAR M，KURTOGLU M，et al. Safety and clinical activity of autologous RNA chimeric antigen receptor T-cell therapy in myasthenia gravis（MG-001）：a prospective，multicentre，open-label，non-randomised phase 1b/2a study［J］. Lancet Neurol，2023，22（7）：578-590.

［119］OH S，MAO X，MANFREDO-VIEIRA S，et al. Precision targeting of autoantigen-specific B cells in muscle-specific tyrosine kinase myasthenia gravis with chimeric autoantibody receptor T cells［J］. Nat Biotechnol，2023，41（9）：1229-1238.

第五章

重症肌无力与特殊人群

第一节　青少年重症肌无力

1879 年，Erb 首次证实了 MG 可以在儿童期发病，即 JMG，可分为 2 种亚型：自身免疫性重症肌无力，一般发生在青少年群体；新生儿重症肌无力，可在肌无力母亲所生的婴儿中发生，患儿的肌无力是由于母体血清中的致病抗体通过胎盘进入胎儿的血液并结合到胎儿的突触后膜所致，是一种随着母源性抗体清除而能完全缓解的一过性疾病。JMG 的发病机制与成年发病的 MG 相同，是一种机体持续产生抗体的慢性疾病。一般而言，JMG 患儿的疾病过程比成年人更加温和，约 2/3 的患者症状可能自发缓解或对治疗反应良好。

一、青少年重症肌无力（JMG）的流行病学特点

JMG 发病年龄具有显著的种族差异，在西方国家不算常见，仅占 MG 患者的 10%~15%，年发病率为（0.10~0.50）/100 000，婴儿期较为少见，但在青春期后发病率急剧增加，女性患者较多。在亚洲人群中，JMG 的发病率是欧美的 4 倍，占全部 MG 患者的 39%~50%，青春期前发生肌无力的儿童比例（占比大于 74%）是青春期后的 2 倍多，至少有一半的儿童在 10 岁之前表现出重症肌无力症状，发病峰值在 5 岁之前。在日本，10 岁之前发生 MG 的儿童占 MG 患者总数的 9%。中国 JMG 发病年龄高峰为出生后第 2、3 年，婴儿期发病罕见。国内回顾性研究显示，JMG 患儿中 3 岁前发病占 50.3%~68.0%；南方地区 MG 患者的大样本回顾性研究发现，45% 的患者在 14 岁前起病，其中 50% 的患者在 6 岁前起病。不同种族遗传易感性或环境

因素的差异可能对其发病率产生不同影响，也可能会影响 MG 的治疗反应。

二、JMG 的临床特点

与成年人 MG 相似，大多数 JMG 患儿表现为波动性肌无力和病态疲劳。症状常有"晨轻暮重"的特点，即早晨症状较轻，在经历过白天和持续活动后加重。眼外肌通常首先受累，表现为上睑下垂、复视和斜视，约 90% 的 JMG 患儿会有眼外肌受累，其中上睑下垂最为常见且突出。复视最初可能不明显，但患儿持续凝视时可诱发。10%~15% 的 JMG 患者仅存在眼外肌无力，即 OMG，日本、中国的 OMG 患者在青春期前发病更为常见。约 50%、75% 的 OMG 患儿分别在 2~4 年内发展为 GMG 或延髓肌无力。因此，在疾病早期区分单纯的 OMG 和 GMG 并不可靠。

75% 的患儿存在延髓肌无力，可表现为咀嚼和吞咽缓慢、饮水呛咳、流涎、构音不清或鼻音以及咳嗽无力等。面肌受累可导致眼睑闭合无力、鼓腮漏气、鼻唇沟变浅或呈肌病面容。四肢肌肉也可受累，以近端为主，最突出的特点是易疲劳，跑步和爬楼梯困难，运动耐力较同龄伙伴差。膈肌和其他呼吸肌也可受累，严重时可能导致呼吸衰竭，即肌无力危象。

目前，MGFA 临床分型作为成人 MG 的疾病严重程度的评估标准，但由于对幼儿的肌力和易疲劳性进行准确评估通常比较困难，通过重复上下楼梯或重复"有趣"运动可以对幼儿的病态疲劳现象进行粗略的量化评估。

JMG 患儿可自发缓解（spontaneous remission，SR），且比例高于成人 MG，这可能与 JMG 患儿更多为 OMG 有关。自发缓解在年龄较小患儿，尤其是青春期前的患儿中更常见，这些缓解通常只是短暂的。一项包括 133 名患儿的研究表明，10% 的 JMG 患者存在自发缓解，自发缓解在 MGFA II~III 型的患儿中比单纯眼肌无力的患儿更常见，且仅发生在无相关甲状腺抗体的患儿中，6 例甲状腺抗体阳性的 MG 患者均未出现自发缓解，而 58 例无甲状腺抗体的患者中有 13 例（22.4%）出现了自发缓解。

10%~15% 的成年人 MG 患者合并胸腺瘤，但胸腺瘤在 JMG 中较为罕见，青春期前的儿童则更为罕见。在接受胸腺切除术的儿童中，胸腺增生的比例很高，尤其是青春期后的患儿。

三、辅助检查

（一）血清抗体

血清 AChR 抗体的定量检测可以帮助确认诊断，约 85% 的 MG 患者 AChR 抗体阳性，大部分 JMG 年幼患儿抗体可呈阴性，36%~50% 的青春期前患儿抗体为阴性，而青春期患儿血清阴性率为 18%~32%，青春期后血清阴性率不到 9%。极少比例 AChR 抗体阴性患儿可以测到 MuSK 抗体或者 LRP4 抗体，MuSK 抗体阳性患儿症状较重，以延髓、肩、颈及呼吸肌受累为主，眼部肌群和四肢受累相对较少，合并胸腺瘤极为罕见，而 LRP4 抗体阳性患儿症状偏轻。

（二）新斯的明试验

儿童可按体重 0.02~0.04mg/kg 肌内注射硫酸新斯的明，最大用药剂量不超 1.0mg，根据注射药物前后肌无力症状改善情况进行判定。

（三）电生理检测

与成年人 MG 一样，JMG 的重复电刺激可见低频递减。单纤维肌电图（single fiber electromyography，SFEMG）通过使用特殊的单纤维针电极测量同一神经肌纤维电位间的间隔是否延长，即所谓"颤抖"（jitter），来评定神经肌肉接头处的传递功能。SFEMG 并非常规的检测手段，但敏感性高，且不受胆碱酯酶抑制剂影响，主要用于 OMG 或临床怀疑 MG 但 RNS 未见异常的患者。眼轮匝肌刺激 SFEMG 因为其具有高灵敏度、耐受性良好的特点，已被建议作为检测儿童神经肌肉接头传递障碍的首选技术，可在患儿镇静状态下进行。

四、鉴别诊断

CMS 是 JMG 最主要的鉴别诊断，尤其是对于血清 AChR 抗体和 MuSK 抗体阴性的患儿。CMS 症状多在出生时、婴幼儿期即出现，如眼睑下垂、睁眼困难、喂养困难及运动发育迟滞等，在青春期逐渐出现眼球固定。仔细评估新生儿期存在的肌肉无力和疲劳特征是区分 CMS 与 JMG 的关键。值得注意的是，慢通道综合征、通道开放时间延长综合征和肢带肌无力这三种 CMS 可能在儿童期或青春期的后期出现，肌肉活检及高通量全外显子基因测序有助于鉴别诊断。

综上所述，JMG 在西方国家中较少见，一般以青春期后的女性多见，而在亚洲人群中常在年幼儿童中发病。JMG 患儿多有眼肌和延髓肌受累，自发缓解比率较成年人高，出现胸腺瘤概率极低。JMG 血清抗体阴性较成人 MG 更常见，年龄越小，阴性比例越高。由于 JMG 患儿在诊疗过程中依从性差，且难与其他类似疾病鉴别，采取特殊的 MG 评估和检测方法是必要的。

五、青少年重症肌无力（JMG）的治疗

（一）对症治疗

胆碱酯酶抑制剂是 JMG 对症治疗的一线药物，通过与胆碱酯酶可逆性结合并抑制其作用来防止乙酰胆碱分解，从而能增加神经肌肉接头处的乙酰胆碱数量。溴吡斯的明当前使用最为广泛，是除胆碱能危象、MuSK 抗体阳性 MG 之外的 JMG 患儿的首选药物。对于胆碱酯酶抑制剂出现耐药性或不能耐受的患儿，可以考虑加用或单独使用 β_2 肾上腺素能激动剂，如麻黄碱和沙丁胺醇等。

（二）免疫治疗

自身免疫功能紊乱是 MG 的发病机制，促进免疫系统回归稳态是 JMG 治疗的基石。

糖皮质激素作为当前最有效的免疫抑制剂，对于 JMG 具有更高缓解率，因此对于胆碱酯酶抑制剂治疗时间长、疗效欠佳的患儿，应及时联合糖皮质激素治疗，但要注意用药时机和用量。糖皮质激素主要以口服泼尼松为主。中国近期的 JMG 专家共识推荐使用糖皮质激素递增法方案，即起始剂量从 0.5mg/（kg·d）开始，每 2~4 周逐渐增加 5~10mg，最大剂量

≤1.5mg/（kg·d），每日最大剂量 <60mg/d。儿童处于生长发育期，应避免长期使用，若需要长期使用，必须采用最低有效剂量维持，以减少高血压、肥胖、消化道溃疡、白内障、库欣综合征、心理障碍、骨质疏松等不良反应。小剂量糖皮质激素（按体重 0.25mg/kg）可有效缓解临床症状，且无相关治疗副作用。有系统综述表明，糖皮质激素在早期治疗过程中可出现肌无力加重的情况，治疗期间需密切观察患儿病情。

静脉注射 IVIG 可作用于免疫系统的多个环节发挥抑制和调节自身免疫功能的作用，常用于中-重度和 JMG 患儿诱导期的治疗，在应用常规免疫抑制剂未能达到最佳症状控制时，可作为维持治疗方案。IVIG 的疗效与血浆置换相当，虽起效不如血浆置换迅速，但在急性加重期具有更好的安全性。儿童常用治疗剂量为 1g/（kg·d）并连续静脉输注 2 天。血浆交换鉴于安全性考虑，在 JMG 中较少应用。

硫唑嘌呤可抑制淋巴细胞增殖，可作为减少糖皮质激素剂量的首选药物，主要用于中-重度 JMG 患儿，开始口服治疗前最好能对巯嘌呤甲基转移酶血清水平或基因进行检测，如果该酶缺乏，则使用 AZA 后可能导致白细胞减少，如果酶的水平过高则可能导致肝毒性，吗替麦考酚酯在 JMG 中的应用研究较少。

他克莫司和环孢素是一种亲免素结合剂，可与 T 细胞胞浆内的亲免素（immunophilin）结合后抑制 IL-2 等促炎细胞因子的基因转录，进而抑制 T 细胞的活性及增殖。他克莫司相关研究多来源于成人，但对于难治性 MG 患儿，使用他克莫司具有糖皮质激素剂量的作用。环孢素因其肾毒性等不良反应，在 JMG 中的使用受到限制。

（三）靶向治疗

近年来，生物靶向治疗广泛应用于成年人 MG 治疗，虽然目前在 JMG 患者中应用的安全性和有效性尚缺乏临床试验证据，但仍有可能成为未来治疗的方向。

利妥昔单抗作为 CD20$^+$B 细胞清除剂，可抑制体液免疫。法国 6 例全身型难治性 JMG 患儿在接受 RTX 治疗后取得了较好疗效。另外一项法国回顾性研究表明，JMG 使用 RTX 后总体稳定状态的比例明显高于传统免疫抑制使用者，且早用比晚用好，但具体的用法、用量、疗程以及不良反应仍需要进一步探索。依库珠单抗可抑制 C5 裂解为 C5a 和 C5b，进而减少攻膜复合物的形成；艾加莫德可用于拮抗新生儿 Fc 受体，从而快速耗竭循环中的致病性 IgG；硼替佐米可用于清除长寿浆细胞；贝利尤单抗和依那西普（etanercept）可靶向抑制 B 淋巴细胞的增殖和分化。上述生物靶向治疗均可能在难治性 JMG 和 MuSK 阳性 JMG 中有潜在的应用价值。

（四）手术治疗

JMG 合并胸腺瘤应行胸腺瘤切除术，对于不合并胸腺瘤的全身型 JMG 患者，在起病后 2 年经规范溴吡斯的明和免疫抑制治疗后效果仍不佳时，也可考虑行胸腺切除。MuSK 抗体阳性和血清抗体阴性的 JMG 则不予建议。

第二节　极晚发型重症肌无力

MG 根据发病年龄分为 EOMG 和 LOMG 两个亚组，通常将分界年龄定为 50 岁，发病时年龄小于 50 岁者为早发型，大于或等于 50 岁者为晚发型。近来不少研究将大于 65 岁的患者定义为极晚发型重症肌无力（very-late-onset myasthenia gravis，VLOMG）。但是对于早发和晚发型的分界年龄在以往的文献里并没有形成明确的共识，也有研究将早发和晚发分界年龄定于 40 岁，这使得不同年龄组 MG 之间的对比研究结果受到影响。不同起病年龄的 MG 患者在临床和免疫学特征、胸腺病理类型、治疗反应以及预后等方面均不同。MG 最初被认为是好发于 40 岁以下女性的一种疾病，但近年来研究表明，超过 50% 的新确诊患者年龄在 65 岁以上，65 岁以上 MG 患者的 AChR-Ab 阳性率从 1984—1988 年平均每年的 21.4/10 万显著增加至 2004—2008 年平均每年的 52.9/10 万，而在年轻患者组中基本保持不变。一方面，这可能与老年人的生存期延长和 MG 血清抗体检测技术敏感性的提高有关；另一方面，也可能与老年人对自身免疫的易感性增加有关。人的免疫系统随着自身衰老发生了一系列变化，这一过程称为免疫衰老或免疫失调，该过程通常包括三个方面：免疫应答降低；炎症背景增加；自身抗体增多。

由于数据资料来源、治疗方案选择、人群地域不同的影响，有关VLOMG 患者的临床特点的研究结果存在较大的差异。近期一项来自西班牙的研究共纳入 15 家医院的 939 例 MG 患者，结果显示，早发型（年龄<50 岁）288 例（30.7%），晚发型（50 岁≤年龄 <65 岁）227 例（24.2%），极晚发型（年龄≥65）424 例（45.2%），平均随访时间为 9.1 年（SD=4.3）。这是目前最大的一组有关 VLOMG 的临床特征和预后特点研究，结果发现晚发型和 VLOMG 均以男性居多，与早发型和晚发型相比，极晚型 MG 患者 AChR 抗体阳性的比例较高，胸腺瘤患者较少。VLOMG 患者无论是在起病时还是肌无力最严重时，眼外肌受累均比较常见。虽然 VLOMG 在发病时更容易出现肌无力危象等危及生命的事件，但危象后脱机所需要的时间比较短，所需要的针对 MG 的免疫治疗药物较少，且较少出现难治性 MG，远期预后比较好。

近期中国的研究显示，在早发、晚发和极晚发三个类型的 MG 中，VLOMG 的发生率较低，以 OMG 亚型更为常见，其血清学表现主要是 AChR/titin 抗体阳性，后两者与西班牙的研究结论基本一致。但国人 VLOMG 患者的预后较差，达到 MMS 或更好结果的患者比例较低，末次随访时 MMS 的维持时间较短，这些患者也有较高的 MG 相关病死率，这些预后分析的结果与西班牙组有很大不同。该项研究进一步的亚组分析显示，国人 VLOMG 患者的这种不良预后主要发生在未接受免疫治疗的患者中，提示 VLOMG 患者应积极给予常规的免疫抑制治疗。

尽管各项研究存在一些差异，但总体来说，VLOMG 在发病时以眼部和延髓症状为主。无论在起病时还是在症状最严重时，VLOMG 和 LOMG 中眼肌型的比例均比 EOMG 高。老年 MG 患者多伴有一个或以上合并症，如糖尿病、高血压、高脂血症等。除此之外，15% 的 MG 患者同时有第二种自身免疫性疾病，包括 ATD、SLE、RA、糖尿病、肌炎和心肌炎等，这些疾病主要在老年患者中出现，需要进行相应的鉴别诊断。再加上 VLOMG 患者出现药物副作用的比例更高，如糖皮质激素引起的高血糖、高血压以及骨质疏松等发生的风险都明显增加。因此，VLOMG 在治疗管理方面更加复杂。VLOMG 患者需要更少的药物来控制病情，并且耐药率更低，有报道指出仅20% 的患者需要两种以上的免疫抑制剂联合治疗。多项研究均表明，老年

MG 患者通常具有良好的长期预后和良好的治疗反应。

对于老年 MG 患者，LEMS、GBS、CIDP、ALS、炎性肌病、延髓卒中、抑郁症、周围神经病变、慢性阻塞性肺疾病、心力衰竭及营养性恶病质等疾病常与 MG 相混淆，且以上多数疾病可能与 MG 合并出现，应注意仔细鉴别，避免延误诊治。

第三节　重症肌无力合并妊娠的管理与治疗

MG 最常发生在育龄女性，妊娠过程中 MG 病情多变且不可预测，严重威胁到母婴的健康和安全。因此，对 MG 患者妊娠过程进行密切监测对降低 MG 孕产妇及新生儿的不良结局至关重要。

一、MG 患者生育评估

MG 主要发生在育龄女性，但不影响其生育能力。有生育计划的女性 MG 患者应避免使用吗替麦考酚酯、甲氨蝶呤和环磷酰胺等免疫抑制药物，因为这些药物具有致畸可能性。环磷酰胺也会影响男性的精子发育，所以备孕前男性应至少停用此药 3 个月。MG 患者在发病一年之内常发生病情进展甚至出现危象，因此建议育龄期的女性 MG 患者在确诊 1~2 年内避孕。

二、MG 遗传倾向

虽然 MG 具有遗传易感性，但不是孟德尔遗传性疾病，非遗传因素才是导致疾病发生的最主要风险因素。在已报道的研究中，0.2%~7.2% 的 MG 患者有阳性家族史，当父母一方患有 MG 时，其孩子罹患 MG 的风险约为 1%。然而，与个人面临的所有其他健康风险相比，MG 的遗传风险几乎可以忽略不计。

三、妊娠对 MG 病情的影响

有研究报道，妊娠期间约 30% 的 MG 孕妇病情改善，50% 发生恶化，20% 病情稳定。由于甲胎蛋白抑制抗乙酰胆碱受体抗体（Acetylcholine receptor antibody，AChR-Ab）与其受体的结合（甲胎蛋白在孕 28~32 周左右达到峰值并相对稳定，分娩后逐渐恢复正常），妊娠中晚期可出现症状改善。病情恶化可以在妊娠的任何时候出现，多见于孕早期和产褥期（由于激素、免疫和压力等因素影响）。妊娠期的 MG 重症患者可考虑酌情终止妊娠。妊娠期 MG 病情变化具有个体差异，同一患者在不同孕次病情的严重程度也会不同。总体来讲，只要 MG 女性患者在怀孕前病情控制良好，她们在整个怀孕期间基本能保持稳定。

四、MG 患者的妊娠并发症风险评估

MG 孕妇的抗 AChR-Ab 可通过胎盘进入胎儿体内，使得胎儿出现吞咽困难、胎动和胎儿呼吸运动减少等异常，甚至可引起自然流产、早产、胎膜早破和胎儿畸形。妊娠期合并 MG 的产妇由于以上事件会导致围产儿病死率增加。MG 患者妊娠并发症相关风险的增加是有争议的，也有报道称 MG 孕妇出现先兆子痫、子痫、自然流产、早产及分娩低出生体重儿、小于胎龄儿的风险并不增加。硫酸镁具有抑制宫缩和保胎的作用，但可以抑制乙酰胆碱的释放，加重 MG 患者的神经肌肉接头阻滞。因此，MG 患者需禁用硫酸镁。MG 患者在整个妊娠期间进行 3~5 次超声心动图检查及妊娠 32 周后每周的无应激试验对监护胎儿及宫内状况是非常必要的。

五、MG 妊娠患者的新生儿风险评估

MG 孕妇分娩的新生儿中有 10%~20% 会出现一过性的肌无力现象，这是由于 MG 母亲抗 AChR-Ab 通过胎盘进入胎儿循环所致，不属于遗传性现象。新生儿 MG 的发生和/或发展是难以预测的，与孕产妇的病程和严重程

度无关。大多数新生儿肌无力非常轻微，不需要特殊治疗，如果病情未见好转或加重，可给予新生儿低剂量的乙酰胆碱酯酶抑制剂治疗。对于较为罕见的严重患者，建议进行静脉注射 IVIG 或血浆置换。

MG 孕妇还可能会引起新生儿先天性多发性关节弯曲，这是由于多种原因导致胎儿在宫内运动受限，引起关节挛缩所致。研究建议，如果在 MG 患者妊娠期间超声或其他检查中有任何关节弯曲或胎动减少的迹象，应立即开始 IVIG 或血浆置换治疗。

六、MG 合并妊娠的治疗

（一）抗胆碱酯酶药

乙酰胆碱酯酶抑制剂是治疗 MG 最常用的药物，在怀孕期间同样是安全的。但是由于妊娠期间肠道对药物吸收的不均匀以及肾脏对药物排泄率的改变，此类药物的作用效果往往达不到最佳。由于乙酰胆碱有引起子宫收缩的风险，妊娠期应避免静脉注射乙酰胆碱酯酶抑制剂。抗胆碱酯酶药物可以通过母乳增加新生儿胃肠道紊乱的风险，因此使用乙酰胆碱酯酶抑制剂（每日摄入大于 600mg）的产妇不宜哺乳。

（二）免疫抑制剂

低剂量口服糖皮质激素在妊娠期间被认为是安全的。但大剂量糖皮质激素可能会引起宫内生长受限、早产及胎膜早破。有文献报道，大剂量使用糖皮质激素会增加 MG 孕妇分娩婴儿的唇裂风险，但并不常见。在受孕之前，建议将每日泼尼松龙剂量保持在尽可能低于 20mg。每日服用糖皮质激素低于 20mg 的 MG 产妇可以正常母乳喂养，大于 20mg 的产妇服药后 4 小时内不宜喂养。

硫唑嘌呤可用于 MG 妊娠期女性，神经钙调蛋白抑制剂（环孢素及他克莫司）对孕妇的妊娠和分娩并无增加副作用的风险，他克莫司可以在 MG 患者怀孕和哺乳期间使用。虽然硫唑嘌呤和环孢素不是 MG 母亲哺乳的禁忌证，但是美国儿科学会不建议接受大剂量硫唑嘌呤和环孢素的产妇母乳喂养，因为理论上存在儿童免疫抑制和生长受限的风险。吗替麦考酚酯、甲氨蝶呤和环磷酰胺具有生殖毒性可导致胎儿畸形。因此，所有 MG 妊娠期女性患者都应避免使用这些药物，对于已经在使用的育龄女性，至少停用 3 个月后再考虑备孕。服用吗替麦考酚酯、甲氨蝶呤和环磷酰胺的 MG 母亲禁忌哺乳。

（三）静脉注射 IVIG 及血浆置换

在妊娠期间 MG 急性加重甚至出现危象时，可使用静脉注射 IVIG 或血浆置换，目前已证实两者是降低妊娠 MG 女性流产风险和治疗新生儿严重肌无力、关节挛缩的首选方法。在中度或重度全身性 MG 妊娠末期进行 IVIG 治疗或血浆置换，可以提高分娩前和产褥期的肌肉力量。血浆置换可能会导致孕妇血容量及凝血状态的改变，因而属于 IVIG 之后的二线治疗。IVIG 治疗效果持续约 2 个月，血浆置换约 3 个月，两者在孕期、分娩或母乳喂养期间使用均未观察到不良反应。

（四）生物制剂

妊娠期间的利妥昔单抗治疗可导致新生儿短暂的 B 细胞耗竭，因此不建议在怀孕期间或怀孕前 12 个月内使用。利妥昔单抗在母乳中的含量非常低，可以在哺乳期间使用，但需定期检测婴儿的 B 细胞计数。补体 C5 抑制剂依库珠单抗和雷夫利珠单抗主要用于中重度及难治性 MG 的治疗。依库珠单抗没有增加妇女在怀孕期间的任何风险，在哺乳期可以使用。雷夫利珠单抗在妊娠期间使用是安全的，但目前缺乏母乳喂养方面的报道。艾加莫德是 FcRn 受体拮抗剂，孕妇使用艾加莫德不会对胎儿造成损害，但可以降低儿童体内的 IgG 浓度，理论上减少新生儿肌无力的风险。艾加莫德在母乳中的药物含量非常低，并不禁止在母乳喂养期间使用。B 淋巴细胞刺激因子抑制剂泰它西普能显著缓解 GMG 的症状，但缺乏在妊娠及母乳喂养方面的报道。

（五）胸腺切除术

GMG 患者和抗 AChR-Ab 阳性的 MG 患者可从胸腺切除术中获益。由于术后并发症风险，不建议在妊娠期间及哺乳期间进行胸腺切除术。接受过胸腺切除术的 MG 女性在怀孕期间发生 MG 加重的风险较低，并且新生儿发生一过性肌无力风险也较小。因此，建议必要时在怀孕前对 AChR-Ab 阳性的 MG 女性进行胸腺切除术。

七、妊娠期 MG 危象的处理

妊娠期患者发生 MG 危象罕见，而一旦发生将严重威胁母胎安全，因此需要积极治疗。MG 危象的处理方式同非妊娠患者相似，主要为呼吸支持、IVIG、血浆置换、治疗诱发因素和强化免疫抑制治疗。IVIG 或血浆置换可快速缓解 MG 危象的临床症状。感染是 MG 危象最主要的诱发因素，应及时合理使用抗生素控制感染，避免病情进一步加重。对于抗生素类的药物，MG 患者孕期首选青霉素类和头孢菌素类，避免使用氨基糖苷类、多黏菌素类、大环内酯类、喹诺酮类及两性霉素 B。

八、终止妊娠的时机及方式

MG 不是剖宫产的指征，应积极鼓励产妇阴道分娩。MG 主要累及骨骼肌，由于第二产程需要腹肌及肛提肌收缩辅助用力，MG 妊娠妇女可能需要阴道助产。如果满足剖宫产的产科适应证，MG 妊娠患者需及时进行手术。剖宫产患者在手术前应维持原有治疗，在分娩期间可静脉临时加用一次应激剂量氢化可的松 100mg，预防术后危象。椎管内麻醉（腰麻和硬膜外麻醉）是 MG 患者最常用镇痛方式。MG 产妇慎用哌替啶、地西泮及去极化神经肌肉阻滞剂（如琥珀酰胆碱）等阻碍神经肌肉接头传递的药物。椎管内分娩镇痛可应用丁哌卡因、利多卡因及罗哌卡因。全身麻醉可采用丙泊酚麻醉诱导，吸入麻醉剂（七氟烷、异氟烷及地氟烷）维持。产后要加强监护，严密监测生命体征及血氧，防止由于分娩相关的应激和疲劳而加重病情。

九、总结与展望

MG 并非妊娠期女性的禁忌证，应鼓励 MG 育龄女性保留正常的生育需求。大多数女性 MG 患者的病情在妊娠期间保持稳定，没有明显增加临床相关并发症的风险。溴吡斯的明、低剂量糖皮质激素、硫唑嘌呤、环孢素、他克莫司、IVIG 和血浆置换是妊娠期间的安全治疗方法。吗替麦考酚酯、甲氨蝶呤和环磷酰胺具有致畸潜力，不应用于育龄期 MG 女性。妊娠期间应避免使用利妥昔单抗，其他单克隆抗体在绝对必要的情况下可以使用。MG 产妇应鼓励自然阴道分娩与母乳喂养。MG 合并妊娠患者的治疗与管理需要神经科、产科、新生儿科及麻醉科专家之间的密切合作，确保母亲及胎儿的安全。

第四节　重症肌无力与其他自身免疫病共病

MG 常与许多自身免疫性疾病并存，发生第二种自身免疫性疾病的概率为 8.7%~25%，女性和 EOMG 患者中常见。最常见的合并症是 ATD，SLE、RA、原发性干燥综合征（primary Sjögren's syndrome，PSS）、炎症性肌病（inflammatory myopathy，IM）和 AE 等亦有报道。与其他自身免疫性疾病共病可使 MG 患者病情恶化，对治疗反应差，使患者的疾病管理复杂化。

一、MG 与 ATD

MG 最常见的合并症包括桥本氏甲状腺炎和 Graves 病在内的自身免疫性疾病（autoimmune thyroid disease，ATD）。既往有研究显示，MG 患 ATD 的风险明显高于一般人群。2020 年我国台湾地区的数据显示，5 813 例 MG 患者在诊断时发现 ATD 的患病率为 18.4%。MG 患者（无男女性别差异）既往的 ATD 患病率高。排除有 ATD 既往史的患者后，在确诊 MG 后共病 ATD 的发生率为 8.7%；在 MG 诊断后 10 年，ATD 的负担增加到 28%。许多非自身免疫性 ATD（甲状腺炎、甲状腺结节和甲状腺癌）也与 MG 相关。

ATD 与 GMG 共病比较容易诊断与识别。甲状腺眼病（thyroid eye disease，TED）以眼部症状，包括复视和眼睑异常为主要表现，而与 OMG 共病经常会造成诊断困难。尤其是在有 TED 既往史的患者中进行 OMG 诊断时非常具有挑战性。无论是否共病 MG，患者若出现眼球突出、眼睑退缩、疼痛或眼眶压力增加等这些体征提示需进行 TED 评估。此外，TED 的典型影像学表现是眼外肌增粗（活跃期和静止期），眼眶尖部最为明显，可作为与 MG 的鉴别要点。与 TED 共病的 MG 中，孤立性 OMG 比 GMG 更常见。多数共病 TED 的 MG 患者往往为良性病程，很少需要乙酰胆碱酯酶抑制剂以外的治疗。

ATD 和 MG 共病的机制可能与遗传易感性、自身免疫发病机制和疾病相互影响等相关：全基因组关联研究发现 ATD 和 MG 具有共同的遗传特征，例如自身免疫调节因子（AIRE）、蛋白酪氨酸磷酸酶非受体 22（PTPN22）、细胞毒性 T 淋巴细胞抗原 4（CTLA4）和人类白细胞抗原（HLA）的基因多态性均与两者的发病及临床亚型相关；ATD 和 MG 均涉及 T 细胞（如 Th1 和 Th17 细胞）的免疫介导机制；甲状腺功能亢进会导致代谢亢进，加重 MG 症状。而在 MG 治疗期间使用皮质类固醇可通过抑制下丘脑的促甲状腺释放激素来影响甲状腺功能。

在 MG 患者中进行 ATD 的主动筛查有助于 MG 和 ATD 的共同管理。对于既往控制良好的肌无力患者出现病情恶化时，也应考虑筛查甲状腺功能障碍。

二、MG 与结缔组织病

（一）SLE

SLE 和 MG 具有某些相似点，均以女性发病率较高，都可能伴有胸腺增生。MG 共病 SLE 的发生率为 1%~8%，SLE 中 MG 的发病率为 0.25%。共病可能导致较单纯 MG 有更严重的肌无力病程。一篇文献综述显示，11 例 MG 共病 SLE 患者在 MG 确诊前符合 SLE 诊断标准的常见临床特点排序为：抗核抗体阳性>免疫疾病>关节炎>血液疾病>浆膜炎>神经系统疾病>盘状红斑>肾脏疾病>光敏>口腔溃疡>颧部红斑。SLE 新发肌无力的情况更常见，所以建议无论有无神经系统症状，均应在肌电图检查后进行抗 AChR-Ab 检测，以确认或排除 MG。

MG 和 SLE 共病可能与共同的遗传易感性以及免疫异常有关。二者同时与等位基因 HLA-B8-DR3 密切相关。趋化因子 CXC 亚家族被认为是促成 SLE 和 MG 共病状态的主要因素，研究观察到 CXCL13 在 MG 胸腺上皮细胞中过度产生。而在老年小鼠狼疮肾炎模型中发现，小鼠胸腺和肾脏中树突状细胞高度异常表达 CXCL13，推测会导致 B1 细胞异常转运至胸腺，并导致 SLE 后续发展；此外，粒细胞-巨噬细胞集落刺激因子（GM-CSF）变化也是 SLE 和 MG 的共同免疫因素。胸腺切除术是否在 MG 患者中触发 SLE 仍存在争议。2017 年某项研究显示，接受胸腺切除术的 MG 队列患 SLE、RA 和 SS 风险增加。因此，在接受胸腺切除术的 MG 患者中，应仔细评估疑似 SLE 的任何临床和免疫血清学异常。

两者的治疗也有一定相似性，均需要糖皮质激素及免疫抑制药物维持治疗。泰它西普同时靶向 B 细胞活化因子（BLys）和增殖诱导配体（APRIL），在 SLE 的治疗中疗效突出；在 GMG 的 II 期临床中，QMG 评分下降优势显著，有望成为联合治疗 MG 共病 SLE 的新策略。外源性 GM-CSF 可用作合成骨髓源性粒细胞和巨噬细胞发挥治疗作用，补充 GM-CSF 可减少中性粒细胞凋亡，是 SLE 治疗的一种可能选择，对 MG 的应用仍待深入研究。

（二）RA

MG 患者共病 RA 的发生率为 1%~4%，与普通人群相比，RA 患者共病 MG 患病率更高。文献报道，青霉胺治疗 RA 可能诱发 MG。近期研究显示，MG 和 RA 共有 20 种显著变化的具有免疫代谢组学特性的生物标志物，可能与共病状态中更广泛的自身免疫性失衡的机制相关，也可能是未来针对性的新型免疫代谢疗法的靶点。

有限的证据表明，糖皮质激素、甲氨蝶呤和利妥昔单抗对活动性 MG 和 RA 有效。肿瘤坏死因子抑制剂疗效不确定。Janus 激酶抑制剂是未来治疗 MG 和 RA 共病的潜在治疗选择。

（三）PSS

MG 共病 PSS 在临床上并不常见。在已报道的病例中以女性患者多见。50% 以上的共病病例中 MG 先于 PSS 发生，故特别强调对 MG 患者进行更广泛的自身免疫性疾病筛查。现有的病例报道显示，MG 共病 PSS 均未出现任何严重的 Sjögren 症状，仅少数病例有外分泌腺肿大、关节痛、白细胞轻度下降，不需要任何类固醇或免疫抑制剂。因此监测共病患者中的 MG 的病情至关重要，在整个 MG 病程中需注意进行抗核抗体筛查，以及当 PSS 患者主诉肌肉易疲劳或易疲劳性上睑下垂时需筛查 MG。

MG 共病 PSS 可能有共同的遗传免疫学基础：①MG 和 PSS 有相同的 HLA 单倍型（HLA-DR3）；②都有能力形成异位生发中心（MG 中的胸腺，PSS 中的唾液腺）；③患者主要是女性，性激素被认为是影响固有性和适应性免疫系统的原因；④血清中 BLys 和 APRIL 均升高，IL-17 水平在两种疾病中升高（MG 中血清和胸腺，PSS 中唾液）。

MG 共病 PSS 治疗上均可应用糖皮质激素及 IVIG，联合治疗可考虑利妥昔单抗，它已经成为 MG 或 PSS 单一治疗的有效药物，羟氯喹是否对 MG 和 PSS 患者有用尚存疑问。

三、MG 与 IM

MG 和 IM 分别由针对神经肌肉接头和肌肉组织的自身免疫反应引起。MG 和 IM 之间的临床特点存在重叠，如吞咽困难和构音障碍等延髓肌无力症状、近端肢体无力等。MG 患者表现为疲劳性无力，而 IM 患者通常为持续无力。大约 10% 的 MG 患者会明显影响呼吸肌，而 IM 患者仅有 2%。肌炎可伴有多系统受累，如间质性肺病、关节炎/关节痛、雷诺现象和皮肤损伤等。肌酸激酶（creatine kinase，CK）升高是 IM 患者的典型表现，局灶性肌炎或无症状的 CK 升高也可发生在 MG 中。当 MG 共病 IM 时，同时进行准确的诊断非常具有挑战性。如 CK 显著升高和对乙酰胆碱酯酶抑制剂无反应的非疲劳性肌肉无力均怀疑 IM。肌炎特异性相关抗体，如抗合成酶抗体和免疫介导坏死性肌病抗体（SRP 和 HMGCR）有助于 IM 分类。现有的病例报道以及文献综述显示，在大多数情况下，MG 和 IM 同时发病，发病的中位年龄为 51 岁。MG 症状多为轻至中度，合并胸腺病变常见；肌肉受累的三个主要类别（有时重叠）为远端、近端和亚临床肌炎；肌肉活检病理结果符合多发性肌炎（63%）、皮肌炎（25%）或炎性肉芽肿（12%）。

在接受免疫检查点抑制剂治疗的患者中，也报道了 MG 与 IM 共病的现象，提示异常的 T 细胞活化可能参与共病的发生。有研究表明，胸腺瘤相关免疫致病机制参与了 MG 和 IMD 的共病，并导致疾病的不同步进展。

四、MG 与其他自身免疫病

（一）TAMG 与 AE

MG 和 AE 共病陆续有病例报道，二者被认为是胸腺瘤相关的神经系统副肿瘤综合征。高达 30% 伴有胸腺瘤的 AE 患者既往诊断罹患 MG，胸腺瘤多为局部侵袭性或转移性，多种神经元抗体共存常见。抗 CASPR2 抗体阳性脑炎、抗 CV2/CRMP5 抗体阳性脑炎均与胸腺瘤关系密切，前者可表现为边缘脑炎、Morvan 综合征、获得性神经肌强直征；后者发病更年轻，更易发生 MG。胸腺瘤自身免疫调节基因破坏导致免疫系统内环境紊乱与 MG 共病 AE 相关。

（二）MG 与 NMOSD

MG 共病 NMOSD 主要发生于接受胸腺切除术后的女性早发型 AChR-Ab 阳性轻-中度 GMG 患者。病理多为胸腺增生，少数为胸腺瘤。可以同时检测到 AQP4 抗体和 AChR-Ab 阳性。在 MG 共病 NMOSD 的状态下，MG 症状轻微而 NMOSD 症状严重，常导致明显残疾。NMOSD 患者中出现疲劳性肌无力者应怀疑共病 MG 的可能。MG 与 NMOSD 常在胸腺切除术后出现共病的原因可能与胸腺的反常作用（在预防某些自身免疫性疾病的同时增强其他疾病的发生）及其在自身免疫性疾病中的自我耐受作用有关。

（三）MG 与 GBS

四肢无力和眼外肌麻痹均可见于 MG 和 GBS，二者共病时诊断有一定困难。新斯的明试验阳性、抗 AChR-Ab 存在、重复频率电刺激低频递减和/或胸腺影像有助于诊断 MG。无波动的四肢弛缓性瘫痪、反射消失、神经电生理检查提示多发性周围神经病、脑脊液蛋白-细胞分离等有助于诊断 GBS。现有病例报道显示，二者可同时或先后发病，多有前驱感染症状，男性多发。临床症状较重，多需要机械辅助通气，免疫治疗有效。

五、结语

自身免疫性疾病的临床特征可以重叠，临床上原有的治疗方案反应不佳、症状急剧加重或出现新的症状体征时，应考虑是否合并其他自身免疫疾病的可能。MG 患者在诊断和随访期间应常规筛查其他自身免疫性疾病，以便早期诊断和早期干预。

参考文献

［1］VECCHIO D, RAMDAS S, MUNOT P, et al. Paediatric myasthenia gravis: Prognostic factors for drug free remission［J］. Neuromuscul Disord, 2020, 30（2）: 120-127.

［2］HECKMANN J M, EUROPA T A, SONI A J, et al. The Epidemiology and Phenotypes of Ocular Manifestations in Childhood and Juvenile Myasthenia Gravis: A Review［J］. Front Neurol, 2022, 13: 834212.

［3］ARROYO H A, TORRES A R. Spontaneous remission in juvenile myasthenia gravis: A cohort of 13 cases and review of the literature［J］. Neuromuscul Disord, 2022, 32（3）: 213-219.

［4］SILVESTRI N J, BAROHN R, WOLFE G I. Acquired disorders of the neuromuscular junction［M］. New York: Sixth Edition, 2017.

［5］GILHUS N E, VERSCHUUREN J J. Myasthenia gravis: subgroup classification and therapeutic strategies［J］. Lancet Neurol, 2015, 14（10）: 1023-1036.

［6］LOTAN I, HELLMANN M A, WILF-YARKONI A, et al. Exacerbation of myasthenia gravis following corticosteroid treatment: what is the evidence? A systematic review［J］. J Neurol, 2021, 268（12）: 4573-4586.

［7］SANDERS D B, WOLFE G I, BENATAR M, et al. International consensus guidance for management of myasthenia gravis: Executive summary［J］. Neurology, 2016, 87（4）: 419-425.

［8］MUNOT P, ROBB S A, NIKS E H, et al. 242nd ENMC International Workshop: Diagnosis and management of juvenile myasthenia gravis Hoofddorp, the Netherlands, 1-3 March 2019［J］. Neuromuscul Disord, 2020, 30（3）: 254-264.

［9］CORTÉS-VICENTE E, ÁLVAREZ-VELASCO R, SEGOVIA S, et al. Clinical and therapeutic features of myasthenia gravis in adults based on age at onset［J］. Neurology, 2020, 94（11）: e1171-e1180.

［10］VIJAYAN J, MENON D, BARNETT C, et al. Clinical profile and impact of comorbidities in patients with very-late-onset myasthenia gravis［J］. Muscle Nerve, 2021, 64（4）: 462-466.

［11］TANG Y L, RUAN Z, SU Y, et al. Clinical characteristics and prognosis of very late-onset myasthenia gravis in China［J］. Neuromuscul Disord, 2023, 33（4）: 358-366.

［12］BARNETT C, BRIL V. New insights into very-late-onset myasthenia gravis［J］. Nat Rev Neurol, 2020, 16（6）: 299-300.

［13］DUCCI R D, LORENZONI P J, KAY C S, et al. Clinical follow-up of pregnancy in myasthenia gravis patients［J］. Neuromuscul Disord, 2017, 27（4）: 352-357.

［14］NARAYANASWAMI P, SANDERS D B, WOLFE G, et al. International Consensus Guidance for Management of Myasthenia Gravis: 2020 Update［J］. Neurology, 2021, 96（3）: 114-122.

［15］NORWOOD F, DHANJAL M, HILL M, et al. Myasthenia in pregnancy: best practice guidelines from a U.K. multispecialty working group［J］. J Neurol Neurosurg Psychiatry, 2014, 85（5）: 538-543.

［16］GILHUS N E. Myasthenia Gravis Can Have Consequences for Pregnancy and the Developing Child［J］. Front Neurol, 2020, 11: 554.

［17］GILHUS N E, HONG Y. Maternal myasthenia gravis represents a risk for the child through autoantibody transfer, immunosuppressive therapy and genetic influence［J］. Eur J Neurol, 2018, 25（12）: 1402-1409.

［18］GROVER K M, SRIPATHI N. Myasthenia gravis and pregnancy［J］. Muscle Nerve, 2020, 62（6）: 664-672.

［19］RøD B E, TORKILDSEN Ø, MYHR K M, et al. Safety of breast feeding during rituximab treatment in multiple sclerosis［J］. J Neurol Neurosurg Psychiatry, 2022, 94（1）: 38-41.

［20］NACU A, ANDERSEN J B, LISNIC V, et al. Complicating autoimmune diseases in myasthenia gravis: a review［J］. Autoimmunity, 2015, 48（6）: 362-368.

［21］CHOU C C, HUANG M H, LAN W C, et al. Prevalence and risk of thyroid diseases in myasthenia gravis［J］. Acta Neurol Scand, 2020, 142（3）: 239-247.

［22］CLAYTOR B, LI Y. Challenges in diagnosing coexisting ocular myasthenia gravis and thyroid eye disease［J］. Muscle Nerve, 2021, 63（5）: 631-639.

［23］MERAOUNA A, CIZERON-CLAIRAC G, PANSE R L, et al. The chemokine CXCL13 is a key molecule in autoimmune myasthenia gravis［J］. Blood, 2006, 108（2）: 432-440.

［24］CHANG C C, LIN T M, CHANG Y S, et al. Thymectomy in patients with myasthenia gravis increases the risk of autoimmune rheumatic diseases: a nationwide cohort study［J］. Rheumatology (Oxford), 2019, 58（1）: 135-143.

［25］DALAKAS M C. Immunotherapy in myasthenia gravis in the era of biologics ［J］. Nat Rev Neurol, 2019, 15（2）: 113-124.

［26］BLACKMORE D, LI L, WANG N, et al. Metabolomic profile overlap in prototypical autoimmune humoral disease: a comparison of myasthenia gravis and rheumatoid arthritis ［J］. Metabolomics, 2020, 16（1）: 10.

［27］HARTERT M, MELCHER B, HUERTGEN M. Association of early-onset myasthenia gravis and primary Sjögren's syndrome: a case-based narrative review ［J］. Clin Rheumatol, 2022, 41（10）: 3237-3243.

［28］UCHIO N, TAIRA K, IKENAGA C, et al. Inflammatory myopathy with myasthenia gravis: Thymoma association and polymyositis pathology ［J］. Neurol Neuroimmunol Neuroinflamm, 2019, 6（2）: 535.

［29］GARIBALDI M, FIONDA L, VANOLI F, et al. Muscle involvement in myasthenia gravis: Expanding the clinical spectrum of Myasthenia-Myositis association from a large cohort of patients ［J］. Autoimmun Rev, 2020, 19（4）: 102498.

［30］GUASP M, LANDA J, MARTINEZ-HERNANDEZ E, et al. Thymoma and Autoimmune Encephalitis: Clinical Manifestations and Antibodies ［J］. Neurol Neuroimmunol Neuroinflamm, 2021, 8（5）: 1053.

［31］JOUBERT B, SAINT-MARTIN M, NORAZ N, et al. Characterization of a Subtype of Autoimmune Encephalitis With Anti-Contactin-Associated Protein-like 2 Antibodies in the Cerebrospinal Fluid, Prominent Limbic Symptoms, and Seizures ［J］. JAMA Neurol, 2016, 73（9）: 1115-1124.

［32］LUZANOVA E, STEPANOVA S, NADTOCHIY N, et al. Cross-syndrome: myasthenia gravis and the demyelinating diseases of the central nervous system combination. Systematic literature review and case reports ［J］. Acta Neurol Belg, 2023, 123（2）: 367-374.

第六章

重症肌无力的患者管理与预后

第一节　重症肌无力的临床评估

一、重症肌无力临床评估概述

MG 具有明显的临床异质性，不同的病理生理特点导致了不同的疾病预后，并且存在突出的症状波动性，病情的严重程度可以在短期内发生快速变化，这些给临床诊疗带来了巨大的挑战。因此，MG 的临床评估与其他疾病存在很大差异，不仅需要从抗体类型、胸腺状态、发病年龄、受累肌群等多个角度评估临床分型，还需要充分考虑病情的波动性以及长期免疫治疗的有效性和安全性，根据评估结果不断调整治疗方案及药物剂量。此外，作为一种累及神经肌肉接头的特殊疾病，MG 的病情评估缺乏明确影像学或实验室指标，更多地依赖于各种主观、客观的临床评分，评分技术的差异进一步增加了 MG 临床评估的难度。鉴于以上原因，对重症肌无力的临床评估应当成体系、多维度并且贯穿全程。

二、临床评估的目的

通过系统的方法，对 MG 的临床分型、疾病的严重程度、药物反应及安全性进行评估，有利于制订安全有效的个体化精准治疗方案。通过全程规律的多阶段评估，监测疾病的发展情况、治疗效果，及时调整治疗方案，形成 MG 标准化治疗体系，为患者提供较好的治疗方案。

三、临床评估的手段

（一）MG 临床分型评估

MG 临床评估的一项重要内容是根据患者的症状和体征对其进行分类，以便更好地指导治疗。

1. MGFA 分型

MG 临床分型最常用的是 MGFA 分型，系统性应用该分型可以对患者的疾病严重程度进行量化评估，以选择适当的治疗方案。MGFA 分型系统将 MG 分为 5 个类型，其主要依据是患者在不经药物治疗或其他干预措施时所表现的肌肉无力分布和程度，分型细则如下。

Ⅰ型：眼肌无力，可伴有闭眼无力，其他肌群肌力正常。

Ⅱ型：除眼肌外的其他肌群轻度无力，可伴眼肌无力。

Ⅱa 型：主要累及四肢肌和/或躯干肌，可有较轻的咽喉肌受累。

Ⅱb 型：主要累及咽喉肌和/或呼吸肌，可有轻度或相同的四肢肌和/或躯干肌受累。

Ⅲ型：除眼肌外的其他肌群中度无力，可伴有任何程度的眼肌无力。

Ⅲa 型：主要累及四肢肌和/或躯干肌，可有较轻的咽喉肌受累。

Ⅲb 型：主要累及咽喉肌和/或呼吸肌，可有轻度或相同的四肢肌和/或躯干肌受累。

Ⅳ型：除眼肌外的其他肌群重度无力，可伴有任何程度的眼肌无力。

Ⅳa 型：主要累及四肢肌和/或躯干肌受累，可有较轻的咽喉肌受累。

Ⅳb 型：主要累及咽喉肌和/或呼吸肌，可有轻度或相同的四肢肌和/或躯干肌受累。

Ⅴ型：气管插管，伴或不伴机械通气（除外术后常规使用）；只采用鼻饲而不进行气管插管的病例为Ⅳb 型。

2. 影像学评估

MG 与胸腺瘤之间存在密切的关联，大约有 80% 的 MG 患者伴随有胸腺异常，包括胸腺瘤和胸腺增生。因此，对所有 MG 患者应常规进行纵隔 CT 或 MRI 扫描，合并胸腺瘤时则需进一步考虑手术切除或其他治疗方式，同时胸腺瘤相关的 MG 患者病情略重，一般需要更长时间的免疫抑制治疗。由于部分 MG 患者会出现呼吸困难等呼吸系统相关症状，需进行胸部 CT 或 MRI，检测肺部的结构和功能，以评估患者是否同时存在肺部并发症，如肺不张、肺炎等。

3. MG 相关抗体检测评估

MG 患者体内可能会产生多种与神经肌肉接头相关的抗体，包括抗乙酰胆碱受体抗体（acetylcholine receptor，AChR-ab）、抗肌肉特异性酪氨酸激酶受体抗体（muscle specific tyrosine kinase，MuSK-ab）和低密度脂蛋白受体相关蛋白 4 抗体（low density lipoprotein receptor associated protein 4，LRP-ab）等。在 AChR-Ab 阳性的 MG 患者中，大多数患者的症状主要表现为眼部、延髓及四肢肌肉无力，通常对胆碱酯酶抑制剂和免疫抑制剂治疗反应良好。而 MuSK-Ab 阳性的患者更倾向于表现为颈肩部和呼吸肌无力，对传统药物的治疗反应性较差。

4. MG 患者的治疗前评估

胆碱酯酶抑制剂、糖皮质激素以及其他非激素类免疫抑制剂可能会影响患者的血压、血糖、骨质代谢、肝肾功能、造血系统等，导致一系列并发症。胆碱酯酶抑制剂可通过提高乙酰胆碱的水平降低血压，促进胰岛素的释放，降低血糖，而免疫抑制剂的使用可能会升高血压、血糖，导致新发高血压、糖尿病或加重已有的疾病，因此在用药前以及整个治疗过程中，要定期监测患者的血压、血糖水平，以降低患者发生低血压、低血糖或者高血压、高血糖的风险。胆碱酯酶抑制剂和免疫抑制剂均会影响患者的肝肾功能，尤其是免疫抑制剂还会影响人体造血系统，诱发骨髓抑制，因此用药前评估肝肾功能及血常规至关重要。糖皮质激素的使用会影响骨代谢，导致骨量减少和骨质疏松，进而增加患者，尤其是中老年患者骨折风险。用药前检测骨密度可以帮助评估患者的骨健康状况，进一步选择适当的治疗方案，最大程度地降低骨折的发生率。因此，对于 MG 患者来说，定期监测骨密度可以提高患者的生活质量。

（二）MG 严重程度及治疗效果的评估

在 MG 的治疗过程中，为评估 MG 患者病情的严重程度和治疗效果，通常会使用美国重症肌无力基金会推荐的 MG 定量评分（quantitative myasthenia gravis score，QMGs）和 MG-ADL 量表（myasthenia gravis activities of daily living，MG-ADL）来更加细致地评估患者的临床情况。QMG 量表是用于评估 MG 患者病情严重程度的常用工具，该量表包括 13 个项目，每个项目都以 0~3 分为等级，总分范围为 0~39 分。QMG 评分涵盖了眼部、口唇、延髓、颈部和四肢等肌肉群的功能状态。通过 QMG 评分量表，可以确定患者的肌肉无力和疲劳症状的严重程度，并据此决定治疗方案或调整药物剂量。ADL 评分量表则是用于评估 MG 患者日常生活能力和独立性的工具，该量表包括 8 个生活自理项目，如进食、洗脸等，每个项目得分为 0~3 分，总分范围为 0~24 分。通过 ADL 评分量表，可以确定患者在日常生活中需要何种程度的帮助和监护，并据此给予必要的康复和支持措施。同时症状和体征评估作为最基础的评估项目，需要通过对患者的仔细观察和询问来确定其症状和体征。规律、体系化评分，以及结合患者自身描述的症状及体征，有助于更全面地了解 MG 患者的病情和康复情况，从而调整治疗方案。

（三）药物反应及安全性评估

胆碱酯酶抑制剂作为 MG 患者基础治疗药物，应根据病情联合使用激素及其他非激素类免疫抑制剂。在使用胆碱酯酶抑制剂期间，应根据 MG 患者的临床评估结果调整药量，同时应询问患者是否有流涎、恶心、腹泻、心动过缓等症状。

目前，糖皮质激素仍是 MG 治疗的一线用药，主要包括口服的醋酸泼尼松和甲泼尼龙，然而在激素使用早期，40%~50% 的患者会出现一过性加重，并且长期使用激素可能引起体重增加、血糖升高、股骨头坏死、骨质疏松、消化道症状等不良反应。因此，常规使用抑酸类药物，及时补充钙剂，定期监测血糖、骨密度都有助于预防并发症的发生。

由于激素的不良反应较多，临床上常将非激素类免疫抑制剂与糖皮质激素联合使用，以达到尽早减停激素的目的，常用的非激素类免疫抑制剂包括硫唑嘌呤、他克莫司、吗替麦考酚酯等。非激素类免疫抑制剂在使用过程中会影响肝肾功能及骨髓功能，因此需要定期监测肝肾功能及血常规。

通常初次服用 AZA 的患者，应在服药后第 1 个月每周监测肝、肾功能及血常规，服药后 2~6 个月，每月监测肝、肾功能及血常规；此后与其他非激素类免疫抑制剂相同，每 3 个月定期复查肝、肾功能及血常规，且早期检测硫代嘌呤甲基转移酶（thiopurinemethyltransferase）表型或者基因型可以用于应对服用 AZA 过程中白细胞减少的情况。非激素类免疫抑制剂是通过抑制免疫反应达到治疗目的，药物过量或者不足，都会影响其治疗效果。通过定期评估血药浓度，及时调整剂量，保证药物在有效浓度范围内使用，可以提高疗效。

四、总结

目前 MG 仍无法完全治愈，但通过合理治疗，可以使患者长期保持稳定状态。因此，应将 MG 按照慢性疾病进行全程管理，建立规范化的肌无力随访评估体系。通过科学、规律的临床评估，为患者提供更为合理的个性化治疗方案，以减少长期治疗的不良反应，最大化减少药物剂量，同时减少症状波动，维持疾病稳态。

第二节　重症肌无力的预后及预测模型的研究

一、概述

MG 的临床病程随着时间逐渐变化，自发缓解较少见，大多数患者均需要药物干预。了解 MG 预后的发展演变及研究手段，对于优化 MG 的管理具有重要的意义。在使用免疫抑制剂及胸腺切除术作为治疗手段之前，MG 的预后较差，MG 危象的发生率和病死率较高。1915—1934 年，70% 的 MG 患者死于呼吸衰竭或肺炎，患者一般在诊断为 MG 后 1~2 年死亡。随着第一个 MG 治疗药物胆碱酯酶抑制剂获批，MG 病死率降低至 30%；1965 年引入正压通气后，其病死率降低至 15% 以下；1966 年后，将类固醇皮质激素作为治疗手段，MG 的病死率降低至 10% 以下；1969 年后，随着硫唑嘌呤、血浆置换及静脉注射 IVIG 的应用，其病死率降低至 6% 以下。近年来，随着 MG 领域内几项高质量的 RCT 研究结果，MG 循证医学治疗的格局也发生了巨变，2016 年，MGTX 研究为胸腺切除在非胸腺瘤 MG 治疗中的有效性提供了 I 级证据。依库珠单抗及艾加莫德分别于 2017、2021 年相继被美国 FDA 批准用于成人 GMG，MG 患者有了更多的治疗选择，其预后也得到了极大的改善。预测模型作为一种科学的研究手段，在 MG 的预后研究领域中得到了一定的应用，本节就 MG 的预后及预测模型研究做一概述。

二、不同分型 MG 患者的预后各不相同

MG 是一种异质性较大的疾病，以临床特点和血清抗体为基础的亚组分类对 MG 的个体化治疗和预后评估具有重要的指导意义，了解不同分型 MG 患者的预后对其治疗选择和临床管理具有较大的帮助。

（一）基于受累肌群分组的预后

根据首发症状，可以将 MG 分为 OMG 和 GMG。

1. OMG

OMG 总体预后良好，胆碱酯酶抑制剂可作为 OMG 的对症治疗，短期激素结合长期免疫抑制剂治疗可使多数 OMG 患者获得充分缓解，OMG 患者应用胸腺切除术治疗虽存在一定争议，但已有部分报道显示其有一定疗效。然而，成年人 OMG 患者容易在眼肌症状出现 2 年内向全身型转化，亚裔人群 2 年自然转化率为 23%~31%，低于西方人群 50%~80%，早期免疫抑制治疗可能减少 OMG 的继发转化。

2. GMG

GMG 患者一般经历 3 个阶段：活跃期表现为肌无力症状交替性复发和缓解过程，持续时间约为 7 年；非活跃期表现为肌无力症状少有波动，持续约 10 年；终末期肌无力症状对药物治疗不敏感。GMG 一旦累及呼吸肌，患者会出现呼吸困难，需要气管插管和呼吸机辅助通气，称为 MG 危象，是 MG 致死的主要原因。在广泛应用免疫抑制药物治疗之前，GMG 患者的病

死率高达 30%，随着机械通气、重症监护技术及靶向免疫治疗药物的发展，目前病死率已降至 5% 以下。

（二）基于发病年龄分组的预后

根据发病年龄，可以将 MG 分为 JMG（发病年龄<18 岁）、EOMG（发病年龄≥18 且<50 岁）、LOMG（发病年龄≥50 且<65 岁）和 VLOMG（发病年龄≥65 岁）。

1. 青少年重症肌无力（JMG）

中国儿童及青少年以 OMG 为主，很少向全身型转化，部分儿童及青少年 OMG 可能会自行缓解。2016 版国际指南推荐以胆碱酯酶抑制剂作为起始治疗，未达到治疗目标时再采用免疫治疗。此外，儿童使用激素存在特殊风险，包括生长发育迟缓、骨矿化不良、感染风险等，在长程使用激素时，应使用最低有效剂量。

2. EOMG

女性发病略多于男性，常合并胸腺增生，胸腺切除可获益。

3. LOMG

男性发病略多于女性，胸腺萎缩多见，少数伴胸腺增生的患者胸腺切除可能获益。

4. VLOMG

随着检测手段的提高及人口老龄化加重，VLOMG 的发病率逐渐增加，中国流行病学数据显示，70~74 岁年龄组人群发病率最高。因此，近年来 VLOMG 成为研究热点。一项来自中国的大型横断面研究表明，与 EOMG 和 LOMG 患者相比，VLOMG 患者达到最小临床表现（minimal manifestation status，MMS）或更好状态的患者比例较低，与 MG 相关死亡的患者比例较高，并且在最后一次随访时其 MMS 或更好状态的维持时间更短，该组患者使用免疫抑制剂患者的比例较低可能与其预后不良有关。然而，另一项西班牙研究表明，尽管 VLOMG 患者在发病时可能会出现危及生命的事件，但经过及时诊断和治疗后，他们会在较少使用免疫抑制剂的情况下获得良好的预后。未来应当进一步开展大样本研究，以评估 MG 患者不同年龄分组的预后。

（三）基于血清学分组的 MG 预后

不同抗体亚型的 MG 具有不同的预后特点及治疗反应，根据血清学特征，可以将 MG 分为 AChR-MG、MuSK-MG、LRP4-MG 及 SNMG。

1. MuSK-MG

主要以女性为主，以延髓肌群、颈部肌肉及呼吸肌受累较为常见，许多 MuSK-MG 对胆碱酯酶抑制剂反应差，在常规剂量下容易出现副作用。MuSK-MG 对激素和其他免疫抑制剂反应较好，对 PE 反应更好，对 IVIG 疗效可能不佳。对于起始免疫治疗效果不佳的患者，RTX 可以作为早期治疗选择，胸腺切除不能获益。

2. LRP4-MG

在 7%~33% 的 AChR、MuSK 抗体阴性 MG 患者中可检测出 LRP4 抗体，关于 LRP4-MG 报道较少，不同研究对其临床特征的描述差异较大。有研究表明，LRP4-MG 以女性较为常见，约 20% 的患者超过 2 年症状仍局限于眼肌，其他研究表明 LRP4-MG 以 GMG 为主，且病情较抗体阴性患者更重，但对常规免疫治疗均反应良好。目前研究尚未发现 LRP4-MG 伴有胸腺异常。

3. SNMG

极少数患者的血清不能检测到上述抗体，称为 SNMG。在 SNMG 中，一些患者具有针对 AChR、MuSK 或 LRP4 抗原靶标的低亲和力抗体或低浓度抗体，常规检测手段无法检测到。在抗体阴性的 GMG 亚组中，低亲和力抗体占 20%~50%。一些 MG 患者可能存在针对突触后膜中尚未确定抗原的致病性抗体，在未检测到特异性自身抗体的患者中，诊断更具挑战性，其预后有待进一步研究。

三、评价 MG 预后的指标

（一）MGFA-PIS

MGFA-干预后状态（Myasthenia Gravis Foundation of America-Postintervention Status，MGFA-PIS）旨在评估患者在接受 MG 治疗后对疾病状态的影响，可以用于临床试验的结局判定，同时也适用于在临床工作中对患者疾病状态的评估。根据《中国重症肌无力诊断和治疗指南（2020版）》，MG的治疗目标为 MGFA-PIS 达到 MMS 或更好状态，且治疗不良事件通用术语标准（common terminology criteria for adverse events，CTCAE）≤1级。然而，在临床应用过程中，MGFA-PIS 存在一些值得思考的问题：①对于改善（improved）和恶化（worse）没有明确的定义，例如 MG 日常活动量表（MG-specific activities of daily living，MG-ADL）或 QMGs 增加或减少多少分。②在评估 MGFA-PIS 时，评估的时间点并不明确，例如初次就诊、上次就诊或者是有史以来最差/最好状态时的就诊。③MGFA-PIS 中的某些指标，例如药物缓解（pharmacologic remission，PR）定义为至少1年无肌无力的症状或体征，需通过服药达到上述状态（胆碱酯酶抑制剂除外），该状态并不适用于大多数在较短时间内评估治疗效果的干预性研究。除此之外，改善和恶化状态是临床医生对于患者症状变化的整体印象，在临床试验中如果评估了 MG-ADL 或 QMGs 等定量指标，改善和恶化状态是没有应用价值的。除 MMS 之外，在近期的几项 MG 随机对照试验中，采用了最小症状表现（minimal symptom expression，MSE）MG-ADL 评分为0分或1分作为结局指标的一种。因此，在评估预后的临床试验中，不推荐完全使用 MGFA-PIS 作为结局指标，应当结合其他指标，进行综合判定。

（二）MG-ADL

MG-ADL 由8个项目组成，基于患者的报告进行结果测量，用于评估 MG 特异性症状及其对日常活动的影响（表6-1）。MG-ADL 是临床试验中一个常见的主要结局指标，对于症状的变化其可能比 QMGs 更为敏感。在近期的临床试验中，MG-ADL 得到了不同程度的规范化，但是由于患者是在没有任何临床医生干预的情况下完成量表，导致其缺乏统一的标准。此外，MG-ADL 存在的其他问题包括评估的时间不统一（例如7天或14天）以及患者如何在指定的时间段内总结其症状。近期在 *Neurology* 杂志上发表的文章推荐应当将时间定为在测评量表时7天内的整体情况，并在患者首次进行评估时进行培训。选择这一时间节点的原因可能是因为患者可以进行更好的症状回忆，避免发生回顾偏倚，其次可以用于评估短时间内的治疗反应。

表 6-1 重症肌无力日常生活量表（MG-ADL）

检测项目	正常 0 分	轻度 1 分	中度 2 分	重度 3 分
言语	正常	间断含糊或鼻音	持续含糊或鼻音，可听清	不能听清的言语
咀嚼	正常	硬食疲劳	软食疲劳	胃管
吞咽	正常	很少发生呛咳或吞咽困难	经常发生吞咽困难或改变饮食	胃管
呼吸	正常	活动时气短	安静时气短	呼吸机
刷牙、梳头动作	正常	不需要间断休息	需要间断休息	不能完成
站立起身动作	正常	有时需要上肢辅助	通常需要上肢辅助	需要别人帮助
眼睑下垂	正常	不是每天出现	每天出现但不持续	持续存在
复视	正常	不是每天出现	每天出现但不持续	持续存在

（三）QMGs

QMGs 是由临床医生对眼肌、延髓肌、呼吸肌、四肢肌肉和颈部肌肉的力量和疲劳程度的评估（表 6-2）。需要准备相关的器材和设备。在目前所有的结局测量指标中，QMGs 主要关注的是患者力量的可变性。目前存在的问题是如何对因非 MG 因素而无法完成的项目进行评分。患者的其他症状有时可能会限制某些项目的实施，包括限制四肢力量的评定（例如，受颈椎/肩部/腰椎/髋部疼痛限制的上、下肢抬起困难）。由于目前尚没有解决方案，建议患者在评估当天进行其他症状的治疗。此外，应当注明最后一次胆碱酯酶抑制剂的使用时间、患者的左右利手情况、评估者的签名，以及由于非 MG 相关原因未对相应项目进行测试的具体原因。

表 6-2 QMGs 量表

检查项目	正常 0 分	轻度 1 分	中度 2 分	重度 3 分
左右侧视出现复视/s	≥61	11~60	1~10	自发
上视出现眼睑下垂/s	≥61	11~60	1~10	自发
面部肌肉	睑裂正常	闭合完全（抵抗部分阻力）	闭合完全（不能抵抗阻力）	闭合不完全

续表

检查项目	正常 0 分	轻度 1 分	中度 2 分	重度 3 分
吞咽 100ml 水	正常	轻度呛咳	严重呛咳或鼻腔反流	不能完成
数数 1~50（出现构音障碍）	无构音障碍	30~49	10~29	0~9
坐位右上肢抬起（90°）/s	240	90~239	10~89	0~9
坐位左上肢抬起（90°）/s	240	90~239	10~89	0~9
肺活量/% 预计值	≥80	65~79	50~64	<50
右手握力/kgW				
男性	≥45	15~44	5~14	0~4
女性	≥30	10~29	5~9	0~4
左手握力/kgW				
男性	≥35	15~34	5~14	0~4
女性	≥25	10~24	5~9	0~4
平卧位抬头（45°）/s	120	30~119	1~29	0
平卧位右下肢抬起（45°）/s	100	31~99	1~30	0
平卧位左下肢抬起（45°）/s	100	31~99	1~30	0

（四）MGC

MGC 综合评估了 MG-ADL、QMGs 和 MMT（MG-Manual Muscle Test）的 MG 特异性症状和检查结果，其由 10 个加权项目组成。MGC 的不确定性包括受试者的正确定位以及如何对症状进行分级（轻度、中度和重度）。存在的其他问题包括：是否需要重复测量某些在其他量表中已经评定过的指标（例如 QMG 中的复视）；评分者是否需要是神经科医生；如何对由于 MG 或非 MG 原因而不能执行的项目进行评分。

（五）MGII（MG Impairment Index）

MGII 通过患者自评（22 项）和客观的临床检查（6 项）共同评估 MG 特异性症状。其评估眼部肌群、延髓肌群、呼吸肌群和四肢肌群。在评估时应当指示患者只考虑与 MG 相关的症状，由临床医生评定的项目（手臂耐力、腿部耐力、颈部耐力）其规则和 QMGs 相同，包括患者定位，目前尚不确定其是否适合远程医疗评估。在多种情况下，QMGs 与 MGII 在同一次就诊时进行评估，需要根据 QMGs 的评分对 MGII 进行判定。

（六）MG-QOL15r

MG-QOL15r 是由 15 个项目组成的患者自评结局的测量方法，评估涉及患者受 MG 影响的身体、心理和社会情况，修订版将每个项目的回答次数从 4 次减少到 3 次，已得到验证并投入使用。MG-QOL15r 存在的问题包括评估时间的选择（1 周、2 周，或其他时间段等），患者的自我管理和研究团队管理，以及是否需要对难以在一个项目的两个分数之间作出决定以获得更高分数的受试者的指导。近期在 *Neurology* 杂志上发表的文章推荐将患者的评估时间定为 4 周。

四、影响 MG 的预后因素及预测模型研究

近年来，随着机器学习和数据挖掘技术的发展，人工智能、大数据分析日新月异，其在医学领域中的应用得到了飞速发展，越来越多的研究人员开始尝试使用这些技术来构建 MG 的预后模型，这些模型可以帮助医生更好地理解 MG 患者的疾病状况并预测其预后，本节就影响 MG 的预后因素及预测模型研究进行概述。

（一）OMG 发生全身型转化的预测模型研究

上述章节中提到 OMG 和 GMG 的预后有所不同，OMG 患者一旦发生全身型转化，可能会出现肢体无力和吞咽困难，严重影响患者的日常生活。严重时累及呼吸肌可能会危及生命。预防 OMG 向 GMG 转化对其预后至关重要。然而，并非所有 OMG 患者都会转化为 GMG，尽管研究表明早期进行免疫抑制治疗和胸腺切除可以降低 OMG 发生全身型转化的风险，但是部分患者在不使用免疫抑制剂的情况下也不会发生全身型转化，并且长期使用免疫抑制剂，尤其是激素，会产生各种不良反应，包括股骨头坏死、消化性溃疡、糖尿病、高血压、青光眼、白内障和机会性感染等，进而增加患

者的疾病负担。因此，筛选 OMG 转化为 GMG 的风险因素并开发预测模型有助于对具有高转化风险的患者进行早期识别，避免低风险组的患者承担高风险治疗，对高风险组的患者进行及时预判并启动相应治疗，降低其发生 GMG 转化的概率，进而改善 OMG 患者的预后。2022 年，Ruan 等开发和验证了 OMG 在一两年内向 GMG 转化的预测模型。同期，Li 等建立了 OMG 在发病后 6 个月内向 GMG 转化的预测模型。2023 年，Bi 等开发了一种新的预测列线图和基于网络的生存计算器，在预测成年 OMG 患者的长期无转化生存率方面显示出良好的适用性和准确性。然而，以上研究均有其限制性，未来应当进一步开展大样本研究，并进行外部验证，以提高模型的外推性。

（二）胸腺切除相关的预测模型研究

胸腺切除术被认为是 MG 的有效治疗手段，然而，非胸腺瘤 MG 能否从胸腺切除中获益这一问题争议了 40 余年，直到 2016 年《新英格兰医学杂志》发表了首个关于胸腺切除治疗 MG 的全球多中心随机对照研究，研究现实，胸腺切除联合泼尼松能够改善非胸腺瘤 AChR-GMG 的预后并减少泼尼松的剂量，为胸腺切除在非胸腺瘤 MG 治疗的有效性提供了 I 级证据。然而，胸腺切除在 MG 治疗中仍存在很多争议及未解决问题，包括获益人群、最佳手术时间、手术方式的选择以及胸腺切除在不同 MG 亚组中的疗效等。此外，关于 MG 患者术后发生危象或加重的预测因素也是关注的热点。

目前，围绕胸腺切除术开展了一些预测模型相关的研究。Cheng 等开发了胸腺切除术后胸腺瘤复发患者的 MG 加重的预测模型，指导临床医生选择 MG 患者的术后治疗。Wei 等开发了胸腺切除术后发生 MG 危象的预测模型。Ruan 等开发并内部验证了胸腺切除术后 30 天内发生 MG 危象的预测模型，该预测模型可以在一定程度上筛选术后危象风险较高的患者，并辅助临床医生确定最佳手术时间。Du 等探索了胸腺瘤-MG 患者胸腺切除术后长时间通气的危险因素，并构建了列线图作为预测工具。以上预测工具为胸外科医生实施临床决策提供了一定的帮助。

（三）MG 预后相关的预测模型研究

MG 的预后因素包括年龄、性别、病程、病情严重程度和治疗反应等，不同的预后因素可能会影响患者的预后和治疗方案。对 MG 患者进行预后评估可以帮助医生更好地了解患者的疾病状况并精准地评估其预后，从而制订更有效的治疗方案。目前，研究正在努力开发各种基于机器学习和统计学的 MG 预测模型，其中一些模型使用临床和血清学数据作为预测指标。Zhao 等开发和验证了评估 AChR-GMG 患者短期预后的预测模型，Chen 等探索了 AChR-GMG 患者急性加重的风险因素，并开发了相应的预测模型。未来应当进一步在这一领域进行探索，开发出不同亚组分型 MG 患者预后的预测模型，补充这一领域的空白。

五、总结与展望

随着免疫抑制剂的应用，尤其是针对不同靶点的靶向免疫抑制剂的开发和投入，不用亚组分型的 MG 患者，包括难治性 MG 患者，将有更多的治疗选择，MG 危象发生率、复发率、病死率将会进一步降低，MG 患者的预后将会得到较大程度的改善。因此，MG 的预后及预测模型研究将会是一个高速发展的领域，未来还有许多潜在的研究方向和挑战。随着研究技术的提高，期待更准确、更有效的预测 MG 预后模型的开发，从而更好地帮助医生和患者制订个性化的治疗方案。

第三节　重症肌无力的慢病管理体系

MG 是一种慢性自身免疫病，其治疗目标是诱导缓解或达到微小状态（minimal manifestation status，MMS）或更好状态，治疗相关副作用不良事件 CTCAE≤1 级。大多数 MG 患者在病程中某一阶段需要接受长期免疫治疗以维持病情稳定，甚至可能需要一直持续治疗。研究发现，实施有效管理，避免危险因素，可以明显降低 MG 的复发率，提高患者生活质量。慢性病管理（chronic disease management，CDM）是基于临床医生的治疗策略基础上，关注患者的个体管理，强调对疾病的长期规范管理。临床治疗 MG 不仅要关注急性发作期的治疗，更应该注重维持期的疾病管理，建立完备的慢病管理体系。因此，探讨建立一套科学、完备、便捷的 MG 慢病管理体系，具有重要的意义。

一、MG 管理的现状及困境

长期以来，医生比较重视 MG 急性症状的治疗，然而，其可能延长的病程仍然被忽视。在许多 MG 患者中，即使发病后经过规范化治疗，症状得到改善，但很快又会再次受到疾病复发或药物相关不良事件的困扰。以下是几种常见的原因：①由于症状缓解而早期停药导致复发；②未定期监测用药安全性造成不良事件；③长期使用糖皮质激素和免疫抑制药物引起的其他慢性疾病；④不明原因的疾病复发。如何延长 MG 患者症状复发时间，阻止病程进展，提高药物特异性，减少药物不良反应，提高患者依从性仍是广大医务人员面临的重大难题。

随着病情的延长和波动，MG 患者常对自己的治疗周期感到困惑。"我应该吃多少药，吃多长时间？""我在日常生活中应该注意什么？""我可以做体育锻炼吗？""我什么时候可以去上班？""为什么我的睡眠越来越差？"很多MG患者在从事娱乐或工作等社会活动时受到限制，表现出抑郁、焦虑、社交隐居和挫败感。因此，临床治疗 MG 不仅关注急性发作期的治疗，还应包括 MG 的长期疾病管理，并以提高生活质量和心理健康为目标，建立完备的慢病管理体系。

二、CDM

CDM 是指对慢性非传染性疾病极其危险因素进行定期持续的检测、评估和综合干预的医疗行为和管理过程，主要内容包括慢病早期筛查、慢性病风险预测、早期预警和综合干预，以及对患者群体的综合管理、对 CDM 效果的评价，以达到促进健康、延缓慢病进程、减少并发症、降低伤残率、提高生活质量并降低医药费用的科学管理模式。国外对慢性病的防控管理研究起步较早，最早由美国学者 Wagner EH 提出，基于患者、医务工作者和医疗政策的共同干预，需要六个要素：社区资源和政策支持；卫生系统；

临床信息系统的数据管理；医疗服务提供系统的设计（团队成员任务，随访计划制订；共同决策；患者自我管理）。目前已有一些基本的参考模型，以帮助医务人员制订 CDM 计划，包括慢性病护理模型（CCM），改善慢性病护理（ICIC）和慢性病创新照护框架（ICCC），斯坦福模型（SM）和基于社区的过渡模型（CBTM）等。Wagner EH 等开发的慢性病护理模型和 WHO 提出的慢性病创新照护框架已在国际上得到广泛应用。

2010 年，卫生部办公厅《慢性非传染性疾病综合防控示范区工作指导方案》和 2017 年国务院办公厅《中国慢性病防治工作规划（2017—2025年）》等系列文件的印发，标志着中国慢性病管理工作进入了国家健康战略。近年来，中国在试点省市开展了慢性病防控管理工作，已取得显著成效，逐步形成了具有中国特色的慢性病防控体系。然而，中国在慢性病防控管理中依然存在诸多挑战，如中国人口众多且老龄化严重，卫生资源配置不均，人才队伍缺乏，政府主导、多部门协作、专业机构支撑、全社会参与的防控网络尚未形成等。

三、开展 MG 管理的重点内容

CDM 是指医护人员及药师等为患者提供全面的、连续的、主动的管理，促进患者康复的一种科学的管理模式。在 MG 的 CDM 内容上，目前还没有普适的标准流程，但可借鉴其他慢性疾病的成功经验，例如四川大学华西医院提出，医院建立 CDM 的规范化服务流程如下：①建立健康档案，自患者发现自己的病情起，通过疾病诊断分类管理系统进行随访，到专业医生对结果进行评估；②开展医院治疗、药物治疗和心理辅导；③出院后日常监测患者身体状况。CDM 需要组织管理、医疗服务与支持、患者自我管理、社区联盟、管理信息系统等多维度协调。

四、构建全方位医疗保健模式

随着国家慢病管理政策的调整与变化，目前医院-社区-个人的分级管理运用较为普遍。将慢性病纳入系统的管理体系，包括疾病的预防、诊断、治疗、康复等，利于疾病复发，提高患者生活质量。在该体系中，社区医护人员承担枢纽作用，对上接受高水平医院的技术培训，更好地为患者服务；对下则及时搜集整理患者信息，建立档案，并定期组织病情监测、饮食管理、药物治疗、并发症防治等健康教育讲座活动，提高 CDM 和患者自我管理能力。也有将家庭纳入 CDM 体系的做法，构建医院-社区-家庭-个人的四级管理模式，以强化患者的心理干预和加大家庭支持力度，提高管理成效。

随着计算机网络技术和通信技术的发展，近期研究显示，医生与患者之间基于医疗设备传输的电子信息交流的卫生保健模式（ubiquitous health-care，UHC）能显著提高慢性疾病患者的依从性和治疗效果。随着 5G 时代及人工智能的不断发展，数据处理等问题将得以解决，可以通过人工智能筛选高危人群，评估并发症发生率及治疗效果等。已有研究建议，应该利用人工智能来开发数据驱动的 MG 管理决策支持平台，可用于不良事件监测、疾病教育、长期管理以及各种数据收集和分析。

在建立用药安全和不良事件监测体系方面，免疫抑制药物的长期治疗对大多数 MG 患者至关重要，但泼尼松龙的累积暴露剂量与不良反应的风险增加有关，包括肥胖、骨质疏松症、糖代谢异常和感染，应严格监测最初几个月免疫抑制治疗引起的相关不良事件，如白细胞减少、血小板计数减少、肝功能障碍（尤其是硫唑嘌呤治疗）或肾功能不全（环孢素治疗更常见）。通过数字化管理平台，有效利用人工智能技术，可以定期向患者发送药品安全监测提醒，实时处理获取的监测数据，向患者和医生预警异常数据，实现治疗远程监控。MG 的远程管理对于有旅行困难的老年患者，或在偏远地区，或在大流行期间等医疗机构不容易到达的时期可能非常有用。未来，借鉴人工智能在其他 CDM 中的成功经验，开发具有教育、管理、社交、研究数据获取等功能的 MG 数字化管理平台是不可阻挡的趋势。

五、指导 MG 患者的自我管理

患者自我管理是 MG 终身治疗的重要组成部分，肌无力症状恶化的因素包括情绪不稳定、全身性疾病（尤其是病毒性呼吸道感染）、甲状腺功能减退或甲状腺功能亢进、妊娠、月经周期、使用影响神经肌肉传递的药物和发热等，因此，重要的是要让患者了解这些可能的触发因素。在大多数患者中，没有确定诱发因素，但在少数患者中，疾病似乎与病毒或细菌呼吸道或其他感染（4%），情绪压力（4%），身体创伤（3%），甲状腺功能亢进（2%）或甲状腺激素（1%），手术程序特别是甲状腺切除术（1%），怀孕或分娩（1%），过敏反应（1%）或暴露于奎尼丁、普鲁卡因胺、青霉胺、氨基糖苷类或其他抗生素（1%）有关。所以规避 MG 诱发因素，关注患者的个体管理尤为重要，例如饮食的自我管理，正确的饮食习惯与规范的治疗措施相结合，可以提高患者生活质量，降低疾病复发率。根据年龄、性别、身高、体重和活动水平控制体重，低脂食物、蛋白、良好碳水化合物和热量摄入，低钠饮食，减轻水肿、呼吸和其他健康问题，因此，使用类固醇药物的患者尤其重要，因为其会引起继发的液体潴留，通常在开始糖皮质激素治疗前、后需定期测量骨密度，所有患者都应考虑补充钙和维生素 D，适当时给予双膦酸盐治疗。

（一）运动的自我管理

患者应向医生咨询运动限制，尤其是长期久坐、超重合并慢性疾病的患者。随着身体的不断恢复，逐渐开始缓慢增加活动强度和持续时间。传统上，人们认为体育训练/运动加重了 MG 患者的症状。然而，目前普遍的观点支持 MG 患者可以从体育锻炼中获益，其证据来自少数的体育锻炼临床试验。在 Rahbek 等的分层研究中，患者被随机分配到有氧训练（AT）组和渐进性阻力训练（RT）组，为期 8 周，初步结果显示，MG 患者在规定的时间内（即 8 周）对两种物理干预均具有良好的耐受性；次要结果显示，与AT 组相比，RT 组肌肉力量和功能能力有所改善。Westerberg 等的一项前瞻性研究对 MG 患者进行了为期 12 周，每周两次的 AT 和 RT 锻炼，虽然该研究没有报告肌肉力量增加，但患者在 6 分钟步行测试和 30 秒坐立测试等体能测试中的表现明显更好。另一项研究，采用病例对照方法对稳定期 MG 患者进行为期 8 周的呼吸训练，包括膈呼吸和闭口呼吸训练，与对照组和个体基线值相比，患者的呼吸肌耐力、最大吸气和呼气压力以及胸廓活动度均有所改善。

（二）情绪的自我管理

压力会加重 MG 的症状，一方面，来自 MG 对身体形象的影响，如面临眼睑下垂、面具样面部表情、胸腺切除手术瘢痕和皮质类固醇治疗相关变化等，这些变化可能会令患者感到沮丧和尴尬，降低自信心，产生病耻感，大多数 MG 患者在从事社交活动（如娱乐或工作）时经常受到限制，表现为一定程度的抑郁、焦虑、社交隐居和沮丧，评估与患者身体形象相关的感觉有助于制订治疗方案。另一方面，来自 MG 疾病本身，患者可能遇到与呼吸、吞咽和吐词不清等相关问题，由此带来更大的恐惧，日常活动受限会使重症肌无力患者的生活方式发生重大变化。在整个病程中，患者可能会发现自己需要步行辅助器具或日常生活活动的自适应设备。物理和职业治疗师可以帮助评估这些需求，并帮助获得必要的设备。此外，渐进性放松、瑜伽、深呼吸、体力活动、可视化、充分休息和适当的营养有助于减轻压力，心理咨询也可能受益。

（三）感染控制和健康维护

保持良好卫生习惯，避免接触大量人群和患有上呼吸道感染或其他传染性疾病的个体。根据医疗保健提供者的建议，实施必要的免疫接种。免疫接种的时间很重要，尤其是在患者使用免疫抑制的情况下，应与治疗医生讨论，当怀疑感染时，患者应立即就医。

（四）用药指南

患者应保留当前用药卡片/列表，多种药物与 MG 恶化相关，患者应慎用，仅在主治医师权衡利弊明确必要时方可使用。

六、小结及展望

随着免疫抑制治疗在 MG 的广泛应用，绝大部分患者的预后得到了明显改善，肌无力危象的发生率和病死率明显降低。目前，MG 管理需要更加关注病情对身心健康的影响，对其家庭或护理人员的影响，以及 MG 相关疗法对其整体健康的不良影响，以期使患者获得更好的生活。就 MG 管理体系而

言，精心设计和适当使用的信息学基础设施可以有力地支持慢病管理，MG
患者可以通过获得循证信息、干预措施，并加强与医护人员的沟通，更好
地管理自己的健康和医疗疾病干预。

　　加强 MG 的慢病管理体系建设，建立多元化的疾病预防、诊断、治疗、
康复医疗服务体系，在改善就医体验、提升患者满意度的同时，能有效地
推动慢病管理事业的发展，造福人民与社会，推进健康中国建设。

参考文献

［1］GILHUS N E. Myasthenia Gravis［J］. N Engl J Med, 2016, 375（26）: 2570-2581.

［2］中国免疫学会神经免疫分会. 中国重症肌无力诊断和治疗指南（2020 版）［J］. 中国
神经免疫学和神经病学杂志, 2021, 28（1）: 1-12.

［3］WOLFE G I, KAMINSKI H J, ABAN I B, et al. Randomized Trial of Thymectomy in
Myasthenia Gravis［J］. N Engl J Med, 2016, 375（6）: 511-522.

［4］HOWARD J F JR, BRIL V, VU T, et al. Safety, efficacy, and tolerability of efgartigimod
in patients with generalised myasthenia gravis（ADAPT）: a multicentre, randomised,
placebo-controlled, phase 3 trial［J］. Lancet Neurol, 2021, 20（7）: 526-536.

［5］HOWARD J F JR, UTSUGISAWA K, BENATAR M, et al. Safety and efficacy of
eculizumab in anti-acetylcholine receptor antibody-positive refractory generalised myasthenia
gravis（REGAIN）: a phase 3, randomised, double-blind, placebo-controlled,
multicentre study［J］. Lancet Neurol, 2017, 16（12）: 976-986.

［6］HOWARD J F JR, BRESCH S, GENGE A, et al. Safety and efficacy of zilucoplan in
patients with generalised myasthenia gravis（RAISE）: a randomised, double-blind,
placebo-controlled, phase 3 study［J］. Lancet Neurol, 2023, 22（5）: 395-406.

［7］BRIL V, DRUŻDŻ A, GROSSKREUTZ J, et al. Safety and efficacy of Rozanolixizumab
in patients with generalised myasthenia gravis（MycarinG）: a randomised, double-blind,
placebo-controlled, adaptive phase 3 study［J］. Lancet Neurol, 2023, 22（5）: 383-
394.

［8］LI H, RUAN Z, GAO F, et al. Thymectomy and Risk of Generalization in Patients
with Ocular Myasthenia Gravis: A Multicenter Retrospective Cohort Study［J］.
Neurotherapeutics, 2021, 18（4）: 2449-2457.

［9］RUAN Z, GUO R, ZHOU H, et al. Association of immunosuppression treatment with
generalization among patients with ocular myasthenia gravis: A propensity score analysis
［J］. Eur J Neurol, 2022, 29（6）: 1805-1814.

［10］CHEN J S, TIAN D C, ZHANG C, et al. Incidence, mortality, and economic burden of myasthenia gravis in China: a nationwide population-based study [J]. Lancet Reg Health West Pac, 2020, 5: 100063.

[11] CORTÉS-VICENTE E, ÁLVAREZ-VELASCO R, SEGOVIA S, et al. Clinical and therapeutic features of myasthenia gravis in adults based on age at onset [J]. Neurology, 2020, 94 (11): e1171-e1180.

[12] RUAN Z, SUN C, LANG Y, et al. Development and Validation of a Nomogram for Predicting Generalization in Patients With Ocular Myasthenia Gravis [J]. Front Immunol, 2022, 13: 895007.

[13] LI F, ZHANG H, TAO Y, et al. Prediction of the generalization of myasthenia gravis with purely ocular symptoms at onset: a multivariable model development and validation [J]. Ther Adv Neurol Disord, 2022, 15: 17562864221104508.

[14] BI Z, CAO Y, GUI M, et al. Dynamic nomogram for predicting generalized conversion in adult-onset ocular myasthenia gravis [J]. Neurol Sci, 2023, 44 (4): 1383-1391.

[15] RUAN Z, SU Y, TANG Y, et al. Nomogram for predicting the risk of postoperative myasthenic crisis in patients with thymectomy [J]. Ann Clin Transl Neurol, 2023, 10 (4): 644-655.

[16] ZHAO R, WANG Y, HUAN X, et al. Nomogram for short-term outcome assessment in AChR subtype generalized myasthenia gravis [J]. J Transl Med, 2021, 19 (1): 285.

[17] CHEN J, LI S, FENG L, et al. Nomogram for the acute exacerbation of acetylcholine receptor antibody-positive generalized myasthenia gravis [J]. Neurol Sci, 2023, 44 (3): 1049-1057.

[18] ZHANG Y, YU H, DONG R, et al. Application Prospect of Artificial Intelligence in Rehabilitation and Management of Myasthenia Gravis [J]. Biomed Res Int, 2021, 2021: 5592472.

[19] ZHAO S, DU R, HE Y, et al. Elements of chronic disease management service system: an empirical study from large hospitals in China [J]. Sci Rep, 2022, 12 (1): 5693.

第七章

重症肌无力药物研发与注册

第一节　重症肌无力药物研发国际现状

对于大部分 MG 患者来说，对症治疗和非特异性免疫抑制治疗仍然是药物治疗的常规治疗手段。胆碱酯酶抑制剂（如溴吡斯的明）是最常用的症状性治疗药物，通常可以有效地缓解和改善肌肉收缩和力量。非特异性免疫抑制药物主要包括糖皮质激素类（如醋酸泼尼松和甲泼尼龙）和非激素类免疫抑制剂（如硫唑嘌呤、吗替麦考酚酯、他克莫司、环孢素、甲氨蝶呤）等，一般情况下可以改善基础免疫失调，有效地控制临床症状。

虽然上述药物为临床实践提供了多种选择，但由于 MG 患者的个体差异较大，仍然存在一定比例的患者对现有治疗药物不敏感，易出现症状复发、波动，甚至发生肌无力危象。此外，还有部分患者难以耐受现有药物的不良反应，或因存在使用禁忌和可及性问题等而无法得到充分治疗。MG 治疗领域仍存在亟待满足的临床需求。

随着对发病机制认识理解的提高以及药物研发水平的进步，以靶向免疫系统不同组分的生物制剂为代表的新型 MG 治疗药物近年来逐渐问世，并在研发阶段展现出了比常规治疗起效更快、安全性更优以及症状缓解效果持续更久等优点。

截至 2023 年 5 月 24 日，美国临床试验注册库平台可查询到 "myasthenia gravis" 相关临床试验共 183 项，其中药物相关临床试验 118 项，包括前述常规治疗药物和静脉注射 IVIG 24 项，其余均为新机制药物和已上市药物拓展 MG 适应证相关的试验。118 项试验中，处于 I 期及更早期研发阶段的试验共 13 项、II 期阶段 38 项、III 期阶段 54 项及 IV 期阶段 3 项，无明确期别的试验 10 项。

近年来，MG 治疗领域的在研药物中，除前述常规治疗药物和用于急性加重期治疗的静脉注射 IVIG 外，从作用机制来看，主要包括补体（C_5）靶向的药物、新生儿 Fc 受体（neonatal Fc receptor，FcRn）靶向药物、B 细胞和浆细胞定向疗法、细胞治疗药物和治疗性疫苗药物等。

一、补体靶向药物的研发情况

补体系统在乙酰胆碱受体抗体阳性 MG 患者的发病机制中发挥重要作用。因此，抑制补体 C5 裂解被视为 MG 药物研发的热门靶点。众多补体 C5 抑制剂中，依库珠单抗和雷夫利珠单抗研发进展最快。前者于 2017 年相继获得欧 EMA、美国 FDA 和日本医药品与医疗器械局（Pharmaceuticals and Medical Devices Agency，PMDA）批准，用于治疗 "AChR-abs 阳性难治性 GMG" "AChR-abs 阳性成人 GMG" 以及 "使用大剂量静脉注射 IVIG 或血浆置换无法充分控制症状的 GMG"；后者作为前者的长效版本，于 2022 年相继获得美国 FDA、日本 PMDA 和 EMA 批准，用于治疗 "AChR-abs 阳性的成人 GMG" "使用大剂量静脉注射 IVIG 或血浆置换术无法充分控制症状的 GMG" "AChR-abs 阳性成人 GMG 标准治疗基础上的补充治疗"。MG 治疗领域临床在研的其他补体 C5 靶向药物包括进入Ⅲ期临床试验阶段的全人源化 IgG_4 单克隆抗体 Pozelimab、小干扰 RNA（small interferring RNA，siRNA）药物 Cemidisiran、抗 C5-白蛋白结合双特异性抗体 Gefurulimab（ALXN1720）、合成多肽类药物 Zilucopan，以及尚在Ⅰ期临床试验阶段的亲和体药物 RLYB116 等。

除了靶向经典补体激活途径和各途径共同末端通路外，靶向补体激活替代途径的补体因子 D 抑制剂小分子药物 Vemircopan（ALXN2050）目前也在尝试开展用于治疗 GMG 的Ⅱ期临床研究（NCT05218096）。

此外，也有研究在关注靶向抑制其他参与 MAC 形成的补体组分，如眼镜蛇毒因子、可溶性补体受体 1 及补体 C6 抑制剂，但基本仍停留在临床前研发阶段。

二、FcRn 靶向药物的研发情况

FcRn 是一种广泛存在于人体组织中的结构类似于 MHC 的受体，通过选择性与 IgG 的 Fc 区段结合，可以在酸性条件下将被非特异性清除内化的 IgG 运回细胞表面使其免受溶酶的降解（IgG 再循环），延长 IgG 在体内的半衰期。因此，在治疗 MG 时，可以通过抑制 FcRn 与各种自身免疫性 IgG 抗体（如 AChR-abs、MuSK-abs、LRP4）的 Fc 区段结合来加速这些致病性 IgG 抗体的清除。而新型的 FcRn 抑制药物则主要为靶向 FcRn 单克隆抗体和片段抗体。其中，IgG_1 衍生片段抗体艾加莫德 α 已于 2021 和 2022 年接连被美国 FDA、日本 PMDA、EMA 批准用于"AChR-abs 阳性的成人 GMG""对类固醇或其他免疫抑制剂反应不充分的 GMG"和"AChR-abs 阳性成人 GMG 标准治疗基础上的补充治疗"。人源化单克隆抗体 Rozanolixizumab 也于 2023 年 1 月向美国 FDA 提出上市申请，拟用于治疗"AChR-abs 或 MuSK-abs 阳性的成人 GMG"，据悉该申请主要依据于一项该患者人群中开展的以重症肌无力-日常生活能力（Myasthenia Gravis Activities of Daily Living，MG-ADL）量表评分较基线期变化为主要终点的关键性Ⅲ期全球多中心临床试验（MycarinG 研究，NCT03971422）。其他 MG 领域临床在研的 FcRn 靶向药物还包括进入Ⅲ期临床试验阶段的全人源化 IgG_1 单克隆抗体巴托利单抗和 Nipocalimab。人源化 IgG_4 单克隆抗体 Orilanolimab（ALXN1830）治疗"GMG"的Ⅱ期临床试验由申办方决定终止，未再有新进展。

三、B 细胞和浆细胞定向疗法

B 细胞介导的自身免疫在 MG 的发病机制中扮演了重要角色。在 MG 患者中，由于免疫调节失衡，自身反应性 B 细胞大量活化增殖，进而产生了各种致病性自身免疫抗体。因此，在 MG 治疗领域也诞生了多种靶向 B 细胞和浆细胞的药物。

CD19 和 CD20 均为较特异的 B 细胞跨膜蛋白，前者在 B 细胞成熟的各个阶段均有表达，后者从前 B 细胞晚期阶段持续表达至浆细胞前阶段，两者均是靶向 B 细胞的热门靶点。目前全球范围内有多种抗 CD20 药物获批上市，但均未被批准用于治疗 MG，其中利妥昔单抗在 MG 治疗领域已经超说明书使用十余年，已积累了较多有效性证据，其用法已被写入国内外 MG 治疗指南，其余几种已上市的抗 CD20 药物，如奥法妥木单抗（Ofatumumab），也偶有超说明书用于难治性 GMG 的案例报道。第三代抗 CD20 药物中，MIL62 已获得批准在开展用于 GMG 的临床试验。全球范围内，获批上市的抗 CD19 药物包括伊奈利珠单抗（Inebilizuma）、抗体偶联药物 Loncastuximab tesirine、Tafasitamab 和贝林妥欧单抗（Blinatumomab）等，也均未被批准用于治疗 MG，仅伊奈利珠单抗正在开展用于治疗 AChR-abs 或 MuSK-abs 阳性 MG 患者的Ⅲ期全球多中心临床试验。与成熟 B 细胞相比，浆细胞最显著的特征是 CD38 与 CD138 共表达。CD38 是浆细胞表面表达的一种单链跨膜Ⅱ型糖蛋白，是近年来靶向浆细胞的热门靶点。目前因多发性骨髓瘤获批上市的两款抗 CD38 全人源化单克隆抗体中，迈泽妥单抗已在美国和欧洲开展用于 GMG 的Ⅱ期临床试验；达雷妥尤单抗（Daratumumab）也曾被尝试用于治疗 MG 个案。靶向 CD138 的药物目前均未进入较高临床研究阶段。

除特异性靶向细胞表面抗原外，也可通过靶向抗体分泌细胞内的蛋白酶体，引起细胞内错误折叠蛋白的积蓄，干扰细胞内的蛋白质稳态进而诱导细胞凋亡的策略来抑制自身免疫抗体的形成。根据这一策略，另一已获批上市多年的多发性骨髓瘤治疗药物，蛋白酶体抑制剂硼替佐米在德国开展了了用于治疗包括 MG 在内的自身免疫疾病的Ⅱ期概念验证研究（TAVAB研究，NCT02102594），遗憾的是该研究因招募困难而终止，且未能报告已入组受试者的治疗结果。

此外，还可以通过抑制促进自身反应性 B 细胞的分化、增殖和生存的细胞因子和相应信号通路来调控致病性抗体的生成。在 B 细胞滤泡中由滤泡树突状细胞和其他细胞产生的肿瘤坏死因子超家族成员—B 细胞刺激因子（B-cell activating factor，BAFF）可以结合未活化和刚刚活化的 B 细胞表面的 BAFF 受体和跨膜激活剂及钙调亲环素配体相互作用分子（transmembrane activator and calcium modulator and cyclophilin ligand interactor，TACI），以及浆细胞表面的 B 细胞成熟抗原（B-cell maturation antigen，BCMA），激活下游信号通路，进而促进相应细胞生存和存活。有证据显示，在 MG 患者中存在 BAFF 的高表达，提示 BAFF 和 BAFF 信号通路可能成为 MG 的潜在治疗靶点。目前尚无 BAFF 抑制剂获批用于 MG 治疗。已经获批上市用于 SLE 的泰它西普，是一种 TACI 的胞外特定可溶性部分与 IgG1 的 Fc 片段构建成的融合蛋白，可以通过与 BAFF 和另一 B 细胞共刺激因子增殖诱导配体（a proliferation-inducing ligand，APRIL）结合，阻断 B 细胞活化、增殖、分化等下游信号通路，该药物目前正在中国大陆开展一项以 MG-ADL 量表评分较基线期变化为主要终点的用于治疗 GMG 的 III 期临床试验（NCT05737160）。而另一获批用于 SLE 和狼疮性肾炎的抗 BAFF 单克隆抗体贝利尤单抗也曾在美国、欧洲、加拿大等国家和地区完成了 QMGs 较基线期改善作为主要终点的用于治疗 "AChR-abs 或 MuSK-abs 阳性 GMG 患者" 的临床 II 期试验（NCT01480596），但最终结果未达到预期。

CD40 是一种在抗原提呈细胞表面表达的 I 型跨膜蛋白，在 B 细胞发挥抗原提呈作用时，B 细胞表面的 CD40 可以与辅助性 T 细胞上的 CD40L 结合，进而使 B 细胞活化，促进其生存和增殖分化。在研的抗 CD40 药物伊卡利单抗目前作为标准治疗基础上的附加治疗完成了一项在中度至重度症状 GMG 患者中的 II 期临床试验（NCT02565576），安全性尚可但有效性结果不佳。

CD126 又称为白细胞介素 6 受体 α 亚基（interleukin 6 receptor alpha unit，IL-6RA），在活化的 B 细胞和浆细胞表面呈高表达。IL-6 可以与 CD126 和跨膜蛋白 130 亚基相互作用，可以引发细胞内级联反应，诱导 B 细胞进行终末分化和促进抗体生成。已因多个其他适应证获批上市的 IL-6R 拮抗剂托珠单抗，在个案报道中曾被用于治疗利妥昔单抗治疗无效的 MG 患者，取得了一定临床改善。目前，托珠单抗用于 GMG 的 II 期和 III 期临床研究（NCT05067348、NCT05716035）正在开展过程中。另一被批准用于视神经脊髓炎的 IL-6R 拮抗剂萨特利珠单抗，目前正在美国、欧洲、日本、中国等国家和地区开展用于治疗 GMG 的全球多中心 III 期临床研究（NCT04963270）。

Bruton 酪氨酸激酶（Bruton tyrosine kinase，BTK）在 B 细胞受体下游信号通路和很多其他细胞信号通路中扮演重要角色。有研究提示，BTK 介导的信号通路异常激活，可使 B 细胞功能失调、免疫耐受状态改变，并转化为自身反应性 B 细胞。近年来，有不少 BTK 抑制剂被开发用于自身免疫病的治疗和 B 细胞相关肿瘤的治疗，其中共价不可逆 BTK 抑制剂 Tolebrutinib（SAR442168）曾在多个国家申报开展用于治疗 GMG 的临床研究，遗憾的是因战略调整因素，全球多中心Ⅲ期临床试验（NCT05132569）于 2023 年终止，实际仅 6 人入组。

四、细胞治疗

随着近些年研发技术水平的不断提升，更加个体化的细胞治疗也逐渐开始被应用于 MG 患者的治疗中。在 MG 研发领域中，CAR-T 细胞选择识别的常见抗原靶位包括 B 细胞表面的 CD19 和 BCMA，大多数 CAR-T 药物目前处于 Ⅰ 或 Ⅱ 期临床研究阶段，例如靶向 BCMA 的 Descartes-08 和伊基奥仑赛以及靶向 CD19 的抗 CD19 CAR-T（Innovative Cellular Therapeutics）。

近年来还研发出了嵌合自抗体受体细胞疗法（Chimeric Auto-Antibody Receptor T，CAAR-T），与 CAR-T 疗法略有不同的是，CAART 细胞可以更加特异性的靶向自身反应性 B 细胞。目前已有靶向产生骨骼肌特异性酪氨酸激酶抗体（muscle-specific tyrosine kinase antibodies，MuSK-abs）的自身反应性 B 细胞的 MuSK-CAART 进入 Ⅰ 期临床研究阶段（NCT05451212）。

此外，越来越多地被应用于治疗各种自身免疫病的造血干细胞移植也是 MG 的潜在治疗手段。目前已有小样本报道显示，自体造血干细胞移植可使重度 MG 患者长期维持无症状和无治疗缓解。一项使用自体造血干细胞移植治疗 MG 在内的神经免疫疾病的 Ⅱ 期临床试验也正在进行中。但值得注意的是，重症肌无力本身也是自体或异体造血干细胞移植治疗的罕见晚期并发症，其在 MG 治疗领域的作用仍有待进一步探索和明确。

五、治疗性疫苗

目前也有用于 MG 的治疗性疫苗药物正在研发过程中，乙酰胆碱肽模拟疫苗 CV-MG01，主要通过使用基因去毒的白喉类毒素载体结合的合成肽 RhCA 67-16 和 RhCA 611-001，诱导产生靶向致病性抗体 AChR-abs 和 T 细胞受体的抗体，来达到抑制 T 细胞依赖性致病性抗体生成和免疫应答反应的作用。该疫苗已经在比利时完成了一项用于治疗眼肌型和全身型 MG 的 Ⅰ/Ⅱ 期临床试验，参与试验的受试者主观感受和临床评分有改善但未达到统计学显著水平，免疫应答量效关系不明确但安全性尚可。虽然 CV-MG01 的另一项用于治疗中重度 MG 的 II/III 期临床试验（NCT03165435）由于参与中心不足、无法完成招募而撤回，但其改良版制剂 CV-MG01 正在筹备新的 II 期临床试验中。其他如 DNA 疫苗等虽也有零星新闻报道，但均无实质性临床研究进展。

六、靶向其他靶点的药物

除前述大类研发药物之外，也有一些已上市获批用于其他适应证的药物和基于其他散在靶点的药物近期正在开发 MG 相关的适应证。

非特异性电压门控 K^+ 通道（Kv1.5）阻滞剂 Amifampridine 及其磷酸盐，可以通过使神经肌肉接头的突触前膜去极化并延迟神经复极化，进而延长动作电位，使更多的乙酰胆碱释放到突触间隙，增强神经肌肉信号传导。两者均已经在美国及欧洲获批用于另一累及神经肌肉接头处的自身免疫病——LEMS。Amifampridine 的磷酸盐在美国开展的用于改善 MuSK-abs 阳性 MG 患者日常生活活动的 III 期临床研究（NCT03304054）目前已经完成，另一用于 MuSK-abs 阳性 MG 患者症状缓解的 III 期临床研究（NCT03579966）正在进行。

β 受体激动剂硫酸沙丁胺醇在探索性研究中曾被报道可以抵消长期乙酰胆碱酯酶抑制剂对突触后神经肌肉接头的不良影响，稳定神经肌肉接头突触结构，其在美国开展的一项用于先天性肌无力综合征的 I 期临床试验已完成（NCT01203592），另一项在丹麦的 II/III 期研究（BETA-MG，NCT03914638）正在进行，但均未公开报道研究进展。

此外、已上市多年的淋巴细胞耗竭药物脱氧腺苷的口服核苷类似物克拉屈滨在波兰完成了用于治疗难治性 MG 的探索性研究。在局部用药方面，已获批上市的眼内压抑制剂盐酸安普乐定滴眼液，目前也在黎巴嫩完成了一项用于治疗 MG 上睑下垂的 II 期临床试验（NCT05045248）。

其他临床在研药物中，Cl^- 通道抑制剂 NMD-670 在丹麦完成的一项 I/II 期临床试验中安全且耐受性良好，患者的 QMGs 评分有显著改善，电生理学终点发生变化，提示其可能有助于神经肌肉信号传递的恢复。快速骨骼肌型肌钙蛋白复合体和肌钙蛋白-原肌球蛋白复合体刺激剂 Tirasemtiv 终止了一项用于 GMG 患者的Ⅱ期临床试验（NCT01268280），在完成了 32 名受试者（预计入组 36 名）的治疗后未再报道新研究进展。多条能量代谢通路中的关键组分草酰乙酸（一种 AMP 活化蛋白激酶的非催化 β_1 调节亚基激活剂）则正在美国 MG 患者中开展一项探索性Ⅰ期临床研究（NCT04965987）。

第二节　重症肌无力药物注册国际现状

一、美国、欧盟、日本罕见病药物研发、注册政策简述

美国国会率先于 1983 年通过《孤儿药法》（Orphan Drug Act），后经多次修订补充，旨在激励开发治疗罕见疾病的药物。药物需要符合《孤儿药法》中规定的标准，即（1）受药物所针对的疾病或情况影响的人数少于 200 000 人，或（2）证明药物的销售在合理预期下不足以抵消为美国市场开发和提供药物的成本，才可能被授予孤儿药资格。孤儿药认定的流程独立于寻求批准或许可的过程，也需要经过同样严格的科学审查程序。在提交上市申请前，申请人可以在药物研发任何阶段向美国 FDA 的孤儿产品开发办公室（Office of Orphan Products Development，OOPD）提交孤儿药认定申请，申请中需要充分讨论药物用于目标罕见疾病/情况的合理科学基础，并提交包括来自体外实验室研究、临床前有效性研究，以及药物用于罕见疾病/情况的临床经验在内的全部相关数据（不论其结论是积极的、消极的还是不确定的）。对于以前从未批准过药物的孤儿药认定请求，有时候非临床概念验证数据可能即足以证明将药物用于适应证的医学上合理的基础。《孤儿药法》中规定了相同药物的定义。在孤儿药资格认定时，特定活性部分的酯、盐和其他非共价衍生物等通常被认为是相同的药物。如果提交申请的药物与已获批准上市的孤儿药被认为是相同的药物，在寻求指定为相同罕见疾病/情况的孤儿药时，则需要解释为什么所提议的改变可能使其在临床上优于前序药物。被授予孤儿药资格的药物可以享受包括临床试验的税收抵免、使用费免除，批准后获得 7 年市场独占权等在内的激励措施。此外，美国

FDA 还通过孤儿产品资助计划（Orphan Products Grants Program）向临床研究人员提供资助，支持开发用于罕见病患者的安全有效的医疗产品。在符合相应要求下，孤儿药可以申请通过加速审批路径加快审批进程。而罕见儿科疾病用药获得认定后还可获得罕见儿科疾病优先审评券（Rare Pediatric Disease Priority Review Vouchers），并享受对应的激励措施。

　　欧洲关于罕见病医药产品的法规 "Regulation（EC）No 141/2000 of the European Parliament and of the Council of 16 December 1999 on orphan medicinal products" 于 2000 年生效。欧盟范围内孤儿药的需要符合以下标准：①药物针对威胁生命或导致长期衰弱的罕见病的治疗、预防和诊断开发；②目标疾病的患病率不超过 5/10 000；③药物能使患者显著获益（首个可及的治疗药物或者与现有治疗相比能带来显著健康获益）。孤儿药资格认定申请的评估主要依靠孤儿药委员会（Committee for Orphan Medicinal Products，COMP）进行，该委员会主要由各成员国的专家组成（3 名特定疾病领域的专家和 3 名患者代表）。EMA 将 COMP 的评估意见发给欧盟进行最终认定。孤儿药资格一旦被授予，申办者必须向 EMA 提交年度报告，总结药物的开发状况，且孤儿药的上市许可申请必须通过集中程序提交给 EMA 的任用医药产品委员会进行评估。经认定的孤儿药享受的激励措施包括：免费的科学建议；一定的费用减免；更容易获得研究资助；简化的申请注册流程（有资格获得附条件上市许可，且可能被允许作为同情用药给予患者）；以及 10 年的市场独占期，如产品信息中包含儿科研究计划（paediatric investigation plan，PIP）的研究结果，并在整个欧盟范围内获得授权，可以再额外获得 2 年的市场独占期。

　　日本于 1993 开始启动孤儿药研发支持项目，日本药事法第 77-2 款中明确了孤儿药的认定标准，即①在日本可能使用该药物患者数应少于 50 000 人；②药物应当用于治疗仍有未满足临床需要的严重（包括难治性）疾病，且该疾病目前还没有其他合适的替代药物或者申请认定的药物有效性或安全性明显优于现有药品；③药品应用于目标疾病应该有理论依据，且应有适当的开发计划。申请人可随时提交孤儿药认定申请。收到孤儿药资格认定申请后，日本厚生劳动省将基于日本 PMDA 的初步审评意见，将其交由日本药物事务和食品卫生委员会讨论确定。认定的孤儿药享受的激励措施包括：①通过国家生物医学创新研究所（the National Institute of Biomedical Innovation，NIBIO）获得补贴；②获得日本厚生劳动省、日本 PMDA 以及 NIBIO 的研发活动指导和咨询，其中 PMDA 为认定的孤儿药提供优先咨询系统，且咨询费适用于较低档；③在 NIBIO 补贴支付期间（不包括 NIBIO 授予的补贴）发生的孤儿药研究费用的 12% 可以作为税收抵免；④孤儿药在申请上市时接受优先审查，且审查费适用于较低档；⑤孤儿药认定和批准后，药品再次审查（re-examination）间隔期限延长至 10 年。

二、MG 治疗领域全球药物孤儿药认定情况

经查询，截至 2023 年 5 月 20 日，在美国共有 27 种药物获得 MG 的孤儿药资格认定，其中 3 种获得孤儿药资格的药物（依库珠单抗、雷夫利珠单抗和艾加莫德 α）已经获批上市用于 MG 的治疗，另有 4 种药物的孤儿药资格认定被撤销，而欧盟共有 10 种药物获得 MG 的孤儿药资格认定，其中 3 款获批上市用于 MG 治疗的药物与美国相同，另有 3 款药物资格认定被撤销。截至 2023 年 4 月 1 日，在日本共有 8 种药物获得 MG 的孤儿药资格，其中 5 种已经获批上市用于 MG 的治疗（表 7-1）。

表 7-1　美国、欧盟及日本 MG 治疗领域孤儿药认定情况（不含已撤销认定）

药物名称	美国 MG 孤儿药认定情况	欧盟 MG 孤儿药认定情况	日本 MG 孤儿药认定情况
他克莫司水合物（Tacrolimus hydrate）	—	—	1999-03-04
重组人甲胎蛋白（Recombinant human Alpha-fetoprotein，rhAFP）	2001-02-22		
Polyethylene glycol treated human immunoglobulin	—	—	2009-09-11
Peptides mimicking antigen receptors on autoimmune B cells and autoimmune T cells associated with myasthenia gravis	2011-02/-04	2009-11-09	—
甲硫酸新斯的明（Neostigmine methylsulfate）	2012-02-17	—	—

药物名称	美国 MG 孤儿药认定情况	欧盟 MG 孤儿药认定情况	日本 MG 孤儿药认定情况
依库珠单抗（Eculizumab）	2014-06-12	2014-07-29	2014-12-08
雷夫利珠单抗（Ravulizumab）	2014-06-12	—	—
甲氨蝶呤（Methotrexate）	2014-08-28	—	—
Amifampridine phosphate	2016-08-31	—	2021-05-24
人免疫球蛋白［Immune globulin（human）］	2016-12-12	—	—
Mutated form of human acetylcholine receptor a1 extracellular domain subunit	2017-03-16	2019-07-25	—
艾加莫德 α（Efgartigimod alfa）	2017-09-20	2022-08-10	2020-06-05
Rozanolixizumab	2019-02-01	2020-04-22	2020-11-25
Zilucoplan	2019-08-26	2022-07-18	—
Nipocalimab	2021-02-11	—	2021-10-01
萨特利珠单抗（Satralizumab）	2021-02-23	—	—
Fully human anti-human neonatal Fc receptor（hFcRn）IgG1 monoclonal antibody	2021-06-24	—	—
利妥昔单抗（Rituximab）	2021-10-12	—	—
Efgartigimod coformulated with recombinant human hyaluronidase PH20（rHuPH20）	2022-07-27	—	—
巴托利单抗（Batoclimab）	—	2022-08-10	—
Bromophenoxyazole propanoic acid	2022-09-12	—	—
泰它西普（Telitacicept）	2022-09-27	—	—
Autologous Muscle-Specific tyrosine Kinase Autoantibody Receptor T cells（MuSK-CAART）	2022-10-07	—	—
迈泽妥单抗（Mezagitamab）	2022-10-17	—	—

续表

药物名称	美国MG孤儿药认定情况	欧盟MG孤儿药认定情况	日本MG孤儿药认定情况
Autologous T-cells expressing a chimeric antigen receptor directed against B-Cell maturation antigen	2022-11-08	—	—
Immunoglobulin G [27-histidine， 57-histidine， 253-tyrosine， 255-threonine， 257-glutamic acid]， anti-（ human complement C5 ）（ human monoclonal CAN106 hybrid y2-chain CH1-hinge region/y4-chain CH2- CH3 region ），disulfide with human monoclonal CAN106 Kappa-chain，dimer	2022-11-08	—	—

注：美国、欧盟查询截至 2023 年 5 月 20 日，日本查询截至 2023 年 4 月 1 日。

三、重症肌无力适应证批准药物

MG 治疗全球批准的药物主要包括：胆碱酯酶（AChE）抑制剂（如溴新斯的明、硫酸新斯的明等）、糖皮质激素（泼尼松）、免疫抑制剂（硫唑嘌呤、环磷酰胺、他克莫司）、生物药品（艾加莫德、雷夫利珠单抗、依库珠单抗），具体药物情况详见表 7-2。

四、超说明书使用药物

由于 MG 为罕见病，一些治疗药物为超说明书适应证使用，涉及的药物主要包括糖皮质激素（甲泼尼龙琥珀酸钠）、免疫抑制剂（环孢素、吗替麦考酚酯、甲氨蝶呤）、蛋白酶体抑制剂（硼替佐米）、生物药品（免疫球蛋白、利妥昔单抗），具体药物情况详见表 7-3。

表 7-2 MG 治疗全球批准的药物

药物名称	作用机制	批准国家/地区	首批国家/地区	首批年份	全球批准适应证	重症肌无力适应证全球批准情况
溴新斯的明（Neostigmine Bromide）	AChE抑制剂；肌松拮抗剂	中国大陆；埃及	中国大陆	1995	肠胃胀气；MG；尿潴留	1995年01月01日，该药获得中国国家药品监督管理局NMPA批准，为15mg 口服片剂
溴地斯的明（Distigmine Bromide）	AChE抑制剂	日本	日本	1967	膀胱炎；MG；青光眼；斜视	1967年09月05日，获得日本PMDA批准用于重症肌无力
溴吡斯的明（Pyridostigmine Bromide）	AChE抑制剂	美国；中国大陆；墨西哥	美国	1955	LEMS；MG	1955年04月06日，溴吡斯的明获得美国FDA批准。1995年01月01日，溴吡斯的明获得中国国家药品监督管理局NMPA批准，为60mg片剂
甲硫酸新斯的明（Neostigmine methylsulfate）	AChE抑制剂；肌松拮抗剂	美国；中国大陆；日本	日本	1936	神经肌肉阻滞逆转；肠胃胀气；MG；尿潴留	1936年10月01日，该药获得日本PMDA批准用于重症肌无力。1995年01月01日，该药获得中国国家药品监督管理局NMPA批准用于重症肌无力，为一种注射剂，规格是1ml：0.5mg

续表

药物名称	作用机制	批准国家/地区	首批国家/地区	首批年份	全球批准适应证	重症肌无力适应证全球批准情况
泼尼松（Prednisone）	GR激动剂；免疫抑制剂	塞尔维亚；南非；中国台湾；美国；泰国；英国；澳大利亚；阿根廷；巴西；加拿大；智利；中国大陆；哥伦比亚；埃及；以色列；日本；墨西哥；欧盟	美国		抗炎、抗过敏、免疫抑制、肿瘤	—
Polyethylene glycol treated human normal immunoglobulin	免疫调节剂	日本	日本	1991	丙种球蛋白缺乏症；MG；川崎病；大疱性类天疱疮；多发性肌炎；肺炎；GBS；皮肌炎；特发性血小板减少性紫癜；细菌感染；支气管炎；中耳炎	1991年06月28日，该药获得日本PMDA批准用于重症肌无力
硫唑嘌呤（Azathioprine）	HGPRT抑制剂	英国；美国；中国大陆；日本；欧盟	美国	1968	肾脏移植排斥；白血病；MG；肝硬化；甲状腺功能亢进症；器官移植排斥；溶血性贫血；神经根病；肾炎；韦格纳肉芽肿；自身免疫疾病；自身免疫性肝炎；多发性肌炎；结节性多动脉炎；皮	1996年01月01日，该药获得中国国家药品监督管理局NMPA批准用于重症肌无力，为50mg片剂

续表

药物名称	作用机制	批准国家/地区	首批国家/地区	首批年份	全球批准适应证	重症肌无力适应证全球批准情况
					肌炎；特发性血小板减少性紫癜；天疱疮；自身免疫性溶血性贫血；风湿性疾病；克罗恩病；溃疡性结肠炎；溃疡性直肠炎；类风湿关节炎	
环磷酰胺（Cyclophosphamide）	烷化剂；DNA抑制剂	摩洛哥；荷兰；秘鲁；菲律宾；波兰；葡萄牙；俄罗斯；罗马尼亚；斯洛伐克；新加坡；韩国；西班牙；南非；瑞士；中国台湾；泰国；突尼斯；土耳其；乌克兰；美国；英国；澳大利亚；奥地利；比利时；巴西；加拿大；智利；中国大陆；哥伦比亚；法国；德国；希腊；中国香港；匈牙利；印度；以色列；意大利；日本；立陶宛；马来西亚；捷克	美国	1959	非霍奇金淋巴瘤；复合性淋巴瘤；鼻咽癌；多发性髓瘤；肺癌；睾丸肿瘤；骨肉瘤；横纹肌肉瘤；淋巴瘤；淋巴细胞性白血病；卵巢癌；乳腺癌；神经母细胞瘤；头颈癌；伯基特淋巴瘤；白血病；霍奇金病；慢性淋巴细胞白血病；弥漫性大B细胞淋巴瘤；视网膜母细胞瘤；微小病变性肾病；蕈样肉芽肿病；MG	注射用环磷酰胺批准重症肌无力适应证

续表

药物名称	作用机制	批准国家/地区	首批国家/地区	首批年份	全球批准适应证	重症肌无力适应证全球批准情况
他克莫司水合物（Tacrolimus hydrate）	钙神经素抑制剂；细胞因子抑制剂；免疫抑制剂；T细胞活化抑制剂；BMPR2激动剂	新西兰；挪威；俄罗斯；新加坡；南非；韩国；瑞士；中国台湾；英国；乌克兰；美国；澳大利亚；巴西；加拿大；中国大陆；印度；日本；墨西哥；欧盟	日本	1993	肺脏移植排斥；心脏移植排斥；肝脏移植排斥；肾脏移植排斥；器官移植排斥；特应性皮炎；变应性结膜炎；MG；冠状动脉再狭窄；溃疡性结肠炎；狼疮肾炎；类风湿关节炎	1993 年 01 月 01 日，该药获得日本 PMDA 批准用于重症肌无力
艾加莫德 α（Efgartigimod alfa）	FCGRT 拮抗剂	新西兰；挪威；秘鲁；俄罗斯；塞尔维亚；南非；韩国；突尼斯；土耳其；美国；乌克兰；美国；阿根廷；澳大利亚；奥地利；加拿大；智利；中国大陆；哥伦比亚；格鲁吉亚；印度；以色列；日本；约旦；墨西哥；欧盟	美国	2021	MG	2021 年 12 月 17 日，该药获得美国 FDA 批准，为一种注射剂，规格是 400mg；2022 年 01 月 20 日，该药获得日本 PMDA 批准；2022 年 08 月 10 日，该药获得 EMA 批准，为一种注射剂（浓缩），规格是 20mg/ml；2022 年 08 月 11 日，该药获得 EMA 批准上市；2023 年 03 月 15 日，该药获得英国批准上市

续表

药物名称	作用机制	批准国家/地区	首批国家/地区	首批年份	全球批准适应证	重症肌无力适应证全球批准情况
雷夫利珠单抗（Ravulizumab）	C5抑制剂	挪威；俄罗斯；新加坡；韩国；瑞士；土耳其；中国台湾；泰国；美国；阿根廷；英国；澳大利亚；巴西；加拿大；中国大陆；日本；以色列；马来西亚；墨西哥；欧盟	美国	2018	视神经脊髓炎；MG；非典型溶血性尿毒症综合征；阵发性血红蛋白尿症	2022年04月27日，该药获得美国FDA批准用于重症肌无力，为一种注射剂，规格是300mg/30ml（10mg/ml）；2022年08月25日，该药获得日本PMDA批准用于重症肌无力；2022年11月23日，该药获得EMA批准用于重症肌无力，为一种注射剂（浓缩），规格是300mg：1100mg
依库珠单抗（Eculizumab）	C5抑制剂	俄罗斯；韩国；瑞士；中国台湾；泰国；土耳其；英国；美国；阿根廷；澳大利亚；巴西；加拿大；中国大陆；哥伦比亚；中国香港；日本；马来西亚；欧盟	美国	2007	视神经脊髓炎；非典型溶血性尿毒症综合征；阵发性血红蛋白尿症；MG	2017年08月25日，该药获得EMA批准用于重症肌无力，为一种注射剂（浓缩），规格是300mg；2017年12月25日，该药获得日本PMDA批准用于重症肌无力

表 7-3 MG 治疗超说明书使用药物

药品名称	作用机制	全球批准适应症	MG 全球临床研究	MG 治疗推荐	依据
免疫球蛋白	免疫调节	慢性炎症性脱髓鞘性多发性神经病；川崎病；GBS；免疫缺陷性疾病；特发性血小板减少性紫癜	2011 年 10 月 01 日，由圣路易斯大学和杰特贝林（Csl Behring）在美国开展临床 I 期试验，用于治疗重症肌无力；2014 年 10 月 01 日，由阿尔伯塔大学和杰特贝林在加拿大开展临床 III 期试验，用于治疗 MG；2015 年 05 月 01 日，由 Csl Behring 在加拿大和美国开展临床 II 期试验，用于治疗重症肌无力	用于危及生命的 MG 患者和需要尽快起效、呼吸功能不全或吞咽困难、明显球部症状患者术前准备；难治性重症肌无力患者可考虑作为维持疗法	美国重症肌无力基金会《重症肌无力管理国际共识指南（2016）》
甲泼尼龙琥珀酸钠	GR 激动剂	艾迪生病；白血病；多发性硬化；角膜炎；皮肌炎；贫血；天疱疮；哮喘；银屑病关节炎；超敏反应；多发性肌炎；风湿性疾病；呼吸障碍；巨细胞动脉炎；皮肤性疾病；胃肠疾病；肾脏疾病；SLE；血液疾病		中、重度全身型（如 IIIb、IVb）患者可考虑使用大剂量甲泼尼龙冲击疗法	美国重症肌无力基金会《重症肌无力管理国际共识指南（2016）》

续表

药品名称	作用机制	全球批准适应证	MG全球临床研究	MG治疗推荐	依据
环孢素	CYPB抑制剂；钙神经素抑制剂	干眼综合征；角结膜炎；结膜炎；角膜炎；肺脏移植排斥；干燥性角结膜炎；器官移植排斥；心脏移植排斥；移植物抗宿主病；自身免疫疾病；肝移植排斥；骨髓移植排斥；肾脏移植排斥	—	用于对激素及硫唑嘌呤疗效欠佳或不能耐受其副作用的患者	美国重症肌无力基金会《重症肌无力管理国际共识指南（2016）》《重症肌无力管理国际共识指南：2020更新版》
吗替麦考酚酯（mycophenolate-mofetile, MMF）	IMPDH抑制剂	狼疮肾炎；肝脏移植排斥；肾脏移植排斥；心脏移植排斥；器官移植排斥	2004年08月01日，由F. Hoffmann-La Roche Ag在加拿大、塞尔维亚和黑山和法国等国家开展临床III期试验，用于治疗重症肌无力	用于对激素疗效差或不能耐受其副作用的患者	美国重症肌无力基金会《重症肌无力管理国际共识指南（2016）》
甲氨蝶呤	DHFR抑制剂	非霍奇金淋巴瘤；急性淋巴细胞白血病；蕈样肉芽肿病；类风湿性关节炎；银屑病关节炎；幼年型RA；银屑病；白血病；肺癌；睾丸肿瘤；宫颈癌；卵巢癌；绒毛膜癌；乳腺癌；头颈癌；肉瘤；骨肉瘤		建议在GMG患者不能耐受已有随机对照试验数据支持的类固醇助减剂或者对其无应答时，应考虑给予口服甲氨蝶呤	美国重症肌无力基金会《重症肌无力管理国际共识指南：2020更新版》

续表

药品名称	作用机制	全球批准适应证	MG 全球临床研究	MG 治疗推荐	依据
利妥昔单抗	抗体依赖的细胞毒作用；补体依赖的细胞毒性作用；CD20 定向的溶细胞作用，抗 CD20	伯基特淋巴瘤；弥漫性大 B 细胞淋巴瘤；天疱疮；慢性淋巴细胞白血病；特发性血小板减少性紫癜；肾脏移植排斥；肾病综合征；韦格纳肉芽肿；显微镜下多血管炎；淋巴增生性疾病；类风湿关节炎；滤泡性淋巴瘤；非霍奇金淋巴瘤	2004 年 04 月 01 日，由基因泰克和佛蒙特大学在美国开展临床 II 期试验，用于治疗重症肌无力 2008 年 01 月 01 日，在法国开展临床 II 期试验，用于治疗重症肌无力 2014 年 05 月 01 日，由那鲁大学在美国开展临床 II 期试验，用于治疗重症肌无力 2022 年 02 月 28 日，由 Fondazione Policlinico Universitario Agostino Gemelli Irccs 在意大利开展临床 III 期试验，用于治疗 MG	考虑用于初始免疫治疗不能获得满意反应的 MuSK-Ab 重症肌无力的早期治疗。对于难治性 AChR-Ab 重症肌无力的疗效不肯定，可以作为使用其他免疫抑制治疗失败或者不能耐受其他免疫抑制治疗时的一种治疗选择	美国重症肌无力基金会《重症肌无力管理国际共识指南（2016）》《重症肌无力管理国际共识指南 2020 更新版》
硼替佐米	蛋白酶体抑制剂	瓦尔登斯特伦巨球蛋白血症；急性淋巴细胞白血病；多发性骨髓瘤；套细胞淋巴瘤	2014 年 10 月 01 日，由柏林夏里特医学院在德国开展临床 II 期试验，用于治疗 MG、类风湿关节炎和 SLE	可能作为 MG 的一种新治疗方法，特别是在 MuSK=Ab 阳性的患者治疗中	SCHNEIDER-GOLD C, REINACHER-SCHICK A, ELL-RICHMANN G, et al. Bortezomib in severe MuSK-antibody positive myasthenia gravis: first clinical experience [J]. Ther Adv Neurol Disord, 2017, 10 (10): 339-341.

五、仿制药情况概述

仿制药是指在剂型、安全性、规格、给药途径、质量、作用及适应证等方面与原研药相同的一种仿制产品。因其研发成本低、价格相对低廉，在临床被广泛使用。在美国，仿制药处方量约占所有处方药物总量的88%。仿制药在降低医疗成本、节约公共卫生资源、提高患者用药可及性方面有着积极的作用。MG的免疫治疗药物主要包括免疫抑制剂和生物制剂，这两类药物价格昂贵，因此仿制药的应用对于降低医疗成本具有重要的作用。然而，由于免疫抑制剂多数为低治疗指数药物以及生物类似药的特殊性，这两类仿制产品的安全性和临床合理使用，一直是各国药政部门和人们关注的焦点。

对于免疫抑制剂，其仿制药能否被信任一直备受争议，很多人认为仅仅在健康受试者体内进行的生物等效性试验不能代表在患者体内的治疗等效。由于MG为罕见病，较多免疫抑制剂对MG患者属于超说明书用药，尽管目前尚无专门针对MG患者开展的仿制药与原研药对比研究，但我们可以借鉴移植或其他免疫疾病患者的研究结果作为参考。有研究表明，与健康受试者相比，肾移植患者因为更低的红细胞比容和白蛋白水平、激素的联合使用和更高的胃肠功能紊乱发生率，对他克莫司有更高的血浆清除率。美国和欧洲的移植学会以及其他的专业组织都强调将健康受试者体内的数据直接外推到患者身上有其局限性。来自匹兹堡大学的研究者做了一项将肝移植和肾移植患者服用的他克莫司原研药替换为仿制药以观察体内血药浓度变化的药动学试验，替换成仿制药后，30个参加试验的肝移植患者体内他克莫司的血药浓度平均降低15.9%（1.98ng/ml），其中10个患者降低大于25%；3个患者降低50%；2个增加50%以上。30个肾移植患者体内他克莫司血药浓度降低11.9%（0.87ng/ml），其中12个患者降低大于25%；两个降低50%；一个增加25%。稳定肝移植患者他克莫司目标浓度为6~8ng/ml，肾移植患者为5~7ng/ml。文中建议，患者每次从原研药替换为仿制药时都要监测血药浓度；其次，医院药房的免疫抑制剂最好不要更换厂家，如在医生和患者不知情的情况下更换会产生严重后果。

美国肾脏病基金会白皮书指出：对于治疗窗狭窄的严格剂量药物的仿

制药，建议采取更为严格的生物等效性标准，并要求提供个体体内变异、个体和制剂之间交互作用的研究数据及与原研药相同的、在各亚组目标人群中的生物等效性资料。在使用中需要严密监测血药浓度，并认为免疫抑制剂在健康受试者体内做的简单的生物等效性试验远远不能证明其原研药的临床等效，建议美国FDA对这一类仿制药制定更严格的审批标准。

近年来，国内对仿制药进行质量和疗效的一致性评价，已发布参比制剂70批次，部分上述药品已有过评产品，生物药中利妥昔单抗的生物类似药也已上市。通过国家集中采购提高了可及性，但对MG治疗的替换研究报告罕见。

截至2023年6月，用于MG治疗的免疫抑制剂仿制药的全球情况。见表7-4。

表7-4 MG治疗免疫抑制剂仿制药全球情况   单位：家

有效成分	药品名称	美国FDA仿制企业数	NMPA申报企业数		
			已过评	申报中	临床进行中
硫唑嘌呤	硫唑嘌呤片	5	1	1	1
环磷酰胺（Cyclophospha-mide）	注射用环磷酰胺	5	1	1	0
	环磷酰胺片	1	0	0	0
	环磷酰胺胶囊	3	1	0	0
环孢素	环孢素软胶囊	5	3	1	0
	环孢素乳液	1	0	0	0
	环孢素口服液	5	0	0	0
	环孢素注射液	2	0	0	0
他克莫司	他克莫司胶囊	3	0	7	4
	他克莫司颗粒	0	0	1	0
	他克莫司缓释胶囊	0	1	1	3
吗替麦考酚酯（mycophenolat-emofetile，MMF）	吗替麦考酚酯胶囊	13	7	3	3
	吗替麦考酚酯片	0	1	0	0
	吗替麦考酚酯分散片	14	0	0	1

续表

有效成分	药品名称	美国 FDA 仿制企业数	NMPA 申报企业数		
			已过评	申报中	临床进行中
吗替麦考酚酯（mycophenolat-emofetile，MMF）	吗替麦考酚酯口服混悬液	4	0	0	0
	注射用吗替麦考酚酯	0	1	0	0
	吗替麦考酚酯干混悬剂	1	0	0	0
甲氨蝶呤	甲氨蝶呤注射液	0	0	3	0
	甲氨蝶呤钠片	10	0	1	0
	甲氨蝶呤片	0	2	2	1
	注射用甲氨蝶呤钠	3	0	0	0
	甲氨蝶呤钠注射剂	12	0	0	0
	注射用甲氨蝶呤	0	0	3	0

近年来，随着对 MG 发病机制研究的不断深入，越来越多的分子靶向药物用于治疗 MG，但生物制剂价格昂贵，随之也出现了生物类似药，特别是单克隆抗体出现了较多的生物类似药。治疗 MG 的生物类似药目前主要是利妥昔单抗。当生物类似药进入市场，将与生物制剂一样，需要考虑关于它的免疫原性等不可预测的风险。美国 FDA 和世界卫生组织建议在免疫应答和免疫相关的不良事件风险最高的人群中调查免疫原性。

生物类似药进入市场的主要障碍是其可互换性，2017 年，美国 FDA 发布生物类似药与参照药可互换性企业指南（Guidance for industry：considerations in demonstrating interchangeability with a reference product draft guidance），该指南详细阐述了在论证生物类似药与参照药可互换的科学考量和技术要求，提出必须在证明生物类似药与参照药相似的基础上，进一步证明生物类似药在任何适用的患者中可产生与参照药相同的临床结果，即相同的疗效和安全性；对于需要多次给药的生物制剂，生物类似药与参照药多次替换或交替使用，疗效和安全性相关风险不大于未替换或交替使用（即仅使用参照药）时。因此，生物类似药的可互换性须基于生物类似药与参照药结构、功能、疗效和安全性相似、相同甚至更高的基础研究和临床研究。NMPA 对生物类似药的转换尚无具体规定，但芬兰、荷兰、德国和挪威等欧盟国家的监管机构允许批准上市的生物类似药可与参照药互换使用。因此，建议临床医师参考国外其他国家的规定，根据临床实际以及患者的经济状况决定是否进行生物类似药的转换。

第三节　中国重症肌无力药物研发与注册现状

一、近年来中国与重症肌无力相关的罕见病药物研发、注册政策简述

2015 年 8 月，国务院印发《关于改革药品医疗器械审评审批制度的意见》（国发〔2015〕44 号），对加快审评、审批防治罕见病的创新药提出了明确要求。2016 年 2 月，国家食品药品监督管理总局发布《关于解决药品注册申请积压实行优先审评审批的意见》（食药监药化管〔2016〕19 号），明确防治罕见病且具有明显临床优势的药品属于优先审评审批的范围，可以在申报临床试验时提出减少临床试验病例数或者免做临床试验的申请，药审中心根据技术审评需要及中国患者实际情况做出是否同意其申请的审评意见。

2017 年 10 月中共中央办公厅、国务院办公厅印发《关于深化审评审批制度改革鼓励药品医疗器械创新的意见》，进一步提出包括公布罕见病目录、建立罕见病患者登记制度、允许提出减免临床试验的申请、对境外已批准上市的罕见病治疗药品医疗器械可附带条件批准上市等在内的细化支持举措。在中国公布的第一批罕见病目录（国卫医发〔2018〕10 号）中，即包含 GMG。

2018 年 5 月，国家卫生健康委发布《关于优化药品注册审评审批有关事宜的公告》（2018 年第 23 号），指出对于境外已上市的罕见病药品，如申请人经研究认为不存在人种差异的，可以提交境外取得的临床试验数据直接申报上市。2018 年 7 月，国家药品监督管理局组织制定了《接受药品境

外临床试验数据的技术指导原则》（2018 年第 52 号），明确对于罕见病且缺乏有效治疗手段的药品注册申请，经评估其境外临床试验数据属于"部分接受"情形的，可予附带条件批准上市。

2018 年 10 月，国家药品监督管理局和国家卫生健康委发布《临床急需境外新药审评审批工作程序》（2018 年第 79 号），对近十年在美国、欧盟或日本上市但未在中国境内上市的用于治疗罕见病的药品建立专门通道审评审批，在受理后 3 个月内完成技术审评。2018 年 11 月药品审评中心发布《关于发布第一批临床急需境外新药名单的通知》，按程序组织专家遴选出48 个临床急需境外新药，其中 8 个品种已获批上市，其他 40 个品种名单则作为附件按程序对外公布。国外 MG 适应证获批上市的依库珠单抗注射液即属已获批的 8 个品种之一，该药物曾被列入《第二批鼓励研发申报儿童药品清单》（国卫办药政函〔2017〕528 号），但其在国内获批适应证并非 MG。2019 年和 2020 年药品审评中心又相继发布了第二、三批临床急需境外新药名单（共 33 种药品），其中无 MG 适应证相关药物。

2019 年 7 月，《第三批鼓励研发申报儿童药品清单》（国卫办药政函〔2019〕642 号）发布，里面包括了为可用于 MG 治疗的他克莫司颗粒剂（0.2mg、1mg）、吗替麦考酚酯口服混悬液（200mg/ml，175ml）和溴吡斯的明注射剂（1mg/ml）等药品。此外，为加快落实仿制药供应保障及使用政策工作方案，2019 年 10 月，国家卫生健康委联合多部门发布《关于印发第一批鼓励仿制药品目录的通知》（国卫办药政函〔2019〕744 号），对仿制药临床试验、关键共性技术研究、优先审评审批等方面予以支持。名单中包括了 MG 治疗领域的关键症状缓解药物溴吡斯的明片剂（60mg）和缓释片（180mg）。

2020 年 1 月，国家市场监督管理局发布新修订的《药品注册管理办法》（国家市场监督管理总局令第 27 号）中规定：具有明显临床价值的罕见病创新药和改良型新药，上市许可申请时，可以申请适用优先审评审批程序，且纳入优先审评审批程序的临床急需的境外已上市境内未上市的罕见病药品，审评时限为 70 个工作日。

2020 年 10 月，国家药品监督管理局药审中心发布《境外已上市境内未上市药品临床技术要求》（2020 年第 29 号）提出，在无有效治疗手段时或较现有治疗手段具有明显提高疗效或安全性等优势时，对全球数据中没有中国人群相关数据，但有较充分的种族因素相关研究和分析数据且未见明显种族因素影响的用于罕见病的药品，可考虑在严格风险控制的前提下批准上市，并要求开展相应上市后评价。为促进罕见疾病药物研发，国家药品监督管理局药审中心还于 2022 年 1 月和 6 月相继发布了《罕见疾病药物临床研发技术指导原则》（2021 年第 71 号）和《罕见疾病药物临床研究统计学指导原则（试行）》（2022 年第 33 号）。

二、中国重症肌无力药物研发情况概述

除传统药物外，在 MG 治疗领域，国内药物研发稍显滞后。除少数自主研发药物外，前述大多数药物（包括在国外已有 MG 适应证上市的依库珠单抗和雷夫利珠单抗），在国内均未申报或查询不到明确的 MG 相关注册信息（国内 MG 药物研发情况详见附表 1）。截至 2023 年 5 月 24 日，在药物临床试验登记与信息公示平台上，可以查到以 MG 作为适应证的临床试验共 18 项，其中包括传统药物相关（如他克莫司胶囊、硫唑嘌呤片等）试验 5 项，本章前述新机制药物 13 项。在中国临床试验注册中心平台上，可以查到以 MG 作为适应证的临床试验共 53 项，其中以治疗 MG 为目的的药物相关临床试验共 24 项，包括中药相关试验 10 项、传统药物相关试验 7 项，前述新机制药物相关试验 6 项，另有一项非注册类探索小剂量他汀类在 MG 作用的观察性研究（ChiCTR2000037904）。

除广泛超说明书使用但未开展注册类临床研究的利妥昔单抗外，MG 领域在研药物中，进展最快的是境外已上市，境内未上市的艾加莫德 α 注射液，其用于治疗 GMG 的新药上市申请已经被药审中心受理（JXSS2200022），该药物曾在国内开展艾加莫德在健康受试者中静脉输注的 I 期研究（CTR20211952），但在药物临床试验登记与信息公示平台和美国临床试验注册库平台上均未查到在中国大陆开展 MG 患者中的临床研究，其上市申请可能基于种族桥接策略。此外，Nipocalimab、伊奈利珠单抗和萨特利珠单抗，目前均处于Ⅲ期临床研究阶段，中国大陆地区直接参与了全球多中心同步研发。

其他非中国原研的药物中，率先、主要或转向中国开展 MG 相关适应证研发的药物包括因其他适应证获批上市的托珠单抗，以及巴托利单抗、Rozanolixizumab、Tolebrutinib、Gefurulimab，其中托珠单抗和巴托利单抗均已在开展 MG 适应证相关的Ⅲ期临床研究，而后三者均获得了在中国开展 MG 适应证相关临床试验的默示许可。

中国自主创新研发的 MG 治疗药物主要包括 BAFF 抑制剂泰它西普、抗 CD20 人源化单克隆抗体 MIL62 以及靶向 BCMA 和 CD19 的 CAR-T 细胞疗法伊基仑赛和抗 CD19 CAR-T（Innovative Cellular Therapeutics）。泰它西普已于 2022 年 8 月 24 日被纳入用于治疗 GMG 的突破性治疗品种名单（CXSL1700191），目前正在国内开展 MG 适应证相关的Ⅲ期临床研究，两种细胞疗法均在国内进入Ⅰ期临床研究阶段，MIL62 也获得了在中国开展 MG 适应证相关临床试验的默示许可。

三、重症肌无力适应证中国批准药物

MG 治疗中国批准的药物主要包括胆碱酯酶（AChE）抑制剂（如溴吡斯的明、Neostigmine methylsulfate 等）、糖皮质激素（泼尼松）、免疫抑制剂（硫唑嘌呤、环磷酰胺），对于国外 MG 药物获批情况，他克莫司以及补体抑制剂、靶向新生儿 Fc 受体抑制剂在中国尚未批准上市。MG 治疗中国批准的药物情况详见表 7-5。

四、超说明书使用药物

中国 MG 治疗中一些超说明书适应证使用，涉及的药物主要包括糖皮质激素（甲泼尼龙琥珀酸钠）、免疫抑制剂（他克莫司、环孢素、吗替麦考酚酯、甲氨蝶呤）、生物药品（免疫球蛋白、利妥昔单抗），用法主要参考《中国重症肌无力诊断和治疗指南（2020 版）》，具体药物情况详见表 7-6。

表 7-5 MG 治疗中国批准的药物

药物名称	作用机制	批准国家/地区	首批国家/地区	首批年份	中国批准适应证	重症肌无力适应证中国批准情况
溴新斯的明	AChE 抑制剂；肌松拮抗剂	中国大陆；埃及	中国大陆	1995	肠胃胀气；重症肌无力；尿潴留	1995 年 01 月 01 日，该药获得中国国家药品监督管理局 NMPA 批准，为一种口服片剂，规格是 15mg
甲硫酸新斯的明（Neostigmine methylsulfate）	AChE 抑制剂；肌松拮抗剂	美国；中国大陆；日本	日本	1936	神经肌肉阻滞逆转；肠胃胀气；重症肌无力；肌张力过低；尿潴留	1995 年 01 月 01 日，该药获得中国国家药品监督管理局 NMPA 批准用于重症肌无力，为一种注射剂，规格是 1ml：0.5mg
溴吡斯的明	AChE 抑制剂	美国；中国大陆；墨西哥	美国	1955	重症肌无力，手术后功能性肠胀气及尿潴留	1995 年 01 月 01 日，溴吡斯的明获得中国国家药品监督管理局 NMPA 批准
泼尼松	GR 激动剂；免疫抑制剂	塞尔维亚；南非；中国台湾；泰国；英国；美国；阿根廷；澳大利亚；巴西；加拿大；智利；中国大陆；哥伦比亚；埃及；以色列；日本；墨西哥；欧盟	美国		抗炎、抗过敏、免疫抑制、肿瘤	

续表

药物名称	作用机制	批准国家/地区	首批国家/地区	首批年份	中国批准适应证	重症肌无力适应证中国批准情况
硫唑嘌呤	HGPRT抑制剂	英国；美国；中国大陆；日本；欧盟	美国	1968	白血病；肠炎；重症肌无力；肝硬化；甲状腺功能亢进症；器官移植排斥；溶血性贫血；神经根病；肾炎；韦格纳肉芽肿；自身免疫性疾病；自身免疫性肝炎	1996年01月01日，该药获得中国国家药品监督管理局NMPA批准用于重症肌无力，为一种口服片剂，规格是50mg
环磷酰胺（Cyclophosphamide）	烷化剂；DNA抑制剂	摩洛哥；荷兰；秘鲁；菲律宾；波兰；葡萄牙；俄罗斯；新加坡；斯洛伐克；南非；韩国；西班牙；瑞士；中国台湾；泰国；突尼斯；土耳其；英国；乌克兰；美国；比利时；中国大陆；澳大利亚；奥地利；智利；巴西；加拿大；哥伦比亚；法国；德国；希腊；中国香港；匈牙利；印度；以色列；意大利；日本；立陶宛；马来西亚；捷克	美国	1959	鼻咽癌；多发性骨髓瘤；肺癌；睾丸肿瘤；骨肉瘤；横纹肌肉瘤；淋巴肉瘤；淋巴细胞性白血病；卵巢癌；乳腺癌；神经母细胞瘤；头颈癌；重症肌无力	注射用环磷酰胺批准重症肌无力适应证

表 7-6　中国 MG 治疗超说明书用药

药品名称	作用机制	中国说明书适应证	重症肌无力中国临床研究	重症肌无力中国治疗推荐	依据
免疫球蛋白	免疫调节	原发性免疫球蛋白 G 缺乏症；继发性免疫球蛋白 G 缺乏症；自身免疫性疾病		MG 急性加重期	中国免疫学会神经免疫分会《中国重症肌无力诊断和治疗指南（2020 版）》
环孢素	CYPB 抑制剂；钙神经素抑制剂	器官移植排斥；移植物抗宿主病；自身免疫疾病		用于对激素及硫唑嘌呤疗效差或不能耐受其副作用的患者	中国免疫学会神经免疫分会《中国重症肌无力诊断和治疗指南（2020 版）》
他克莫司	钙神经素抑制剂；细胞因子抑制剂；免疫抑制剂；T 细胞活化抑制剂；BMPR2 激动剂	器官移植排斥	2011 年 03 月 01 日，在中国大陆开展临床Ⅲ期试验，用于治疗重症肌无力。2014 年 03 月 31 日，在中国大陆开展临床Ⅲ期试验，用于治疗重症肌无力	他克莫司适用于不能耐受激素和其他免疫抑制剂副作用或对其疗效差的 MG 患者，特别是 RyR 抗体阳性者	中国免疫学会神经免疫分会《中国重症肌无力诊断和治疗指南（2020 版）》

续表

药品名称	作用机制	中国说明书适应证	重症肌无力中国临床研究	重症肌无力中国治疗推荐	依据
吗替麦考酚酯（mycophenolatemofetile, MMF）	IMPDH 抑制剂	肾脏移植排斥		长期使用可使大多数患者达到 MMS 或更好状态	中国免疫学会神经免疫分会《中国重症肌无力诊断和治疗指南（2020 版）》
甲氨蝶呤	DHFR 抑制剂	白血病；肺癌；睾丸肿瘤；宫颈癌；卵巢癌；绒毛膜癌；肉瘤；乳腺癌；头颈癌；银屑病		作为三线用药，用于其他免疫抑制剂治疗无效的难治性或伴胸腺瘤的 MG	中国免疫学会神经免疫分会《中国重症肌无力诊断和治疗指南（2020 版）》
利妥昔单抗	抗体依赖的细胞毒性作用；补体依赖的细胞毒性作用；CD20 定向的溶细胞作用；抗 CD20	非霍奇金淋巴瘤		用于对激素和免疫抑制剂疗效差的难治性 GMG，特别是 Musk-M，对部分 AChR-MG 有效	中国免疫学会神经免疫分会《中国重症肌无力诊断和治疗指南（2022 版）》

191

五、药物仿制情况概述

中国是仿制药大国，每年都有大量的仿制药上市。为提高仿制药质量，2015 年国家食品药品监督管理总局决定对已批准上市的仿制药进行一致性评价。但是，中国现行的一致性评价方法存在一定的局限性，使得即使药学等效和生物等效的仿制药依然存在治疗非完全等效的可能。目前，针对仿制药的替换，中国并没有相关的法律法规出台。关于 MG 治疗的常用治疗药物，中国一致性评价的情况如表 7-7。

表 7-7　中国 MG 治疗仿制药一致性评价情况

有效成分	药品名称	首家通过一致性评价时间	一致性评价审评进度（药品数）		
			已过评	新报	补充
新斯的明	甲硫酸新斯的明注射液	2022-03-09	2	3	2
泼尼松	醋酸泼尼松片	2022-06-27	1	3	1
甲泼尼龙	注射用甲泼尼龙琥珀酸钠	2020-03-10	20	1	2
硫唑嘌呤	硫唑嘌呤片	2020-10-12	1	—	—
环磷酰胺（Cyclophos-phamide）	注射用环磷酰胺	2021-09-23	2	—	—
环孢素	环孢素软胶囊	2019-01-08	6	2	—
他克莫司	他克莫司胶囊		—	1	1
	他克莫司缓释胶囊	2022-07-04	1	—	—
吗替麦考酚酯（mycophenolate-mofetile，MMF）	吗替麦考酚酯胶囊	2020-05-15	5	2	—
	吗替麦考酚酯片	2020-01-16	1	—	—
甲氨蝶呤	甲氨蝶呤片	2022-03-02	1	—	1
	注射用甲氨蝶呤		—	3	—

参考文献

[1] 中国免疫学会神经免疫分会 . 中国重症肌无力诊断和治疗指南（2020 版）[J]. 中国神经免疫学和神经病学杂志，2021，28（1）：12.

[2] BUBUIOC AM, KUDEBAYEVA A, TURUSPEKOVA S, et al. The epidemiology of myasthenia gravis [J]. J Med Life, 2021, 14（1）: 7-16.

[3] BOLDINGH MI, MANIAOL AH, BRUNBORG C, et al. Increased risk for clinical onset of myasthenia gravis during the postpartum period [J]. Neurology, 2016, 87（20）: 2139-2145.

[4] 常婷，李柱一 . 重症肌无力的治疗：期待靶向免疫治疗时代的到来 [J]. 中华神经科杂志，2022，55（4）：271-279.

[5] SáNCHEZ-TEJERINA D, SOTOCA J, LLAURADO A, et al. New Targeted Agents in Myasthenia Gravis and Future Therapeutic Strategies [J]. J Clin Med, 2022, 11（21）: 6394.

[6] MENON D, BARNETT C, BRIL V. Novel treatments in myasthenia gravis [J]. Front Neurol, 2020, 11: 538.

[7] MENON D, BRIL V. Pharmacotherapy of generalized myasthenia gravis with special emphasis on newer biologicals [J]. Drugs, 2022, 82（8）: 865-887.

[8] SCHNEIDER-GOLD C, GILHUS N E. Advances and challenges in the treatment of myasthenia gravis [J]. Ther Adv Neurol Disord, 2021, 14: 17562864211065406.

[9] HOFFMANN S, HARMS L, SCHUELKE M, et al. Complement deposition at the neuromuscular junction in seronegative myasthenia gravis [J]. Acta Neuropathol, 2020, 139（6）: 1119-1122.

[10] YI JS, GUPTILL JT, STATHOPOULOS P, et al. B cells in the pathophysiology of myasthenia gravis [J]. Muscle Nerve, 2018, 57（2）: 172-184.

[11] NARAYANASWAMI P, SANDERS D B, WOLFE G, et al. International Consensus Guidance for Management of Myasthenia Gravis: 2020 Update [J]. Neurology, 2021, 96（3）: 114-122.

[12] WATERS M J, FIELD D, RAVINDRAN J. Refractory myasthenia gravis successfully treated with ofatumumab [J]. Muscle Nerve, 2019, 60（6）: E45-E47.

[13] SCHEIBE F, OSTENDORF L, PRüSS H, et al. Daratumumab for treatment-refractory antibody-mediated diseases in neurology [J]. Eur J Neurol, 2022, 29（6）: 1847-1854.

[14] KANG S Y, KANG C H, LEE K H. B-cell-activating factor is elevated in serum of patients with myasthenia gravis [J]. Muscle Nerve, 2016, 54（6）: 1030-1033.

[15] JONSSON D I, PIRSKANEN R, PIEHL F. Beneficial effect of tocilizumab in myasthenia gravis refractory to rituximab [J]. Neuromuscul Disord, 2017, 27（6）: 565-568.

［16］赵曼君，邢莉民，邵宗鸿 . Bruton 酪氨酸激酶在自身免疫性疾病中作用的研究进展
　　　［J］. 国际免疫学杂志，2018，41（4）：443-447.

［17］SINGH P S，DAMMEIJER F，HENDRIKS R W. Role of Bruton's tyrosine kinase in B
　　　cells and malignancies［J］. Mol Cancer，2018，17（1）：1-23.

［18］郑乃溶，徐建青 . CAR-T 细胞免疫疗法的研究进展［J］. 复旦学报（医学版），
　　　2022，49（2）：295-299.

［19］KHODADADI L，CHENG Q，RADBRUCH A，et al. The Maintenance of Memory
　　　Plasma Cells［J］. Front Immunol，2019，10：721.

［20］BRYANT A，ATKINS H，PRINGLE C E，et al. Myasthenia Gravis Treated With
　　　Autologous Hematopoietic Stem Cell Transplantation［J］. JAMA Neurol，2016，73（6）：
　　　652-658.

［21］BONANNO S，PASANISI M B，FRANGIAMORE R，et al. Amifampridine phosphate
　　　in the treatment of muscle-specific kinase myasthenia gravis：a phase IIb，randomized，
　　　double-blind，placebo-controlled，double crossover study［J］. SAGE Open Med，2018，6：
　　　2050312118819013.

［22］VANHAESEBROUCK A E，WEBSTER R，MAXWELL S，et al. β2-Adrenergic receptor
　　　agonists ameliorate the adverse effect of long-term pyridostigmine on neuromuscular
　　　junction structure［J］. Brain，2019，142（12）：3713-3727.

［23］REJDAK K，SZKLENER S，KORCHUT A，et al. Cladribine in myasthenia gravis：a
　　　pilot open-label study［J］. Eur J Neurol，2020，27（3）：586-589.

［24］毛俊俊，焦正，钟明康 . 低治疗指数/严格剂量药物的等效性评价和临床合理使用
　　　［J］. 中国医院药学杂志，2020，40（11）：1278-1282.

［25］郭瑞臣 . 抗肿瘤生物类似药的发展与临床应用［J］. 实用肿瘤杂志，2020，35（4）：
　　　310-313.

［26］刘培英，黄文慧，田少雷，对美国食品和药物管理局生物类似药可互换性概念和
　　　要求的解读［J］. 中国新药与临床杂志，2018，37（2）：95-98.

［27］胡晓敏，宗英，高晨燕，等. FDA证明生物类似药与参照药可互换的考虑要点［J］.
　　　中国新药杂志，2017，26（15）：1767-1772.

［28］KURKI P，VAN AERTS L，WOLFF-HOLZ E，et al. Interchangeability of biosimilars：a
　　　European perspective［J］. BioDrugs，2017，31（2）：83-91.

第八章

重症肌无力患者疾病负担研究

疾病负担（burden of disease，BOD），又称疾病成本（cost of illness，COI），是指疾病对一个国家、特定地区、社区甚至是个人的健康结果影响。BOD 的范围包括疾病的发病率及其对生存期的影响，患者的健康状况和生命质量（quality of life，QoL），以及由疾病和并发症带来的财务支出（包括直接和间接支出）。BOD 研究的基本目标是评估疾病给整个社会带来的经济负担，因此研究人员在进行 BOD 研究时，需要确认、识别、列出、衡量与评价一种疾病及其并发症可能产生的成本，一般分为直接成本和间接成本。由卫生系统、社会、家庭及个人带来的直接成本包括医疗成本和非医疗成本，医疗成本一般是指与诊断、治疗和康复相关的医疗费用，非医疗成本一般是指交通、家庭支出、搬家、财产损失和各种非正式护理相关的费用；间接成本是指由个人、家庭、社会或雇主承担的发病率和病死率造成的生产力损失。

MG 是一种自身免疫性疾病，抗体与神经肌肉结构发生反应，导致神经肌肉传导的损害或失败，其可能导致视力问题、疲劳性虚弱、吞咽困难、行走能力丧失等，若不进行适当干预，可能造成严重后果，发生重症肌无力危象，即呼吸肌瘫痪。乙酰胆碱酯酶抑制剂可以控制 MG 的轻微症状，但是全身性的 MG 通常需要糖皮质激素和免疫抑制剂的长期治疗，胸腺切除术，静脉注射免疫球蛋白或者血浆置换。

除运动症状外，MG 患者的日常生活、心理和社会方面的健康也会受到影响，越来越多的学者对 MG 患者的生命质量进行了研究。与健康相关的生命质量（health-related quality of life，HRQoL）和日常活动能力（activities of daily living）是衡量 MG 患者 BOD 的重要指标。其中，最常使用的测量工具包括 36 项健康状况调查问卷（The Medical Outcomes Study Short-Form-36，SF-36），欧洲五维简明生命质量量表（Euro QoL-5D，EQ-5D），15 项重症肌无力生命质量量表（MG Quality of Life-15，MG-QOL15）和 MG 日常活动量表（MG-Activities of Daily Living，MG-ADL）。SF-36 是广泛应用于包括患者和健康人群在内的各种人群的普适性量表，具有良好的信度和效度，主要包含了 8 个方面，分别是生理功能（physical functioning，PF）、生理职能（role physical，RP）、身体疼痛（bodily pain，BP）、总体健康（general health，GH）、活力（vitality，VT）、社会功能（social functioning，SF）、情感职能（role emotional，RE）和精神健康（mental health，MH）。MG-QOL15 是一个由 15 个项目组成的疾病特异性生活质量量表，包括活动能力（mobility）、重症肌无力症状（MG symptoms）、总体满意度（general satisfaction）、心理状况（psychological condition）4 个维度，评分 0~60 分，分数越高表示疾病越严重。MG-ADL 是由 8 个问题组成的调查问卷，其中 3 个问题关于口咽功能（oropharyngeal functions），2 个关于眼部症状（ocular symptoms），1 个关于呼吸功能（respiratory function），2 个关于上肢功能（upper extremity function），评分 0~24 分，分数越高表示疾病越严重。

为了系统性地描述 MG 患者的 BOD，本章采用范围综述（scoping review）的方法对迄今为止有关重症肌无力患者 BOD 的文献在 Web of Science 数据库进行了检索，检索策略如下："myasthenia gravis"［Topic］AND（"burden of disease"［Topic］OR "cost of illness"［Topic］OR "burden of illness"［Topic］OR "quality of life"［Topic］OR "quality-adjusted life year"［Topic］OR "disability-adjusted life year"［Topic］OR "productivity loss"［Topic］OR "productivity cost"［Topic］OR "direct cost"［Topic］OR "indirect cost"［Topic］OR "medical cost"［Topic］OR "healthcare cost"［Topic］OR "non-healthcare cost"［Topic］OR "non-medical cost"［Topic］），共检索出 567 篇文献。文献纳入标准：①确诊为重症肌无力的研究人群；②汇报结果包括与疾病相关的直接或间接成本和生命质量；③研究人群所在地区和国家在美国、欧洲、中国和日本。文献剔除标准：①非药物或非手术干预设计；②没有全文；③未用英文或中文写作。根据纳入与排除标准，最终共纳入 36 篇 BOD 研究，筛选过程如图 8-1 所示。下面将分别对美国、欧洲、中国和日本 MG 患者的 BOD 进行描述。

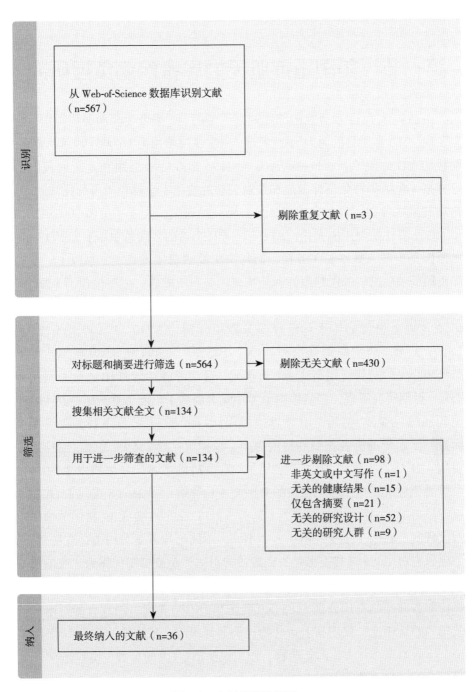

图 8-1　文献筛选流程图

第一节　美国重症肌无力患者疾病负担研究

一项包含了 18 项研究的综述调查了美国 MG 患者住院的经济负担，研究发现，MG 患者住院时间为 2~8 天，每次住院费用为 16 000~99 000 美元，而经历 MG 危象（myasthenia gravis crisis）、出现呼吸衰竭和复杂的药物治疗方案（包括多种免疫抑制剂和常规药物的使用）会延长患者的住院时间，增加其经济负担，且生命质量较差。另一项研究，调查了美国 2003—2013 年 MG 患者住院费用的变化，10 年间，MG 患者的住院总费用上升了 13 倍，其原因是出院人数增长了 6 倍，而每次出院的费用增长了 2 倍以上，不同年龄段的 MG 患者的医疗服务和药物费用会有所差异。一项包含了 1 288 例患者的 2008—2010 年数据的研究显示，0~19 岁、20~39 岁、40~64 岁和 65 岁及以上患者的年平均医疗服务费用分别为 6 710、17 949、15 112 和 12 597 美元，药物费用分别为 1 196、19 573、12 498 和 8 089 美元。每年与疾病相关的药物费用高达 940 万美元，其中静脉注射 IVIG 占到总费用的 85%。近期研究发现，新确诊的患者住院费用高于以前（总费用：26 419.20 美元 *vs.* 24 941.47 美元；治疗直接费用：9 890.37 美元 *vs.* 9 186.47 美元），而进一步恶化的患者花费的费用更高（总费用：43 734.15 美元，治疗直接费用：21 550.02 美元）。对于经历了 MG 危机的患者，在危机发生前的 12 个月要比危机发生前两年花费的费用高（总费用：49 236.68 美元），并在危机发生后的 12 月内进一步增加（总费用：173 956.99 美元），费用的增加在很大程度上归因于接受的治疗方案不同，不同治疗方案费用也会有所差异。一项研究对 1 498 名接受慢性类固醇或非甾体类免疫抑制剂作为二线治疗的患者进行了 2 年的随访，平均每个患者的总医疗花费是 106 821 美元，其中医疗服务和药物费用分别为 88 040 美元和 18 780 美元。与现有的指南支持使用的药物相比，使用新上市药物比例通常很小，依库珠单抗是 2017 年美国上市的用于治疗 MG 的新药物，使用该药物 30 天的自费中位数是 91.1 美元（3.0~3 216.4 美元）。

患者登记（patient registry）系统是发布生命质量量表的重要途径，美国重症肌无力基金会资助的患者登记（myasthenia gravis patient registry，MGPR）系统包括患者资源提供的信息，其均通过调查问卷获得，涉及基本的人口统计学信息、诊断和保险状况，很多学者应用该登记系统的信息对MG患者的生命质量进行了研究。为了比较MG患者和普通人群的生命质量，有研究运用SF-36对36例患者的生命质量进行了测量，结果显示，患者在身体功能、能量和一般健康领域受到了负面影响，然而只有在完成一些特定的负荷性运动时才有明显的临床意义的差异。尽管MG患者需要在身体活动方面进行调整，但他们在一般的生命质量和幸福感方面与普通人群没有显著差异，有研究探究了影响MG患者生命质量的因素。一项使用该登记系统的研究识别了1 140例MG患者，报告了中度至重度损害的健康相关生活质量，MG-ADL评分中位数为6分，MG-QOL15评分中位数为21分，71%的患者曾接受过溴吡斯的明，皮质类固醇、霉酚酸酯和硫唑嘌呤是最常见的免疫调节剂/免疫抑制剂，85%的患者曾经使用过这些药物，4%的患者报告接受了静脉注射免疫球蛋白，30%患者接受了血浆交换，12%患者使用了其他治疗方法，40%的患者不确定使用的治疗方法，40%的患者接受了胸腺切除术。另一项研究，比较了登记系统中男女患者生命质量的差异，在1 315名成年患者中，女性患者827名，与男性患者相比，女性患者症状发生时年龄较小，而且更有可能患有胸腺瘤和进行胸腺切除术，MG-QOL15在女性中表现较差，做过胸腺切除术的女性和没有做过胸腺切除术的男性之间的MG-QOL15评分相似。

患者登记系统还可以用来跟踪患者疾病负担和药物使用的进展情况。有学者纳入了2013年7月1日—2018年7月31日之间注册的520名成年患者，并且在第6个月和第12个月进行了跟踪调查，参与者在纳入初期被分为高负担组（MG-ADL≥6）和低负担组（MG-ADL<6）。MG-ADL评分变化和用药变化（升级、不变、降级）在基线和第12个月的随访进行了比较，MSE（MG-ADL<2）也在第12个月的随访中在各组间进行了比较，248名患者被纳入到了高负担组，272名患者被纳入了低负担组。高负担组中年轻、女性和病程较短的患者较多。在第12个月，高负担组中6%的患者实现了MSE；低负担组中，在201个未达到MSE的患者中有42人新实现了MSE，在余下意见实现MSE的71人中有52人继续维持。处于高负担组和使用溴

吡斯的明更难获得 MSE，而在第 6 个月改善 MG-ADL 评分会增加实现 MSE 的可能性。

MG 患者的症状一般经过治疗后都有一定的改善，然而有些患者尽管尝试了多种治疗方法并且经历了很强的副作用，他们的症状仍然在持续，这部分患者被归类为难治型 MG（refractory MG），难治型和非难治型（nonrefractory MG）患者的疾病负担通常有所不同。有学者对比了难治型和非难治型患者在临床和医疗卫生资源的使用结果的时间趋势，患者每隔 6 个月汇报 MG-ADL 分数和医疗卫生资源的使用情况，研究持续了 4 年，一共纳入了 782 例成年患者，结果显示，在每年的跟踪调查中，难治组的 MG-ADL 平均分、重症监护和喂食管使用率都要显著高于非难治组。除了定量研究，还有学者从定性的角度对 MG 患者的疾病负担进行了研究。一项研究运用半结构化的访谈方式对 28 例患者进行了采访，参与者报告了影响他们身体功能的症状，每个参与者平均报告 16 个症状，常见的报告症状是眼睑下垂（93%）、身体疲劳（89%）、影响腿部的症状（82%）、呼吸困难（82%）、抬头困难（82%），几乎所有参与者（96%）都报告了症状和严重程度的波动，参与者最困扰的症状是视力模糊/重影（43%）、呼吸困难（36%）、全身疲劳（36%）以及吞咽问题（29%）。对身体功能的影响包括不能参加嗜好/运动、需要提前计划、难以进行日常活动，所有参与者都报告了情绪上的影响以及对工作和财务的影响。他们的治疗目标包括减少疲劳和虚弱，改善症状的稳定性，尽量减少症状的影响，特别是对情绪的影响。

有学者对发表于 2009—2019 年针对美国 MG 患者的生命质量和经济负担的文献进行了综述研究，共纳入了 81 篇生命质量研究和 41 篇经济负担研究。研究发现，生命质量的恶化主要与疾病的严重程度有关，此外，患者的慢性疲劳、睡眠障碍和焦虑/抑郁水平的进一步恶化也与疾病的严重程度有关。难治型患者在各个维度上的健康水平都经历了显著的恶化。就业状况和用药依从性也受到了负面影响。在 41 项经济负担研究中，32 项与成本和医疗资源的使用有关，其他 9 项研究描述了经济模型。2013 年，美国 MG 患者每次住院的平均成本为 98 795 美元，住院、门诊和家庭成本分别占疾病医疗总成本的 27%、23% 和 23%。难治型 MG 患者花费的成本几乎是

非难治型患者的 4 倍，主要与静脉注射丙种球蛋白和血浆置换疗法的使用
有关。

第二节　欧洲重症肌无力患者疾病负担研究

德国的一项研究对 41 名 MG 患者的经济负担进行了研究，结果显示，
MG 患者平均每年治疗总成本为 14 950 欧元，主要来源包括医疗保险的支
出、患者及其照顾者的生产力损失，而疾病的严重程度和对日常活动协助
的需求是成本的主要影响因素。另一项丹麦的研究对 1997—2011 年确诊的
330 例成年 MG 患者的劳动力市场参与以及长期病假（大于 9 周）的情况进
行了调查，调查发现，与丹麦的普通人群相比，MG 患者未参与劳动力市场
以及请长期病假的概率较高；而在 MG 患者中，女性患者和同时接受乙酰
胆碱酯酶抑制剂和免疫抑制治疗的患者有更大概率退出劳动力市场和请长
期病假。比利时的一项研究对 2013 年 5 月 15 日之前至少接受过一次血浆
置换的 62 例 MG 患者的医疗卫生资源的使用情况进行了跟踪调查，随访时
间为 21 天到 19.3 年范围内，结果显示，13 例患者经历了 17 次 MG 危机，
28 例患者在研究期间一直处于非完全缓解状态（non-complete remission），
10 例死亡，其中 5 例与 MG 相关，平均每个患者每年会经历 4.09 次血浆置
换治疗并且平均住院 7.91 天，住院的主要原因是 MG 疾病的恶化。从支付
者（payer）的角度来看，平均每个患者每年的总成本是 5 465.52 欧元，从
患者角度考虑的总成本是 259.72 欧元，成本的主要来源是住院（支付者：
4 091.86 欧元；患者：137.51 欧元）和非完全缓解状态（支付者：4 698.80
欧元；患者：205.39 欧元）。来自希腊的一项研究，调查了 32 例 MG 患者
的直接医疗成本和间接成本，直接医疗成本包括药物、实验室和影像检查、
咨询和住院治疗；间接成本包括提前退休、工作缺勤、生产力下降和专业
的家庭帮助，结果显示，每名患者平均每年花费的总成本是 4 125.4 欧元，
其中直接成本 614.3 欧元，间接成本 3 511.5 欧元，提前退休、家庭帮助和
药物治疗是主要的成本来源。女性患者平均花费的成本要高于男性（5 173
欧元 *vs.* 2 777 欧元），主要原因是生产力损失造成的间接支出。2020 年，一

项保加利亚的研究，调查了 54 例成年 MG 患者的直接医疗支出，直接非医疗支出和生产力损失，结果显示，保加利亚 MG 患者的年成本中位数是 4 047 欧元，直接成本略高于间接成本，其中药物成本最高，社会服务和专业的护理人员的成本几乎没有，绝大部分患者都依赖于非正式的照顾者，依赖于家庭成员作为非正式的照顾者是很常见的，因为适合的社会服务非常少，疾病的严重程度、疾病危机和复发性感染是成本的主要来源。

德国的一项研究，运用 SF-36 和 EQ-5D 对 37 例 MG 患者的生命质量进行了测量，结果显示，EQ-5D 指数平均分为 0.89 分，整体健康水平分数为 65.4 分，身体综合得分为 42.4 分，精神综合得分为 48.3 分。而在对 1 459 例 14 岁以上的德国 MG 患者生命质量的测量中，研究发现患者自我评价的整体健康水平分数为 60.7 分；SF-36 结果显示，德国男性和女性患者在身体功能、活力和心理健康方面的分数有显著差异，这三方面女性患者的得分相对较低；与德国健康女性相比，女性 MG 患者在身体功能和整体健康方面的得分较低；与德国健康男性相比，男性 MG 患者在身体和情绪功能以及社交功能方面得分较低；生命质量的影响因素包括疾病稳定性和严重程度、精神状态、合并症和工作情况。德国另一项更大规模的研究，运用 SF-36 对 1 660 例患者的生命质量进行了测量，并与健康人群进行了比较，结果显示，MG 患者的身体功能分数（81.8 *vs.* 56.0）和精神功能分数较低（74.1 *vs.* 67.3）。女性、高龄、低收入、伴侣、较低的日常活动能力、抑郁、焦虑、疲劳和较低的社会支持与较低的生命质量显著相关，MG 患者在精神方面的合并症会导致生命质量的下降。一项德国的研究，重点研究了抑郁和自我评估的疾病严重程度对患者生命质量和照顾者负担的影响，该研究纳入了 1 399 例 MG 患者和 1 042 名 MG 照顾者，其中分别有 31% 和 36% 的患者汇报了抑郁和焦虑的症状，自我评估的疾病严重程度和 MG-QOL15 的分数有强相关关系，照顾者的负担与疾病的严重程度显著相关，并且受到患者抑郁症状的负面影响。一项基于群体的横断面研究，对 373 例挪威 MG 患者和 485 例荷兰 MG 患者的生命质量进行了调查，SF-36 的结果显示，身体综合得分的平均分为 59.4 分，精神综合得分是 69.0 分，不同国家之间的分数没有显著差异；与调整了性别和年龄的健康人群相比，延髓型患者和有全身症状的患者生命质量的平均分较低，但与眼型患者或者症状缓解的

重症肌无力患者疾病负担研究

患者没有显著差异；女性、全身症状和使用二代免疫抑制剂药物会导致生命质量的下降。一项波兰的单中心横断面研究，对 339 例成年 MG 患者生命质量的影响因素进行了调查，SF-36 的结果显示，男性患者和女性患者在各个子量表的得分没有显著差异，晚发型患者比早发型患者在身体方面的得分更低，超重和肥胖的患者比正常体重的患者在身体和精神综合得分都要更低，接受过大学教育和有工作的患者的身体和精神综合得分更高，与家人同住的患者比单独居住的患者精神综合得分更高，中等程度的身体锻炼（一周两次）可以提高身体综合得分。塞尔维亚的一项研究，运用修改版的 MG-QOL15 和 SF-36 对 70 例 MG 患者的生命质量进行了调查，结果显示，MG-QOL15 的分数与 SF-36 的分数呈负相关，病程较长、临床表现严重的患者常表现出焦虑、抑郁，并且有较差的生命质量，体力劳动者和失业者比退休者和行政人员/脑力劳动者各个子量表的得分都较低。除了横断面研究，欧洲一些学者对 MG 患者生命质量的变化进行了跟踪调查。另一项塞尔维亚的研究对 78 例 MG 患者的生命质量在基线和 10 年后的随访分别进行了测量。症状缓解的患者比例在两个时间点较为类似，分别为 42% 和 45%。然而，在基线阶段，所有的患者都接受了治疗，随访时 32% 的患者没有再进行治疗，SF-36 的分数在两个时间点的测量没有显著差异，在随访阶段，抑郁、更差的疾病接受度和高龄会导致更差的生命质量。

第三节 日本重症肌无力患者疾病负担研究

日本的一项多中心研究，调查了眼型 MG 患者的生命质量，运用日文版本的 MG-QOL15 对 123 例仅有眼部症状的 MG 患者进行了调查，结果显示，81 例患者同时出现了眼睑下垂和复视，36 例患者仅出现眼睑下垂，6 例仅出现复视，该研究为了评估眼部症状的严重性，还使用了视觉定量评分系统（ocular-quantitative MG score，QMG），涵盖了提肌功能、眼外肌功能和眼轮匝肌强度等 13 个项目，同时还使用了美国重症肌无力基金会医学发布的临床指南，其中，98 例 MG 患者使用乙酰胆碱酯酶抑制剂，52 例 MG 患者口服泼尼松龙（一种糖皮质激素），28 例患者使用其他的免疫抑制剂，23 例使用泼尼松龙静脉冲击治疗，6 例使用血浆泵，1 例使用免疫球蛋白，31 例进行了胸腺切除术。结果显示，123 例患者经过治疗后的 QMG 分数平均下降 2.3 分，其中 16 例患者实现了完全稳定的缓解，6 例患者实现了药物性缓解，54 例患者仅有轻微症状，23 例患者得到了改善，24 例患者没有改变。通常将轻微症状、药物性缓解和完全稳定的缓解作为治疗目标，76 例患者达到了治疗目标，而另外的 47 例患者没有达到治疗目标，该研究根据这一结果将患者分为结果良好组和结果不佳组，两组患者在性别、年龄、观察的时间、眼部症状、疾病亚型和抗体的血清阳性方面都没有显著差异，而结果不佳组患者使用吡啶斯地明的剂量显著高于结果良好组患者；另一方面，与结果良好组相比，结果不良组的患者的 MG-QOL15 的评分也显著更高（5.7 *vs.* 15.7）。结果不佳组的患者在 15 个项目中的 11 个给自己打分严重，明显多于结果良好组。

第四节　中国重症肌无力患者疾病负担研究

中国 MG 患病率的研究起步较晚，2020 年前仅有基于某一家医院或是当地医保数据的研究。中国第一个全国范围内的 MG 发病率和病死率研究是基于国家卫生健康委员会的医院质量监测系统的数据库，覆盖了全国 31 个省区市的 1 665 家提供 MG 医疗服务的医院，在 2016 年 1 月 1 日—2018 年 12 月 31 日识别出了 59 243 例 MG 患者的 94 638 次入院记录，结果显示，在 59 243 例患者中，30 503 例患者是新确诊，年龄和性别调整后的发病率是 0.68/10 万人，其中 70~74 岁年龄组发病率最高，女性的发病率为 0.76/10 万人，男性的发病率为 0.60/10 万人，入院的病死率为 14.69‰，呼吸衰竭是 MG 患者的主要死亡原因；共有 14 840 例胸腺瘤患者，包括 14 636 例（26.5%）成年患者和 204 例（7.1%）青少年患者，9 453（63.7%）例患者进行了胸腺切除术，所有患者的住院时间中位数是 8 天，住院费用中位数是 1 037 美元，基本医疗保险是最常见的支付方式，覆盖了 67.4% 的患者。另一项中国学者的研究是关于 2013—2015 年使用基本医疗保险患者的自费费用，共纳入 3 347 例 MG 患者，结果显示，城镇基本医疗保险报销比例从

73.1% 下降至 58.7%，患者自费比例逐渐上升，在基本医疗保险覆盖的医疗服务范围内从 14.7% 上升至 22.6%，范围之外的医疗服务自费比例从 12.6% 上升至 18.7%。

不同严重程度的 MG 患者的生命质量可能有所不同，国内有学者运用 SF-36 量表对不同严重程度患者的生命质量进行了测量，并对生命质量的影响因素进行了研究。有研究对来自沈阳市 3 家医院的 248 例 MG 患者的生命质量进行了测量，其中，27% 是眼型组，35% 是轻型组，38% 是中型组，患者的疾病史中位数是 24 个月，59 例患者至少有一种合并症，71 例患者有胸腺增生，49 例患者进行了胸腺切除术，结果显示，眼型组的生命质量要好于轻型和中型组（各组人数分别为 64、57 和 51）。在 SF-36 的所有分量表中，各组之间都有明显的差异，除了一般健康、社会功能和角色情绪分量表。另一项研究分析了来自西安的 188 例 MG 患者生命质量的影响因素，结果显示，影响 MG 患者生命质量的因素包括年龄、教育水平、职业、胸腺情况、MG 的类型及严重程度和心理障碍。一项针对来自天津的 188 例 MG 患者生命质量的研究结果显示，平均身体综合得分为 57.76 分，心理综合得分为 60.03 分，性别和失业会影响生命质量得分，经济负担越重，生命质量得分越低；另外，生命质量得分与疾病的严重程度、情绪状态、疲劳和自我效能也有高度相关关系。

国内还有学者运用 MG-QOL15 对不同组的 MG 患者的生命质量进行了比较。一项线上的问卷调查了中国 1 815 例 MG 患者的生命质量，结果显示，女性患者的生命质量评分要显著低于男性患者（44.49 *vs.* 49.32），性别与生命质量的关系受到合并症数量的影响，随着合并症数量的增加，女性患者生命质量下降的程度比男性患者高；此外，失业和病情加重对生命质量有负面影响，而积极的生活方式对生命质量有正面影响。另一项针对福建省一家医院的 185 例 MG 患者的研究也应用了 MG-QOL15 对患者的生命质量进行了测量，结果显示，MG-QOL15 的中位数得分为 12.5 分，其中"用眼困难"在眼型和一般型患者中都是得分最高的项目，代表这一项的严重程度最重；延髓型 MG 患者的生命质量要低于眼型和一般型，但是眼型和一般型患者之间的分数没有显著差异；经历过胸腺切除术的患者的生命质量优于没有接受过手术的。男性的生命质量低于女性，晚发型要低于早发型。

综上所述，目前中国还缺乏 MG 患者经济负担方面的证据，《2022 中国重症肌无力患者健康报告》是一项基于网络的全国性问卷调查，于 2022 年 6 月 6 日正式启动，2022 年 7 月 13 日正式截止，共收集有效问卷 1 020 份，其中包含了中国 MG 患者医疗支出方面的重要信息，根据报告的内容显示，中国 MG 患者的年直接医疗成本中位数为 12 742.5 元，间接医疗成本中位数为 1 700 元，个人自付金额中位数为 14 400 元。在月支出方面，口服用药支出占家庭月收入比例最高的药物为中药/中成药，占家庭月收入的比例中位数为 26.7%；其次为他克莫司，占家庭月收入的比例中位数为 21.7%；所占家庭月收入比例最低的是激素类药物，所占比例的中位数为 0.3%；最后为甲氨蝶呤，所占比例中位数为 0.8%。

第五节　本章小结

综上所述，MG 患者的经济支出逐年增加，新诊断的患者比以前诊断的患者治疗费用更高，难治型 MG 患者的经济负担远高于非难治型患者，出现 MG 危机、呼吸衰竭以及静脉注射丙种球蛋白和血浆置换疗法会加重经济负担。与普通人群相比，MG 患者不工作或者请长期病假的概率更高，生命质量更差。MG 患者生命质量的影响因素包括性别、年龄、收入水平、疾病稳定性和严重程度（有无并发症）、精神状态、日常活动能力与对日常活动协助的需求、工作情况、伴侣状况与社会支持水平等，未来的研究应该进一步细化从患者经验出发的疾病负担以及不同的亚组及合并症对患者生命质量的影响。

与其他发达国家相比，中国 MG 患者目前可负担的治疗药物相对单一，并且生命质量也较差（表 8-1）。近年来，国家及地区层面针对罕见病的诊断与治疗出台了多项支持政策。然而，MG 患者需要终身服用药物，其治疗费用和可获得性在很大程度上影响了患者的依从性，进而影响患者的生命质量。因此，调整患者在不同地区药物使用及报销政策，通过药物及报销政策提升药物的可获得性，通过社会保障制度减轻患者及家庭的经济负担至关重要。同时，中国 MG 患者应该积极干预，坚持治疗，防止疾病的复发

表 8-1 各国 MG 疾病负担研究比较

作者	国家	研究时间	研究人数	研究疾病负担工具	结果
Reynolds 2023	美国	2018—2019 年	22 936	自费金额	2018 年使用依库珠单抗 30 天的自费费用中位数：1 544 美元（2.0~3 160）2019 年使用依库珠单抗 30 天的自费费用中位数：91.1 美元（3.0~3 216.4）
Jackson 2023	美国	2021 年	28	MG-ADL	平均分：5.54（3.55）
Cutter 2019	美国	2017 年	1 140	MG-QOL15 MG-ADL	MG-QOL15 中位数：21 MG-ADL 中位数：6
Silvestri 2020	美国	2009—2019 年	—	每次入院的费用	中位数：16 000 美元，平均数：99 000 美元，未经历和经历危机的患者入院费用：16 000 美元~26 600 美元 vs. 54 000 美元
Lee 2022	美国	2018—2019 年	520	MG-QOL15 MG-ADL	高负担组干预 12 个月后 MG-ADL 的变化：增长（31%），没变化（23%），下降（46%）低负担组干预 12 个月后 MG-ADL 的变化：增长（36%），没变化（32%），下降（32%）
Paul 2001	美国	2000 年	27	SF-36	平均分：58.4（25.9）
Omorodion 2017	美国	2003—2013 年	—	每次入院的费用	平均费用：48 024~98 795 美元
Lee 2018	美国	2013—2016 年	1 315	MG-QOL15 MG-ADL	MG-QOL15 中位数：男性：18.44（13.65）；女性：24.53（14.74）MG-ADL 中位数：男性：5.02（3.57）；女性：6.72（3.95）

续表

作者	国家	研究时间	研究人数	研究疾病负担工具	结果
Harris 2019	美国	2013—2019年	782	MG-ADL	难治型: 9.1 (2.5); 非难治型: 5.1 (3.9)
Phillips 2021	美国	2018—2019年	42 114	直接费用	新诊断患者和之前诊断患者年直接费用: 28 414美元 vs. 17 270美元
Phillips 2022	美国	2019—2020年	41 940	直接费用	经历MG危机前12个月和后12个月的花费: 49 236.68美元 vs. 173 956.99美元
Ting 2023	美国	2019—2021年	1 498	直接医疗费用	总费用: 106 821美元; 医疗服务费用: 88 040美元; 药品费用: 18 780美元
Guptill 2011	美国	2008—2010年	1 288	直接医疗费用	年医疗服务费用: 0~19岁: 6 710美元; 20~39岁: 17 949美元; 40~64岁: 15 112美元; 65+岁: 12 597美元 年药品费用: 0~19岁: 1 196美元; 20~39岁: 19 573美元; 40~64岁: 12 498美元; 65+岁: 8 089美元
Tomaras 2020	美国	2009—2019年	—	总医疗费用	每次入院的平均费用: 98 795美元; 住院、门诊和家庭成本占总医疗成本的比例分别为: 27%、23%和23%
Suzuki 2014	日本	2012年	123	MG-QOL15	结果良好组和结果不佳组 MG-QOL15平均分: 5.7 (8.5) vs. 15.7 (12.7)
Frost 2016	丹麦	1997—2011年	330	长期病假 (>9周)	MG患者, 例 (%): 155 (47.0); 匹配组: 448 (6.8)
Szczudlik 2020	波兰	2010—2015年	339	SF-36	身体综合得分: 44.57 (19.79); 精神综合得分: 51.05 (20.53)

续表

作者	国家	研究时间	研究人数	研究疾病负担工具	结果
Winter 2010	德国	2005年	37	SF-36	身体综合得分：42.4（9.9）；精神综合得分：48.3（9.7）
Stojanov 2019	塞尔维亚	2017—2018年	70	MG-QOL15	MG-QOL15 平均分：22.50（11.53）
Boldingh 2015	挪威	2015年	858	SF-36	身体综合得分：59.4；精神综合得分：69
Lehnerer 2022	德国	2019年	1 660	SF-36	身体功能得分：56.0（30.3）；精神健康得分：67.3（19.8）
Strens 2016	比利时	2013年	62	直接费用	患者角度的每年总费用：259.72欧元；住院费用：137.51欧元；未完全缓解的费用：205.39欧元
Winter 2009	德国	2009年	41	总费用	社会角度的每年总费用：14 950欧元（95%CI：10 470—21 730）
Athanasakis 2011	希腊	2011年	32	直接费用 间接费用	直接费用：614.3（496）欧元 间接费用：3 511.5（5 260.5）欧元 总费用：4 125.4（5 287）欧元
Bozovic 2022	塞尔维亚	2008—2018年	78	SF-36	身体综合得分：67.3（20.7）；精神综合得分：65.4（23.3）；总得分：67.1（22.2）
Twork 2010	德国	2010年	2 150	SF-36	女性和男性患者身体功能得分：56.1（30.2）vs. 61.2（29.3）；女性和男性患者一般健康得分：44.6（22.3）vs. 45.1（22.7）

续表

作者	国家	研究时间	研究人数	研究疾病负担工具	结果
Marbin 2022	德国	2017年	1 399	MG-QOL15	MG-QOL15 中位数: 12 (4~26)
Schepelmann 2010	德国	2005年	41	直接费用 间接费用 总费用	直接费用平均数: 11 840 欧元 (95%CI: 8 270~18 500) 间接费用平均数: 2 790 欧元 (1 000~7 020) 总费用平均数: 14 950 欧元 (10 470~21 730)
Ignatova 2022	保加利亚	2020年	54	直接费用 间接费用 总费用	直接费用中位数: 1 366 欧元 (IQR: 792~5 275) 间接费用中位数: 0 欧元 (0~5 665) 总费用中位数: 4 047 欧元 (862~9 544)
Dong 2020	中国	2018—2019年	1 815	MG-QOL15 MG-ADL	MG-ADL 中位数: 男性: 6.15 (4.54); 女性: 6.75 (4.47) MG-QOL15 中位数: 男性: 49.32 (29.18); 女性: 44.49 (29.10)
Wu 2023	中国	2020—2022年	185	MG-QOL15	MG-QOL15 中位数: 12.5 (0~58)
Fan 2020	中国	2016—2018年	69	SF-36	身体功能得分: 57.76 (21.28); 精神健康得分: 60.03 (23.75)
Yang 2016	中国	2013—2014年	188	SF-36	身体疼痛子量表分数最高, 生理职能分数最低
Chen 2020	中国	2016—2018年	59 243	住院费用	中位数: 1 037 美元 (493~2 925)
Zhang 2015	中国	2008—2010年	248	SF-36	眼型: 64; 轻型: 57; 中型: 51
Lin 2020	中国	2013—2015年	3 347	自费费用	自费费用比例: 12.6% 增长到 18.7%; 医保报销比例: 73.1% 下降至 58.7%

及进展。由于疾病给个人和家庭带来负担，患者普遍心理负担很重，抑郁焦虑的情况普遍发生。因此，建议政府应该出台更多的社会支持措施，包括心理健康、社区照顾、康复等，帮助患者提升生命质量。

参考文献

［1］SILVESTRI N J, MAIESE B A, COLBY J A. The economic and quality of life burden that myasthenia gravis has on patients: a US targeted literature review ［J］. Value Health, 2020（23）: 280.

［2］OMORODION J O, PINES J M, KAMINSKI H J. Inpatient cost analysis for treatment of myasthenia gravis ［J］. Muscle Nerve, 2017, 56（6）: 1114-1118.

［3］GUPTILL J T, Marano A, Krueger A, et al. Cost analysis of myasthenia gravis from a large U.S. insurance database ［J］. Muscle Nerve, 2011, 44（6）: 907-911.

［4］PHILLIPS G, LI Y, ABREU C, et al. Cost-of-illness for adults with generalized myasthenia gravis in the US ［J］. Value Health, 2021, 24: 163.

［5］PHILLIPS G, ABREU C, GOYAL A, et al. Real-World healthcare resource utilization and cost burden assessment for adults with generalized myasthenia gravis in the united states ［J］. Front Neurol, 2022, 12: 809999.

［6］TING A, STORY T, LECOMTE C, et al. A real-world analysis of factors associated with high healthcare resource utilization and costs in patients with myasthenia gravis receiving second-line treatment ［J］. J Neurol Sci, 2023, 445: 120531.

［7］REYNOLDS E L, GALLAGHER G, HILL C E, et al. Costs and utilization of new-to-market neurologic medications ［J］. Neurology, 2023, 100（9）: 884-898.

［8］PAUL R H, NASH J M, COHEN R A, et al. Quality of life and well-being of patients with myasthenia gravis ［J］. Muscle Nerve, 2001, 24（4）: 512-516.

［9］CUTTER G, XIN H C, ABAN I, et al. Cross-sectional analysis of the myasthenia gravis patient registry: disability and treatment ［J］. Muscle Nerve, 2019, 60（6）: 707-715.

［10］LEE I, KAMINSKI H J, XIN H C, et al. Gender and quality of life in myasthenia gravis patients from the myasthenia gravis foundation of America registry ［J］. Muscle Nerve, 2018, 58（1）: 90-98.

［11］LEE I, LEACH J M, ABAN I, et al. One-year follow-up of disease burden and medication changes in patients with myasthenia gravis: From the MG Patient Registry ［J］. Muscle Nerve, 2022, 66（4）: 411-420.

［12］HARRIS L, ALLMAN P H, SHEFFIELD R, et al. Longitudinal analysis of disease burden in refractory and nonrefractory generalized myasthenia gravis in the united states ［J］. J Clin Neuromuscul Dis, 2020, 22（1）: 11-21.

［13］JACKSON K, PARTHAN A, LAUHER-CHAREST M, et al. Understanding the symptom burden and impact of myasthenia gravis from the patient's perspective: a qualitative study ［J］. Neurol Ther, 2023, 12 (1): 107-128.

［14］TOMARAS D, MARSHALL S, FORSYTHE A. The humanistic and economic burden of myasthenia gravis (mg) - a debilitating & costly disease ［J］. Value Health, 2020 (23): 279.

［15］SCHEPELMANN K, WINTER Y, SPOTTKE A E, et al. Socioeconomic burden of amyotrophic lateral sclerosis, myasthenia gravis and facioscapulohumeral muscular dystrophy ［J］. J Neurol, 2010, 257 (1): 15-23.

［16］WINTER Y, SCHEPELMANN K, SPOTTKE A, et al. Cost of illness in amyotrophic lateral sclerosis, myasthenia gravis and facioscapulohumeral muscular dystrophy ［J］. Value Health, 2009, 7 (12): 437.

［17］FROST A, SVENDSEN M L, RAHBEK J, et al. Labour market participation and sick leave among patients diagnosed with myasthenia gravis in Denmark 1997-2011: a Danish nationwide cohort study ［J］. BMC Neurol, 2016, 16 (1): 224.

［18］STRENS D, VAN DAMME P, MORK A, et al. Cost of illness study in patients with myasthenia gravis treated with plasma exchange therapy in Belgium ［J］. Value Health, 2016, 7 (19): 592.

［19］ATHANASAKIS K, GLAVA V, ZACHARIS M, et al. A cost-of-illness analysis of myasthenia gravis in Greece ［J］. Value Health, 2011, 7 (14): 321.

［20］IGNATOVA V, KOSTADINOV K, VASSILEVA E, et al. Socio-Economic Burden of Myasthenia Gravis: A Cost-of-Illness Study in Bulgaria ［J］. Front Public Health, 2022, 10: 822-909.

［21］WINTER Y, SCHEPELMANN K, SPOTTKE A E, et al. Health-related quality of life in ALS, myasthenia gravis and facioscapulohumeral muscular dystrophy ［J］. J Neurol, 2010, 257 (9): 1473-1481.

［22］TWORK S, WIESMETH S, KLEWER J, et al. Quality of life and life circumstances in German myasthenia gravis patients ［J］. Health Qual Life Outcomes, 2010, 8: 129.

［23］LEHNERER S, JACOBI J, SCHILLING R, et al. Burden of disease in myasthenia gravis: taking the patient's perspective ［J］. J Neurol, 2022, 269 (6): 3050-3063.

［24］MARBIN D, PIPER S K, LEHNERER S, et al. Mental health in myasthenia gravis patients and its impact on caregiver burden ［J］. Sci Rep, 2022, 12 (1): 19275.

［25］BOLDINGH M I, DEKKER L, MANIAOL A H, et al. An up-date on health-related quality of life in myasthenia gravis - results from population-based cohorts ［J］. Health Qual Life Outcomes, 2015, 13: 115.

［26］SZCZUDLIK P, SOBIESZCZUK E, SZYLUK B, et al. Determinants of quality of life in myasthenia gravis patients ［J］. Front Neurol, 2020, 11: 553626.

[27] STOJANOV A, MILOSEVIC V, DORDEVIC G, et al. Quality of life of myasthenia gravis patients in regard to epidemiological and clinical characteristics of the disease [J]. Neurologist, 2019, 24 (4): 115-120.

[28] BOZOVIC I, ILIC Z J, PERIC S, et al. Long-term outcome in patients with myasthenia gravis: one decade longitudinal study [J]. J Neurol, 2022, 269 (4): 2039-2045.

[29] SUZUKI S, MURAI H, IMAI T, et al. Quality of life in purely ocular myasthenia in Japan [J]. BMC Neurol, 2014, 14: 142.

[30] CHEN J, TIAN D C, ZHANG C, et al. Incidence, mortality, and economic burden of myasthenia gravis in China: a nationwide population-based study [J]. Lancet Reg Health West Pac, 2020, 5: 100063.

[31] LIN T Y, ZHANG X Y, FANG P Q, et al. Out-of-pocket expenses for myasthenia gravis patients in China: a study on patients insured by basic medical insurance in China, 2013-2015 [J]. Orphanet J Rare Dis, 2020, 15 (1): 13.

[32] ZHANG H, XIE W, ZHANG J, et al. Assessment of the quality of life in Chinese myasthenia gravis patients [J]. Value Health, 2015, 3 (18): 1555.

[33] YANG Y, ZHANG M, GUO J, et al. Quality of life in 188 patients with myasthenia gravis in China [J]. Int J Neurosci, 2016, 126 (5): 455-462.

[34] FAN X, XING C, YANG L, et al. Fatigue, self-efficacy and psychiatric symptoms influence the quality of life in patients with myasthenia gravis in Tianjin, China [J]. J Clin Neurosci, 2020, 79: 84-89.

[35] DONG D, CHONG M K, WU Y, et al. Gender differences in quality of life among patients with myasthenia gravis in China [J]. Health Qual Life Outcomes, 2020, 18 (1): 296.

[36] WU X, LI R, YE X, et al. Reduced quality of life in myasthenia gravis patients: a study on 185 patients from China [J]. Front Neurol, 2023, 13: 1072861.

第九章

重症肌无力社会关爱组织发展

第一节 概况

在不同国家与地区，MG 患者及其亲友为了帮助更多的遭受疾病困扰的患者摆脱独立无援的处境，陆续在其所在地区、国家创建起 MG 患者组织。较早的一批患者组织创建于 20 世纪 50 年代，这些组织目前已经成为其所在地区、国家的罕见病领域、MG 领域中的代表性组织，甚至在世界范围内拥有较大的影响力。经历了数十年的持续发展，这些组织常具有较强的组织协调能力。为了向全国不同地区的 MG 患者及其亲友提供信息、服务与支持，患者组织通常选择在全国范围内建立不同的区域性组织，常设的分支机构既提高了患者组织的服务能力，也使得患者组织在 MG 患者群体中拥有了更高的动员能力与社会影响力。近年来，包括 MG 患者组织在内的罕见病患者组织逐步开始建立患者登记系统，而这项工作的展开极为依赖患者组织的组织能力与其在患者群体中的影响力。

许多国家与地区的 MG 患者组织设立了由患者组织运营的网站，提供大量与疾病、患者组织有关的信息，这些信息包括 MG 的疾病、诊疗与用药信息；成为会员与向患者组织捐赠款项的渠道；患者组织的历史、人事构成与组织架构；向患者与患者亲友提供的服务与支持计划；患者组织与政府机构、医学与研究机构、其他罕见病患者组织等组织机构的合作网络等。本章节涉及内容来源于患者组织网站提供的公开信息，以及具有代表性的患者组织工作人员的深度访谈资料（表 9-1）。

常设的分支机构并非 MG 患者组织实现组织扩张的唯一手段，志愿精神与志愿者团体也成为 MG 患者组织实现持续发展的理念与组织基础，美国、法国等国的 MG 患者组织非常重视志愿者组织，志愿者与志愿者组织是患者

表 9-1　部分国家与地区的 MG 患者组织概况[1]

组织名称	成立时间	会员数量/人	服务范围	分支组织特征
美国重症肌无力基金会	1952 年	—	全国性组织	100 个由志愿者负责的支持小组
加拿大肌营养不良协会	1954 年	>50 000	全国性组织	地方的志愿者帮助筹集资金、向病友提供服务
法国肌肉营养不良协会（AFM-Telethon）	1958 年	—	全国性组织	拥有 2 987 名长期志愿者与 569 名员工，其中近 74% 直接服务于协会的地方分支机构
日本全国肌无力之友协会	1971 年	1 300	全国性组织	26 个分支机构
芬兰重症肌无力协会	1973 年	700	全国性组织	9 个地方性患者团体
英国肌无力协会（Myaware）	1976 年	—	全国性组织	
新南威尔士州澳大利亚肌无力协会	1982 年	200	全国性组织	
德国肌无力协会（DMG）	1986 年	3 400	全国性组织	36 个区域小区
塞浦路斯重症肌无力协会	2005 年	—	全国性组织	—
肌无力孤立与团结协会（AMIS）[2]	2007 年	2 600	跨国组织	—
希腊重症肌无力协会	2008 年	500	全国性组织	—
欧洲重症肌无力患者协会	2009 年	—	国际组织	
北京爱力重症肌无力罕见病关爱中心	2013 年	—	全国性组织	
日本非营利组织肌无力患者协会	2015 年	—	区域性组织	—

　　注：1. 本表数据来源于所列重症肌无力患者组织网站。
　　2. 肌无力孤立与团结协会（AMIS）是比利时罕见病基金会（RDB）的会员协会，并且于 2014 年获得了法国税务机关的授权。该协会是一个由患者与家属组成的志愿团体，主要通过网站运营为患者提供信息与交流平台。协会网站的运营也由患者与家属志愿完成。在该协会注册的会员并非来自某一个国家，而是来自在法语国家登记的 MG 患者。

组织的有力帮手，他们可以帮助患者组织将服务的覆盖面扩展至更广大的区域与人群。散布在全国各地的志愿者与志愿者组织也被吸纳进患者组织，成为患者组织的一部分。患者组织向志愿者提供专门的培训与支持，通过项目等合作形式，这类志愿者与志愿者组织为所在地区的 MG 患者提供稳定的、有质量保证的照护服务。

成立较早的 MG 患者组织已经在其所在地区、国家的社会中进行了多年的疾病宣传与教育，使政府机构、医学团体与社会公众对于相关疾病的认知由此获得提高，使这类组织关于自身的定位开始从疾病知识的普及、诊疗条件的改善、患者权利的倡导转向了"治愈疾病"这一终极目标，长期经营为患者组织带来的社会影响力、对广大患者的组织动员能力、有力的资金筹集能力成为 MG 患者组织的无形资产。在与政府机构、医学与研究团体、医药企业等不同利益主体的交往和合作中，患者组织因此能够以更加进取、主动的姿态出现在 MG 的研究与诊疗环节。与研究机构、研究人员的合作，向研究领域设立的奖项、投入的资源有力地推动了 MG 相关疾病的新的治疗方法的提出（例如美国与法国），而在与医疗机构、临床医生、护理人员的合作中，MG 的诊断、治疗与护理方案进一步标准化，MG 患者因此获得了富有品质的医疗与照护服务（例如德国与日本）。

在对不同的 MG 患者组织的对比中，成立时间较晚的患者组织基本处在积蓄力量的阶段。患者组织的主要工作内容集中于为患者提供信息与服务，例如，北京爱力重症肌无力罕见病关爱中心与肌无力孤立与团结协会（AMIS）。作为比利时罕见病基金会（RDB）的会员协会，肌无力孤立与团结协会（AMIS）主要服务于法语国家的重症肌无力患者与亲友，与法国肌肉营养不良协会（AFM-Telethon）的服务对象存在交集。创建于 20 世纪 50年代的法国肌肉营养不良协会已经高度专业化，并且在推动国家政策的改变、医学研究与疾病治疗的发展扮演着重要角色，而创建于 2007 年的肌无力孤立与团结协会完全由患者与患者亲友提供志愿服务，协会运作也完全依赖于协会网站的运营，期望为患者提供疾病知识与交流机会，帮助患者之间建立联系。通过比较具有业务交集但实际上处在不同发展阶段与服务水平的 MG 病友组织，我们可以发现 MG 病友组织的演变轨迹，以及 MG 病友组织的基本功能是向患者提供疾病信息与促进患者间的横向交流。

第二节　重症肌无力组织的特征

不同国家与地区的 MG 患者组织在发展过程中都形成了各自的组织理念与文化，并通过组织的使命与目标的形式显现出来。MG 患者组织提出的使命与目标在相当的程度上可以被视作患者组织自身与病友群体、医学社群以及政府机构等利益主体之间的关系定位。下文将以几个国家与地区 MG 患者组织提出的使命、目标，以及其后的发展与斗争历史展开论述与分析。

一、以推动疾病治愈为使命目标

创建于 1958 年的法国肌肉营养不良协会（AFM-Telethon）致力于维护受到遗传性神经肌肉疾病影响的患者利益，期望推动被认为属于无法治愈的疾病的治愈（以下简称"法国协会"）。在 1960—1980 年，为了改善相关患者的权利与公民地位，法国协会展开了相关疾病的治疗费用全部纳入国民健康保险的斗争。1972 年，该组织在法国推出了第一辆电动轮椅，并且争取将其纳入国民健康保险。20 世纪 80 年代，为了帮助肌肉营养不良疾病在更大的社会生活中"被看见"，法国协会在 1981 年创建了第一个科学顾问委员会，患者、临床医生与研究人员之间的一种新型合作关系由此出现。

更关键的契机出现在 1986 年，在法国协会组织的第二次学术会议中，一位年轻研究人员宣布了导致进行性假肥大性肌营养不良（Duchenne muscular dystrophy，DMD）的基因。随后，基因研究被法国协会确立为寻找治愈方法的突破口。20 世纪 90 年代初，法国协会创建了一个罕见病遗传学和基因治疗实验室（Genethon）。该实验室在 1992—1996 年发布了第一张人类基因组图谱，这项工作被认为是 2003 年完成的人类基因组解码的起点。20 世纪 90 年代，法国协会设定了新的挑战——使用基因疗法进行治疗。在法国协会的支持下，2000 年法国 Alain Fischer 教授团队成功使用基因疗法治疗了患有 SCID 的患儿，创新疗法促成了免疫系统、血液、大脑、视力以及肌肉等罕见病领域取得新的突破。在开创性工作的基础上，法国协会的

"为治愈而斗争"的使命与目标应运而生。

与研究人员、临床医生展开合作，向包括 MG 在内的肌肉营养不良罕见病领域投入大量资金与资源，使得法国协会迥然不同于其他国家与地区的 MG 患者组织。作为研究与创新的推动者，法国协会也在积极地推动着法国关于医学研究、罕见病的国家政策的改变。必须说明的是，除了"治愈"这一使命目标外，法国协会也在帮助患者获得诊断与适当治疗方面提供着有力支持。法国协会在相关疾病领域的"斗争性"还表现在对患者权利与公民地位的不断抗争。

为了促进 MG 领域中的医学与研究交流，美国重症肌无力基金会每年举办的科学会议为研究人员创造交流机会。年度科学会议重点关注 MG 研究与治疗领域的重要创新，并颁发重症肌无力基金会设立的奖项。美国重症肌无力基金会还通过提供研究资助的方式吸引年轻科学家与临床医生关注 MG 的治疗与研究。

在日本，为了进一步激发医学社群对 MG 的关注，日本全国肌无力之友协会设立了重症肌无力研究奖励基金，作为基础和临床研究人员的小额研究补助金。奖励基金、研究补助金的规模与病友组织自身的筹款能力高度关联。与欧洲的部分病友组织相比，日本病友组织投入的数额仍然较为有限，但是这一举措本身使得日本全国肌无力之友协会与医学社群之间的关系发生了一些微妙的变化。病友组织不仅接受着医学社群提供的信息、服务与照护，病友组织也在与医学社群的合作关系中取得了新的、更加主动的位置。

二、以推动诊疗标准化为使命目标

德国肌无力协会（DMG）在教育与公共关系方面投入了巨大的关注。德国协会认为，他们的工作目标应当引起人们对 MG 这种罕见的神经系统疾病的关注，并且帮助医生更快地诊断出那些受这种疾病困扰的人。德国肌无力协会成立于 1986 年，在患者组织创建初期，创始成员通过制作信息手册、传单、紧急 ID 卡、海报等方式为德国的肌无力患者提供信息。会员数量因此快速增加。此后数年，德国肌无力协会在全国范围内建立起多个区域性组织，为患者与家属提供服务与支持。

在与医学团体、研究人员的合作中，由一位协会会员的捐赠下，德国肌无力协会在 2009 年设立一项奖项，以表彰在 MG 研究领域具有贡献的研究人员与研究成果。而在与医疗机构、临床医生的日常合作中，德国肌无力协会通过对综合肌无力中心（iMZ）进行认证这一举措开始扮演更重要的角色。2010 年起，在质量与患者安全研究所（BQS 研究所，是德国医疗保健系统中领先的私立科研机构之一。BQS 研究所将科学的质量指标开发与单个项目的实际实施方法结合起来，为医疗保健系统各个领域的客户进行高质量的科学研究和评估，也是全面质量保证项目方面经验丰富且知名的合作伙伴）的帮助下，德国肌无力协会根据专门为 MG 患者制定的指南，着手创建肌无力特殊门诊诊所。在这一认证流程中，德国肌无力协会着重关注的是患者安全与患者导向的强化，对医疗与护理结构、流程、结果质量的检查。德国肌无力协会是德国第一个自行实施，并实现此类认证的患者组织，德国协会的会员以及其他受到 MG 困扰的患者的治疗质量将因此得到保障。该认证程序按照德国肌无力协会的要求进行。此外，当前医学知识水平、经过科学验证的质量标准也被用作认证的基础。这一综合概念旨在确保经过认证的中心不仅满足最低标准，而且还特别考虑患者的安全和患者的需求，并确定和实施改进的机会。

2013 年，德国协会启动了两个重要项目，第一个重要项目是德国协会扩大了认证流程，推动原有的"综合肌无力中心"与神经科医生、诊所在肌无力患者的诊断与治疗方面建立更加密切的合作关系。例如，位于汉堡、巴尔贝克（Barmbek）的 Asklepios 诊所神经科与汉堡的 Neurologie Neuer Wall 神经科诊所建立合作关系后，成为扩大认证后的第一个"合作肌无力中心"。在合作内容中，汉堡地区的门诊患者可以在 Neurologie Neuer Wall 神经科诊所接受护理，急诊患者可以在 Asklepios 诊所接受全天候诊疗；MG 患者患有的其他疾病也将在经过认证与合作的诊所中得到妥善的照护。门诊与住院护理之间的界线开始淡化，MG 患者的利益因此得到进一步的保证。

第二个项目是"全国性肌无力登记"，这也是德国协会迄今为止最大的一个项目。第一批数据在 2019 年由所有的综合肌无力中心（iMZ）输入。这次登记获取的数据有助于标准化常规护理，对肌无力患者的护理状况做出长远的改善。

与德国肌无力协会相类似，美国重症肌无力基金会也在推动诊疗的标准化方面作出了巨大努力。在美国，MGFA 临床分类、MGFA 干预后状态（PIS）和 MGFA 治疗状态是临床研究和临床实践中常用的指标。MGFA 临床分类是一个根据临床特征和疾病严重程度的增加，将 MG 的表现分为不同类别的系统，分类可能与预后或治疗反应有关。从 I 级到 V 级，还有一些亚级，其中 I 级只涉及眼肌无力，而 V 级需要插管。该分类具有一定的主观性，对变化不敏感，可能因性别和年龄而异。MGFA 分类被有关 MG 的医疗服务提供者广泛使用。

三、以推动患者康复为使命目标

在推动 MG 患者康复以及获得更好的生活质量方面，北京爱力重症肌无力罕见病关爱中心可以视作其中的代表性组织。与欧洲国家、美国等的 MG 患者组织相比较，中国大陆的 MG 患者组织成立较晚。2010 年后，瓷娃娃罕见病关爱中心这一运营较为成功的患者组织开始着眼于更大的罕见病领域，凭借自身的组织能力与社会影响力，瓷娃娃罕见病关爱中心开始寻找与发现罕见病患者群体中的积极分子，经过赋能与培训而涌现出的积极分子开始以各自所患疾病为基础，召集更多的患者与患者家属为所属患者群体发出声音，推动疾病知识的普及与医保政策的改革。北京爱力重症肌无力罕见病关爱中心正是在这样的背景中成立，因此，该中心在成立之初的几年中同样致力于提升 MG 患者在社会生活中的可见性。通过举办全国病友大会、编写 MG 手册等不同形式，中心尝试增进社会公众与临床医生对 MG 这种疾病的认知。

当中国大陆的罕见病领域在 2010 年逐步活跃起来后，有不同罕见病的积极分子与患者组织的行动策略也开始呈现出差异化的发展特征。导致行动策略出现差异的因素不一而足。北京爱力重症肌无力罕见病关爱中心在组织成立 4 年后，开始转向对"康复理念"的倡导与实践，其中一个重要原因与疾病本身的特性有关。MG 是少数可治疗的、有药物的神经免疫疾病，作为 MG 的基础常规用药物，溴吡斯的明可供大部分 MG 患者长期服用。在

"发现"病友的过程中，中心还发现即便是已经确诊的患者，他们对于疾病本身的错误认知也严重阻碍着他们患病后的治疗、康复与生活质量的改善，而且患者原本较差的经济条件进一步恶化了他们的治疗与康复状态。

在日本，日本全国肌无力之友协会也在不同的维度与医学社群建立起合作关系，以期增进病友群体福祉。协会组织的 MG 诊疗与研究专家讲座能够帮助协会的会员以及更广大的 MG 患者正确理解疾病，了解最新信息。在讲座中，患者与家属也有机会向医生表达自己的意见，从而选择最适合自己的治疗方法。在日本，医学社群中存在一个"日本重症肌无力注册多中心研究小组"的医生团体。这一医生团体强调患者生命质量的研究。他们参与制定与更新 MG 的临床实践指南。日本全国肌无力之友协会邀请这一医生团体担任协会的医学讲座讲师，以深化与会员、患者之间的交流。医学讲座讲师提供的 MG 的新的研究进展、诊疗信息，也与患者的现阶段生活状况，以及患病经验带来的心理问题等共同促进 MG 治疗研究的推广。除此之外，作为广大的 MG 患者群体与医学社群之间的重要媒介，协会也会将临床试验介绍给病友，请求他们参与其中。

第三节　服务与支持的组织基础

在不同国家与地区，MG 患者组织的成立本身并不意味着该组织天然地获得了本国的、本地区的 MG 患者群体的代表性地位。对于一个具体的患者组织来说，他们可以通过举办大型活动、与政府机构、医学团体、媒体等主体进行交流与对话来提升自身的社会影响力，从而在患者群体中赢得更广泛的认可，取得代表性地位。代表性地位之所以重要是因为，患者组织的利益与整个患者群体，至少与他们声称代表的患者群体的利益是一致的。这一点从 MG 创始成员的身份与背景中就可以看出端倪。例如，北京爱力重症肌无力关爱中心、德国肌无力协会（DMG）等患者组织的创始成员本身就是 MG 的患者，美国重症肌无力基金会的创始人简·埃尔斯沃斯则是一位 MG 患儿的母亲。

患者组织成立后，他们都在尝试通过不同举措来改善患者的诊断、治疗与生活条件。虽然不同国家与地区的患者组织在使命与目标、组织能力、筹款能力等众多方面表现出差异，向 MG 患者提供信息、服务与支持却是每一个 MG 患者组织共享的组织理念与行动策略。在对不同 MG 组织的比较分析中，不同组织向患者群体提供信息、服务与支持的行动策略建立在不同的组织基础之上。

一、以"区域小组"为基础的地方服务与支持体系

德国肌无力协会共有 3 400 名会员，在全国设有 36 个区域小区。而在 1986 年时，仅有 25 名会员的协会召开了第一次区域会议。协会成立后的一年中，协会主要通过制作信息手册、传单、创办会员杂志等方式为肌无力患者提供信息。借助患者教育与宣传工作，协会的会员数量很快在一年后扩增至 300 名，两年后达到了 600 名。德国肌无力协会一方面通过举办患者活动与募捐来寻求发展，另一方面也开始积极支持其他国家与地区的 MG 患者。1989、1990 年，协会创始成员 Wöhrle 夫妇首次接触了 MG 患者与医生。以此为基础，德国的东柏林、埃尔福特、莱比锡、哈勒、马格德堡与格赖夫斯瓦尔等城市在之后形成了德国肌无力协会的第一批区域小组。德国肌无力协会在全国范围内共有 36 个区域团体。与此同时，协会还设有 3 个针对特定对象提供服务的支持小组。这 3 个由协会直接领导的支持小组分别服务于 MG 患者的亲友、年龄在 35 岁以下的年轻患者，以及 LEMS 患者。面向协会会员与未加入协会但受到 MG 影响的患者与亲友，协会的区域小组会定期举办线下与线上的交流活动，邀请临床医生与研究人员参加会议，分享有关诊断、治疗与其他重要主题的信息。德国肌无力协会的网站提供了各个区域小组与 3 个专门支持小区的办公地址、联系方式与电子邮箱地址供人们与他们取得联系，进行咨询与交流。

日本全国肌无力之友协会也在全国范围内设有 26 个分支机构。不同的是，日本全国肌无力之友协会在全国不同区域向地方病友提供的照护、服务与支持还依赖于日本罕见病和患者组织协会（Japan Patients Association，JPA）。协会的分支机构（分会）依托 JPA 设立在各县的咨询与支持中心开展活动。活动包括：提供就业支持、福利设备借用、护士和护理人员培训、

举办医学讲座等。

这里有必要对全日本重症肌无力之友协会与JPA的关系与渊源作出专门说明。日本全国肌无力之友协会是JPA的会员单位。根据JPA网站公布的信息，其会员组织共分为三个类别，第一类是各县的"难病团体联络协议会"；第二类是"疾病团体"；第三类是"准加盟团体"。其中，日本全国肌无力之友协会归属于第二类"疾病团体"。日本全国肌无力之友协会与其他的罕见病患者团体之间保持着密切的合作关系。他们会共同向政府机构提出请求，以期提高社会公众对罕见病问题的认识。许多罕见病患者团体的分支机构也是设立在县政府的罕见病患者协会联合会的成员。他们在各地开展请求活动、组织患者交流。与其他罕见病患者协会之间的紧密关系被认为是日本病友组织的一项特征。

二、以"志愿者组织"为基础的地方服务与支持体系

美国重症肌无力基金会将"连通性"视作基金会的支柱工作，希望将分散的患者、医生、护理人员等与MG具有关联的不同的个体连通起来。为了帮助新确诊的MG患者摆脱患病经历带来的孤独体验，基金会在患者支持与服务方面制定出完整的计划与丰富的资源来支持MG患者确诊后的整个医疗进程。美国重症肌无力基金会推出了两项重要的工作计划，分别是"支持小组"计划与"重症肌无力之友"计划。

美国重症肌无力基金会在全国范围内拥有近100个由志愿者领导的支持小组，小组负责人（Support Group Leader）或联合负责人也由志愿者担任。基金会向支持小组提供培训和资源。支持小组向MG患者提供的服务与支持，包括：患病经历的分享、信息资源、患者教育、社交和娱乐活动，以及专业护理人员提供的照护服务。支持小组会邀请当地的医疗专业人员与神经科医生解答本地患者的疑问，并且对患者的锻炼技巧、健康与饮食、保险信息提供指导。支持小组还会邀请企业为患者与亲友展示新的研究与治疗方法。与德国肌无力协会类似，美国肌无力基金会也有专门的支持小组为年轻患者、使用西班牙语的患者提供专门服务。

尽管"支持小组"计划具有广泛的覆盖范围，但是一些患者更偏好一

对一地交流，而非在团体环境中的经验分享。通过"重症肌无力之友"计划，基金会直接面向 MG 患者并且愿意与新确诊患者进行经验分享的人群提供注册，而后由基金会进行好友匹配，建立好友关系的两位患者可以通过电话等方式进行一对一的交流。"重症肌无力之友"计划将医护人员与经验丰富、训练有素的 MG 患者与新患者联系起来。新患者将因此获得诊断与疾病管理上的帮助，生活质量得到提高。

三、以"康复项目"为基础的仿地方服务与支持体系

以北京爱力重症肌无力关爱中心为例，该中心在北京市与山东省烟台市设立有两处办公地点，但尚不具备在更多的省市建立起常设分支机构或志愿者负责的支持小组的条件。即便如此，该中心仍然致力于为全国各地的患者及其亲友提供服务与支持，当中心的工作重心从 2015 年开始转向对"全人康复"理念的倡导与实践后，以"康复项目"为基础，中心开始举办线下的"爱力康复营"与"康复工作坊"。这种工作方式帮助中心将对病友的服务与支持延伸至北京之外的更多的省区市，也帮助中心在现有条件下建立起非正式的"仿地方服务与支持体系"。

"康复营"项目主要包含三个组成部分，分别是康复营、康复工作坊与康复包。"爱力康复营"是一项集体性活动，持续 4~5 天，侧重于指导患者如何在日常生活中进行疾病管理。在康复营中，病友接受的课程包括疾病知识、传统理疗、运动与饮食、情绪与作息等内容；"康复工作坊"通常需要与医院科室、医学专家进行合作，以医学讲座为主，辅以病友交流，通常持续 1~1.5 天；包含理疗物资、生活物品以及康复课程的"康复包"，旨在向参与康复项目的病友传递关爱，并对病友的后续康复训练提供必要支持。"爱力康复营"项目持续的八年间，全国各省累计共有 127 330 人次 MG 病友参与。

新冠疫情期间，该中心提出"康复营"的线上参与——"云鹿学院"项目，尝试采用"课程"与"陪伴"结合的服务策略。"全人康复"理念的提出，以及理念通过"爱力康复营"项目的落地不仅使得更多的、散布在全国各地的 MG 病友获得了康复的信心、掌握了较为有效的康复策略，还促

使相关公益组织对自身定位进行重新审视：一些原本康复状况较差的病友在与更大的病友群体建立紧密的联系后，拥有了更加积极的心态、学会了更加有益的康复方式，病情也得到了更好的控制。这种变化更加鼓舞了他们与病友群体的联系。有关公益组织可将这种良性循环视作"康复"理念与行动收获的一个重要成果，并计划以此为契机推动服务模式转型。在未来，这种转型将推动更多省市建立起以病友积极分子为基础的志愿者组织，甚至建立起组织能力更强的常设地域性服务站点。

第四节　重症肌无力患者组织的发展趋势

一、"发现患者"：患者组织的利益与责任

不单是 MG，在整个罕见病领域中，患者都处在相似的结构性困境中。由于罕见病自身的特征，患者个体在患病后面临着不断误诊与无法确诊的痛苦。即便确诊之后，患者个体与家庭仍然会遇到治疗手段的缺乏、治疗费用高昂等现实难题。在目前的诊疗条件下，虽然 MG 属于少数可治疗的、有药物的罕见病，但这并不意味着患病经历对 MG 患者的工作、生活与康复已经不受影响。这是因为同一个国家中的不同地区的医疗资源存在着显而易见的差距，在不同地区居住与生活的 MG 患者享受到的医疗与照护服务存在差异化。而且，患者与患者家庭的社会经济地位、信息获取能力还会放大这种差异。

以日本全国肌无力之友协会的发展历程为例，在协会成立时的 20 世纪 70 年代，类固醇开始用于 MG 的治疗，但是患者与家属普遍面对的是恶劣的诊疗环境、高昂的医疗费用、因疾病造成的失业以及随之而来的经济条件的恶化。与此同时，有相同疾病的患者之间缺乏联系的渠道，仅仅是在医院的偶然相遇。这使得 MG 患者的患病经历、就医经历以及伴生的诸多问题表现为个人困扰的形式，笼罩在患者个体与他们的家庭之上。正因如此，在日本全国肌无力之友协会创建之初，协会将自己的使命确立为促进 MG 患

者之间的鼓励与支持，同时还关注患者与家属对疾病的认知问题。协会希望在不同的患者与家属之间建立起联系的渠道，通过教育与科普的方式帮助包括患者在内的更多的社会成员了解 MG，最终形成对政府与社会的呼吁，促成对 MG 患者友好的社会与文化环境，使得人们在生病后仍然能够安心生活。

在这种情况下，承担"连通"作用的患者组织的重要性开始进一步凸显，患者组织向下连接着散布在各地的患者个体与患者家庭。在提供关于疾病与治疗的基本信息与服务的过程中，越来越多的患者主动地"找到患者组织"或者"被患者组织找到"。与此同时，获得患者群体认可的患者组织也开始成为政府机构、医学与研究机构、医药企业、媒体等机构与组织倚重的合作伙伴。在很大程度上，不同的组织与机构乐于与受认可的患者组织合作，是因为患者组织掌握着一定规模的患者信息资源。在一些案例中，在患者组织中蔓延的"逐利逻辑"使得个别患者组织的负责人不当地使用了患者信息与资源，从而侵蚀了患者组织内部的信任基础，导致了患者组织的瓦解。事实上，患者信息与患者资源并不归属于患者组织，患者组织仅承担"代管"职能。患者组织对这类资源与信息的使用应当有助于整个患者群体的福祉，例如推动医疗保险政策的改革等。

MG 患者组织与散布各地的患者之间保持着多种多样的联系渠道，例如通过社交媒体进行的咨询与交流、采取线上或者线下会议形式举办的活动等。作为患者群体的代表，患者组织还会使用问卷调查的方式对注册会员、与患者组织保有主动联系的患者进行历时性的观察与研究，尽可能全面地掌握他们的最新状况。调查收集的数据信息不仅可以用于政策倡导与对外宣传，还可以帮助患者组织对工作重心做出及时调整。

一些成立较晚、尚未建立起自有的调查部门的 MG 患者组织选择与专业化程度更高的医学与研究机构合作开展调查研究，以期强化患者调查的规范性。例如，北京爱力重症肌无力罕见病关爱中心与香港中文大学的研究团队合作开展患者调查，发布一系列 MG 患者调查报告，患者群体、罕见病领域之外的更多的人开始了解 MG 这一疾病与患者的情况。2019 年 3 月，他们合作发布的《2018 中国重症肌无力患者生存状况调研报告——中美比较的视角》在政府机构、医生团体与医药企业中都收获了较以往更好的反馈。北京爱力重症肌无力罕见病关爱中心在 2014 年发布的患者调研报告推动了申请门诊医保、丙种球蛋白报销等医保政策的改革，而 2019 年发布的患者调研报告还引起了相关社会组织和机构的关注。

由病友组织主导的对本国患者群体开展的问卷调查有利于病友组织将尽可能多的患者与家属团结起来。一定程度上，病友组织对整个患者群体的利益的维护、福祉的追求正是源于病友组织所做的"发现患者""帮助患者"所做出的努力。在这个方面，日本全国肌无力之友协会积极地开展针对 MG 患者的医疗、生活条件以及就业问题的调查，以此明确患者的需求与系统性的问题，调查获取的数据将用于协会向政府机构的请愿活动。与此同时，协会也积极地与 JPA 进行合作。2008 年开始，JPA 向政府提出制定《关于疑难杂症患者的医疗法案》的倡议。在 2008—2014 年的六年时间中，日本全国肌无力之友协会在立法活动中付出了巨大的努力。2014 年，《关于疑难杂症患者的医疗法案》成立，并于 2015 年 1 月开始正式施行，第一批110 种疑难杂症开始获得医疗费用保障。这使得针对疑难杂症的制度措施开始趋于稳定，地区之间的服务差异开始消减。同样，协会与医生、研究人员以及制药企业合作，呼吁政府为新药与抗体测试提供保险，最终也获得了较快的批准。2023 年，协会向日本周年纪念协会提出申请，希望将每年的 6 月 2 日确立为"日本重症肌无力日"。以周年纪念日为基础，协会计划策划与组织系列的宣传活动，增进社会公众对 MG 的了解。

近些年来，不同国家与地区的 MG 患者组织相继开始进行一项更具系统性、规范性的患者调查工作，即建立患者登记系统。在与医学与研究机构、临床医生与研究人员的长达数十年的合作中，包括 MG 在内的罕见病患者组织首先注重的是疾病知识的宣传与普及。因为罕见病自身的特征，加之医疗服务资源与水平的地域差异，即便是接受过系统医学教育的医疗专业人士也对相关疾病缺乏足够的认知、诊断与治疗的能力。当罕见病的社会可见性得到提升后，越来越多的医护人员已经能够对罕见病做出诊断，并提供一些治疗与护理，一个老问题却以新的面貌重新出现，也就是疾病的罕见性仍然限制着医护人员的诊断、治疗与照护经验的积累。即便在一些顶尖的医学与研究机构，研究人员能够接触到的病例依然是有限的。然而，这却是患者组织的优势所在。因此，医疗机构、研究机构与患者组织开始在患者登记方面展开密切合作。

二、患者登记系统

患者登记系统是一个有组织的系统，它用观察性的研究方法来收集统一的数据，从而评估具有特定疾病人群的特定结果，以此实现一个或者多个科学的、临床的或者政策的研究目的。收集的数据包括疾病进程、用药情况、合并症以及家族史，对于提高医生和患者对于疾病的了解至关重要，同时有助于发现新型治疗方案的方向。

对于 MG 患者，登记系统可以从以下几个方面促进相关的研究：①作为人口统计学、临床、生物学和免疫学的大规模数据来源；②作为临床试验的转诊来源；③可以快速识别 MG 患者的某些特定特征。有些登记系统的信息是由医生录入的，有些是由患者提交的。由患者在线提交信息的登记系统的优势是可以快速接触到大量患者而不需要走访医院。然而，要想获得高质量的数据，这些患者主导的登记系统需要检查不一致和缺失信息。而由医生主导的登记系统可以通过录入诊断和治疗信息，从而比较不同治疗方案的健康结果，同时可以使用患者自我报告的数据作为补充，以下将介绍欧美国家的 MG 登记系统的发展现状。

德国重症肌无力患者登记（German Myasthenia Gravis Registry，MyaReg）系统是一项多中心的全国性的队列研究，于 2019 年 2 月由全国性的 MG 患者支持组织德国重症肌无力协会（German Myasthenia Gravis Society，GMGS）创立。该登记系统用于评估有关诊断、治疗、不良反应、社会经济状况和患者自报结局的纵向临床数据，在较长时间内获取和评估大规模患者群体的疾病和治疗方案数据，可以更好地了解疾病进程，以及目前可用的治疗方案的安全性和有效性。另外，评估结果有助于统一或者规范 MG 患者的护理，从而改善 MG 患者的长期护理状况。

荷兰神经肌肉疾病患者登记系统（Dutch registry）创立于 2015 年 12 月，是一项荷兰神经肌肉疾病患者支持组织（Dutch Patient Support Organization for Neuromuscular Diseases）和莱顿大学医学中心（Leiden University Medical Center，LUMC）的合作项目。该登记系统收集了患者和主治医生的纵向医疗数据，并存储于一个基于网络的数据管理系统。2017年，该登记系统更名为荷兰-比利时登记系统（Dutch-Belgian registry），并开始收集比利时患者的医疗信息。创立该登记系统的目的是对荷兰和比利时地区的 MG、LEMS 和先天性肌无力综合征（congenital myasthenia syndromes，CMS）患者进行流行病学研究。除了流行病学研究之外，该登记系统还收集了自然病程以及可能影响病程的遗传、环境和免疫因素的纵向数据。

西班牙神经肌肉疾病登记系统（Spanish Neuromuscular Diseases Registry，NMD-ES）成立于 2010 年，重症肌无力登记系统（MG Registry）是其中的一部分，该登记系统纳入的患者必须基于临床的确诊结果，以及自身抗体阳性或者电生理研究证据的支持。数据是由西班牙的大学医院里具有神经肌肉疾病专业知识的神经科医生收集的。重症肌无力登记系统包含了 60 项针对 MG 的项目，包括人口统计、临床、免疫和治疗四个方面。随访信息每年更新一次或者在发生重大临床事件时更新，登记系统每年都会被核查，以此保证数据质量。

杜克大学医学中心的重症肌无力诊所成立于 1980 年。从 1980—2018 年，患者在诊所的就诊信息录入进一个临床数据库，用于追踪临床和治疗信息。2002 年，该数据库被杜克大学伦理委员会批准作为一个研究型登记系统，称为杜克重症肌无力诊所登记系统（Duke MG Clinic Registry）。纳入该登记系统的患者需要签署知情同意书，同意收集和存储他们的信息用于研究目的，患者每次在诊所就诊都会拿到一份打印的报告，登记系统的信息也会更新，这为医生保持登记系统信息的准确性和时效性提供了动力。目前已经有超过 50 项的研究和出版物应用了该登记系统的信息。

依托于耶鲁重症肌无力诊所，探索重症肌无力的结果和特征登记系统（Exploring Outcomes and Characteristics of Myasthenia Gravis Registry，EXPLORE-MG）是一个基于网络的、非干预性的、长期的和观察性的登记系统，主要关注 MG 的不同方面包括疾病特征、疾病管理、医疗卫生资源的使用和医疗成本。该登记系统的研究目的包括：①描述 MG 不同亚组的临床特征、流行病学特征以及诊断和管理模式；②确定不同亚组治疗反应性的预测因素；③了解疾病复发的趋势和机制以及最佳的管理策略；④明确医疗卫生资源和医疗成本的负担；⑤进一步描述难治型 MG 患者的特征；⑥研究不同管理方案的长期结果，包括对于较新的、有针对性的免疫疗法的经验；⑦明确预后标志物，从而更好地管理疾病。第一次在耶鲁重症肌无力诊所就诊被视为基线就诊，并采集患者的主要人口统计学特征、诊断及诊断时间、合并症、血清状态和其他相关的临床数据。每位患者的个人识别信息，包括出生日期和性别只在基线就诊时被记录，以此建立一个特别的患者记录识别号码，并作为患者匿名化处理的一部分。之后的诊所就诊被视为随访，并采集患者的具体的信息例如临床状态，使用治疗 MG 的药物及剂量，治疗方案的变化和 MG 特有的实验室检查包括自身抗体滴度。标准化的临床评估工具例如 MG 患者的日常活动能力和生命质量问卷也会被纳入数据采集表，并在患者每次就诊时记录。另外，如果患者因为 MG 而住院，与住院过程有关的数据包括疾病恶化或者复发的时间，对呼吸机的需求，管理过程和患者结局等也会被记录。

与 EXPLORE-MG 登记系统类似，欧洲重症肌无力数据库（European Database on Myasthenia Gravis，EuroMG-DB）也是收集一类具有特定特征患者的共同数据信息（Common Data Elements，CDE）的登记系统。一个工作小组明确了数据库的结构以及诊断 MG 所必须具备的临床和实验室信息。该登记系统的首要目标是收集 5 000 例 MG 患者的临床信息进行流行病学研究，其次是促进研究和临床试验患者的招募和各个转诊中心的信息共享，以保证对患者的长期跟踪评估以及与生物信息数据库的互动联系。EuroMG-DB 以一种灵活的结构方式建立，从而保证可持续发展和实施。转诊医生负责收集患者的数据，同时遵循当地的伦理委员会和个人数据保护方面的国家法律。该登记系统可以通过一种加密的客户-服务器协议访问，允许实时数据的录入。数据质量会被评估以此保证数据库本身的可靠性，同时通过对案例的随机检查和寻找可能的数据之间的差异来对数据库进行定期评估。任何差异都会报告给转诊医生以合理控制原始数据和数据库中的数据。

由美国重症肌无力基金会和美国阿拉巴马大学协调中心共同管理的重症肌无力登记系统（MG Patient Registry）成立于 2013 年 7 月 1 日，目前仍然是一个投入使用的纵向数据库，用来收集患者自愿提交的有关疾病和健康的信息。该登记系统的开发目的是研究疾病进程和管理，评估临床试验招募潜力，为患者、照顾者和资助机构提供一个教育信息平台。该登记系统是一个以患者为主导的研究项目。参与者需要完成登记问卷，后续每半年更新一次信息，线上填写一些纵向调查的问卷。登记问卷和纵向调查问卷会收集患者自报的结果，包括身体功能状态（移动性/下肢功能，日常生活的精细动作/上肢功能，日常生活活动能力）、疲劳、抑郁和生命质量。

第五节　本章小结

对每一个 MG 患者组织而言，他们都有着一个独特的组织缘起、一段富有情感的组织发展历程。苦恼于疾病信息的缺乏、诊断与治疗水平的滞后，以及患病经历对原本正常生活的影响，参与创建患者组织的个体希望帮助自己与相识的少部分 MG 患者摆脱眼前的窘境。结成一个互助性的小团体后，创始成员开始采取多种多样的行动策略，希望吸引更多的受到 MG 困扰的个体加入协会，共同抵抗与患病经历相伴而来的不便、不被理解与不公平的复杂遭遇。

将成立于不同时期的、不同国家与地区的 MG 患者组织进行纵向比较，结果显示，不同的 MG 患者组织有着一条清晰的发展与变迁轨迹。成立较晚的患者组织正在经历先行者一步步走过的路径，为本国、本地区的 MG 患者提供着及时的、必要的服务与支持。MG 患者组织进行横向比较，发现患者群体本身充满了异质性与复杂性，但是包括 MG 患者在内的罕见病患者却几乎全部受制于结构性的困境之中。罕见病本身的疾病特征、医疗与照护资源的地域差异、患者个体的社会经济地位与信息获取能力等一系列影响因素进一步强化了患者个体与家庭的不公平地位。在这种情况下，MG 患者组织的作用开始变得异常重要。正是他们的服务与支持，身处孤立与困难之中的患者个体才拥有了一个与疾病之外的世界保持连接的有力渠道。

不同的成功案例为后进的患者组织提供了不同的可资借鉴的组织发展路径，但是实际运用却受制于多种多样的约束条件，例如患者组织的组织动员能力与资金筹措能力、所在国家与地区的社会文化环境等。例如，向医学与研究机构投入大量资金与资源、寻找 MG 的创新疗法就是一个极具吸引力的行动方向，但对后进患者组织这却是一个严苛的、短期内无法复制的行动选择。这并不意味着后进组织只能通过为患者提供一些基本服务与支持而推动病友社群的成长。

目前，患者资源是患者组织最核心、最重要的资源，患者组织的利益与责任正是建立在患者的信任与患者资源的基础上。在公众教育、政策倡导与患者服务等不同的工作内容中，MG 患者组织（尤其是后进的患者组织）已经充分地意识到与专业的医学与研究机构合作的必要性。这不仅有利于提升自身的专业化水平，进而提升患者组织在相关领域的社会影响力。更重要的是，这样做可以持续改进患者组织服务病友的能力，长远地维护患者群体的利益。因此，与专业的医学与研究机构合作开展覆盖范围更广的患者调查、建立患者登记系统等事务将是后进患者组织的一个有益的并且可行的行动方向。

参考文献

［1］窦婴，晋军.非营利组织的逐利逻辑：以某遗传代谢病患者组织为例［J］.社会学评论，2022，10（6）：212-229.

［2］BAGGI F，MANTEGAZZA R，ANTOZZI C，et al. Patient registries：useful tools for clinical research in myasthenia gravis：MG registries and clinical research［J］. Ann N Y Acad Sci，2012，1274（1）：107-113.

［3］STASCHEIT F，GRITTNER U，HOFFMANN S，et al. Risk and course of COVID-19 in immunosuppressed patients with myasthenia gravis［J］. J Neurol，2023，270（1）：1-12.

［4］REMIJN-NELISSEN L，VERSCHUUREN J，TANNEMAAT M. The effectiveness and side effects of pyridostigmine in the treatment of myasthenia gravis：a cross-sectional study［J］. Neuromuscul Disord，2022，32（10）：790-799.

［5］RUITER A，VERSCHUUREN J，TANNEMAAT M. Prevalence and associated factors of fatigue in autoimmune myasthenia gravis［J］. Neuromuscul Disord，2021，31（7）：612-621.

［6］SANDERS D，LUTZ M，RAJA S，et al. The Duke Myasthenia Gravis Clinic Registry：Ⅱ. Analysis of outcomes［J］. Muscle Nerve，2023，67（4）：291-296.

［7］ANIL R，KUMAR A，ALAPARTHI S，et al. Exploring outcomes and characteristics of myasthenia gravis：Rationale，aims and design of registry - The EXPLORE-MG registry［J］. J Neurol Sci，2020，414：116830.

［8］FULVIO B，MANTEGAZZA R. European database for myasthenia gravis：a model for an international disease registry［J］. Neurology，2014，83（2）：189-191.

［9］LEE I，KAMINSKI H，XIN H，et al. Gender and quality of life in myasthenia gravis patients from the myasthenia gravis foundation of America registry ［J］. Muscle Nerve，2018，58（1）：90-98.

［10］Lee I.，Leach J. M.，Aban I. B.，McPherson T. O.，Duda P. W.，& Cutter G.. One-year follow-up of disease burden and medication changes in patients with myasthenia gravis：from the MG Patient Registry ［J］. Muscle & Nerve，2022，66（4）：411-420.

第十章

重症肌无力保障研究

第一节　中国罕见病社会保障背景

近些年，随着中国社会各方对罕见病的关注度越来越大，罕见病的防治和保障工作迈上了新台阶。社会保障能够发挥稳定社会的作用，予以被保障者适当的补偿以保障其基本生活水平。由于罕见病常给患者及家庭带来较大的经济负担，所以罕见病保障是罕见病防治事业需要攻克的难点问题也是各界关注的焦点。中国政府高度重视罕见病的社会保障工作，不仅主导和完善社会保险、社会福利、社会救助等工作，也在逐步地推动和促进社会慈善和商业医疗保险的参与。

目前，中国已经初步建立了覆盖罕见病社会保障的法律体系，主要包括《中华人民共和国宪法》《中华人民共和国教育法》《中华人民共和国劳动法》《中华人民共和国社会保险法》《中华人民共和国基本医疗与健康促进法》《中华人民共和国慈善法》《社会救助暂行办法》等。2020 年 2 月 25日，《中共中央　国务院关于深化医疗保障制度改革的意见》印发，提出要探索罕见病用药保障机制，整合各项医疗保障工作管理职能，发挥基本医疗保险、大病保险、医疗救助三重制度的保障合力。其中对中国多层次保障体系做出了进一步的阐明：以基本医疗保险为主体，医疗救助为托底，补充医疗保险、商业健康保险、慈善捐赠、医疗互助共同发展的医疗保障制度体系。这给中国罕见病医疗保障指出新的探索方向。

中国罕见病的社会保障仍处于起步阶段，所以还尚未建立相对独立、专门、差异化的罕见病社会保障制度。因此，在面对广大居民的一般性制度规范中，仍存在部分不适用性。

第二节　中国基本医疗保险
对罕见病的保障

政府对罕见病医疗费用的保障力度不断加大，充分发挥基本医疗保险在罕见病用药保障中的主体功能，同时各级财政持续加大对城乡居民医保的投入，通过降低参保居民大病保险的起付线，提高政策范围内支付比例，有效地减轻了大病患者费用负担。自 2018 年 3 月国家医疗保障局成立，中国的《国家基本医疗保险和工伤保险药品目录》实行动态调整机制，原则上一年一调整，药品纳入目录的时间被大大缩短，不断地满足患者的用药保障。

国家医保药品目录在调整时，也重点考虑了罕见病等重大疾病的药品，值得一提的是，国家医疗保障局 2022 年医保药品目录调整工作时，发布的《2022 年国家基本医疗保险、工伤保险和生育保险药品目录调整工作方案》中提出，优化药品的申报范围，向罕见病患者人群适当倾斜，对罕见病用药的申报条件剔除了 5 年内获批上市的限制，同时增加了纳入国家鼓励仿制药品目录、鼓励研发申报儿童药品清单的药品可以申报。在 2023 年国家基本医保目录调整工作方案中也延续了这一项内容，进一步拓宽了罕见病用药的准入范围，部分罕见病药品不断地通过医保谈判纳入目录。截至 2023 年 1 月 18 日，中国医保目录共纳入《第一批罕见病目录》中 27 种罕见病涉及的 52 种药品，新增罕见病国谈药品平均价格降幅达到了 65%，有效地减轻了患者的经济负担，也实现了部分患者的用药可及。未来，符合条件的药品将继续按照企业申报、专家评审、谈判准入等程序纳入医保支付范围。随着每年的医保药品目录落地，越来越多的罕见病患者从中获益。

对于 MG 来说，有六款治疗药物已经纳入国家基本医保目录，分别是溴新斯的明片、甲硫酸新斯的明注射液、静脉注射人免疫球蛋白（pH4）、溴吡斯的明片、艾加莫德 α 注射液和依库珠单抗注射液。其中溴新斯的明片和甲硫酸新斯的明注射液于 2009 年纳入国家医保目录甲类，静脉注射人免疫球蛋白（pH4）于 2017 年纳入国家医保目录乙类，溴吡斯的明片于 2017 年纳入国家医保目录甲类。在 2023 年新出台的医保目录中，用于治疗 GMG 的艾加莫德 α 注射液，以及用于治疗难治性 GMG 的依库珠单抗注射液都纳入了国家医保目录乙类。随着更多、更先进的针对 MG 治疗药物中国落地，并且随着医保调整工作的推进，未来将可能会纳入新医保目录，惠及更多的患者，来应对患者的保障问题。

在基本医保下，各省市针对 MG 的保障也做出了多样的尝试。有些省份以建立门诊慢病特病目录的模式解决 MG 的保障问题，例如安徽省、福建省、湖北省、甘肃省、海南省、河北省、河南省、黑龙江省等。以安徽省为例，安徽省在 2021 年发布了《安徽省基本医疗保险门诊慢特病病种目录（试行）》，MG 被纳入其中，并规定本省各地区结合当地实际基金承受能力，按照病种合理设置门诊慢特病的医保起付线、报销比例和支付限额。其中合肥市设立针对 MG 的支付限额为：城镇职工医保为 4 800 元、城乡居民医保为 4 000 元。马鞍山市针对 MG 设立年度医保报销限额为在职人员 5 000 元、退休人员 6 000 元。淮南市设立的支付限额为：城镇职工医保为 3 000 元、城乡居民医保为 2 000 元。滁州市设立城乡居民医保年度封顶 5 000 元，城镇居民 6 000 元。芜湖市城乡居民医保全年封顶 3 000 元，多一种慢性病多 300 元，最高封顶 4 500 元针对不同病种有不同限额，城镇居民医保全年封顶 3 500 元，申请多个病种的，以支付限额最高的病种为基础，根据慢性病用药的关联性，适当增加支付限额标准。黄山市城镇职工和城乡居民医保都为 3 000 元，对患有多种常见慢性病，以支付限额最高的为基础，每增加一种，增加 500 元，最高增加 1 000 元。还有一些省份地区统筹管理 MG 患者的住院和门诊费用，按照一定比例报销。吉林省长春市医疗保障局将 MG 纳入城乡居民医疗保险门诊特殊疾病病种，医疗费用按就诊医疗机构住院有关规定由统筹基金支付，以一个年度门诊医疗费用计算起付标准。二级医院起付线城乡居民医保是 400 元，三级省级和三级市级医院起付线分别是 1 200 元和 800 元。二级医院起付线下，城乡居民报销比例为 70%~80%。三级省级和三级市级医院起付线下，城乡居民报销比例为 55%~70%。并且城乡居民基本医疗保险住院统筹基金年度最高支付限额［含住院、门诊特殊疾病、门诊特殊药品（以下简称特药）等医疗费用］为 20 万元。极大地减轻患者的负担。西藏自治区拉萨市医疗保障局针对城镇职工不设立起付线，乙类药品 90%，甲类药品全额报销。年度最高支付限额为 60 万元，包括住院、特殊门诊费用。

罕见病的医疗技术市场仍面临重大的保障阻碍。首先罕见病诊疗技术面临着很小的市场容量，其医疗医药产品所能获得的市场销售额度非常有限。对于医药企业来说，罕见病治疗方法的研发，常会因为其有限的市场销售额而选择倾向性规避，继而造成了罕见病医疗医药技术的供应不足，导致罕见病患者面临无有效治疗手段的艰难处境。另外一方面，现在医学技术对罕见病的认知也存在着很大的空白，相关诊疗产品的研发技术难度较大，即使在近些年世界各国对罕见病认知有所提高，技术有所推进，但相较于常见疾病，仍然存在很大的差距。这也是造成了罕见病治疗手段供应不足的一个原因。基于此，每当一个罕见病治疗产品上市，该产品的供给者常会考虑前期较大的研发投入和未来较小的市场份额，采取定制高价的形式来弥补各方面的成本，导致了罕见病药品普遍价格高昂，给患者及家庭带来了沉重的经济负担。罕见病患者由于无力承担高昂的医药价格而减少或放弃治疗，严重影响了其诊疗效果，导致疾病进展给患者带来更大的健康损失和痛苦。部分患者也出现"因病致贫、因病返贫"的现象。

中国的基本医疗保险是普惠的性质，注重保障社会广大群体的医疗需求，当面对这种高昂的医疗费用，如果过度倾斜，就会因保护少数人而伤害了大多数人的福利，进而造成不公平的问题。另外，基本医保对罕见病的保障程度与该国家或者地区的经济发展水平密切相关。在中国现阶段，还无法实现将罕见病保障全部纳入中国基本医保。因此对于中国罕见病的保障，是需要在社会医保的基础上建立多元化的罕见病医疗保障体系。

第三节　其他保障举措对罕见病救助的思考

我国相关政策文件提出的多种保障制度形成罕见病保障合力，即在说明罕见病的保障需要多方的努力和参与。回顾一些学者对具体地区的保障制度研究。例如，我国台湾地区通过多个渠道为罕见病患者及家庭提供资金支持，以减轻患者的疾病经济负担，主要包括卫生福利事务主管部门对产前遗传诊断和新生儿筛检服务进行费用减免以及补助，还有在社会医保的基础上对于罕见病自付费用进行补助，另外也建立和完善罕见病的医疗救助，整合罕见病社会慈善救助等，这对于建立中国的罕见病多元化保障体系有借鉴意义。

社会医疗救助是罕见病多元保障的重要元素之一，是政府给予包括罕见病患者在内的低收入或者无收入的群体的一项扶持工作。对于罕见病患者来说，各地相关部门需要一定的评估，将符合条件的罕见病患者纳入最低生活保障的救助范围。2016年，国家卫生和计划生育委员会妇幼司积极联合中国出生缺陷干预救助基金会等社会组织启动实施出生缺陷救助项目，优先将《第一批罕见病目录》20余种罕见病纳入救助范围。截至2020年7月，已救助罕见病患儿3 100多名，拨付救助金2 900余万元。一定程度上解决了部分患者的负担，但社会救助仍存在一定的问题。现行医疗救助的对象主要是面对低保家庭、特困人员等贫困人群。而现实中家庭资产和家庭收入等因素的认定是十分困难的，罕见病家庭中符合条件的救助对象较少。另外，目前只有符合国家基本医保支付范围的药品等诊疗项目才能被予以救助，因此对于没有纳入医保目录的诊疗项目所惠及的这部分患者，仍然不能真正地解决其问题。

商业保险也是罕见病多元保障的重要元素之一，近些年来中国政府也在不断鼓励商业健康保险发挥其对基本医保的补充作用。引导患者参加商业保险等补充保险，鼓励企业和商业保险达成合作来支持罕见病的保障，并且推出了很多种类的商业保险产品。除此以外，为了增加国民基础医疗保障，各省市均出台了当地惠民保医疗险。针对MG，以艾加莫德 α 注射液为例，已经纳入了广东东莞、四川内江以及湖北黄冈等地的惠民保（由地方政府和行业主管部门共同指导的、城市定制型商业医疗保险），具体见表10-1。不同保险报销比例也有所不同，例如广东东莞的惠民保报销比例为50%，湖北省黄冈的惠民保报销比例为60%。除此以外，部分省市的惠民保也视是否为既往症设置不同报销比例，例如四川内江的"甜惠保"，既往症报销比例为30%，非既往症报销比例为70%，江苏无锡的惠民保既往症报销比例为20%，非既往症报销比例为70%。

表 10-1　艾加莫德 α 注射液已纳入的地区惠民保

序号	省份	城市	序号	省份	城市
1	广东	东莞	11	湖北	荆州
2	山西	省级	12	甘肃	兰州
3	四川	内江	13	广东	中山
4	湖北	黄冈	14	宁夏	省级
5	广东	潮州	15	黑龙江	全省
6	海南	省级	16	湖北	宜昌
7	湖北	荆门	17	四川	德阳
8	陕西	省级	18	四川	广安
9	湖北	鄂州	19	广东	肇庆
10	江苏	无锡	20	河北	唐山

　　但商业保险本质和罕见病疾病特点是存在矛盾，因此也无法全部覆盖罕见病的保障。商业保险是营利性质的，需要考虑盈亏平衡，另外中国的大部分商业保险，几乎都有一条免责条款（即发生条款所描述的情况时，将不予以赔付）：被保险人患有遗传性疾病、先天性畸形、变形或染色体异常等情况。罕见病发生的风险往往集中在小部分的人群身上，且大多罕见病都为遗传性、先天性的，因此很多患者在确诊罕见病之前，无法识别自己的风险概率，就没有选择购买商业保险，在确诊之后又因免责条款，不能获得商业保险的理赔，因此商业医保往往缺乏动力将罕见病包含在保障范围内。近些年，政策性商保即"普惠保"的大力推行，有很多商保计划将部分罕见病诊疗技术包含在保障范围之内，其依托基本医保，筛选部分特药和罕见病用药作为补充。普惠型商业健康保险处于初级发展阶段，在产品设计、保障范围、保障力度、理赔方式、产品可持续性等方面还有大量尚待改善之处。大部分地区的普惠型商保产品医保目录外药品目录制定逻辑不够透明，且不同地区间覆盖内容差异较大，医保目录外药品的保障范围和保障力度较为有限。另外，不同地区和机构的商保计划筹资和待遇水平迥异，造成患者的保障缺乏公平性。

　　在回顾各国的罕见病多层次保障体系中，社会公益慈善也是必不可少的一个环节。慈善与公益基金等能够帮助困难患者解决部分个人自付的医疗费用，一定程度上填补了医疗救助的空白。中国现存的慈善公益组织大概有三类，第一种是政府主办的，例如中国红十字会等。第二种是政府主管，但由社会举办的，例如中国出生缺陷干预救助基金会。最后一种是主要由民间团体组成的社会组织、患者互助群体组织，例如爱力重症肌无力关爱中心。他们的主要工作都是围绕疾病的宣传、救助、预防等。公益慈善需要资金来支持上述相关工作的开展，政府主办的公益组织资金主要来源于政府财政的拨款，政府主管社会主办的公益组织资金来源于中央专项彩票公益基金，而民间组织的资金来源于社会募捐、爱心企业捐赠等多种渠道。然而公益慈善也存在一些困境，首先是公益基金的筹集并非稳定且持续的，随着公众对罕见病的认知越来越高，患者数量不断增加，未知疾病不断发生，不稳定的公益资金就无法做到持续地供给救助。很多医药企业配备赠药慈善活动，因受越来越沉重的负担影响，自身难以维系，不得不停止相应救助活动。其次慈善公平性和合理性也是一个较大的困境。如何将资金合理、公平地分配每一个需要救助的患者，是一个棘手的问题。最后，受到社会道德等舆论问题的干扰，慈善如何执行明显也是一个挑战。公益慈善的性质决定了其只能在罕见病多元保障体系里起到扮演"补充"的作用，所提供的资金以及可持续效果是相对较小的。

上述主要介绍了中国目前在罕见病保障上，除了基本医保以外可使用的保障手段。如果单使用某一种手段，受到各自性质和特点的影响，仍是无法很好地解决中国罕见病保障问题。另外目前在中国还尚未建立起多种支付手段共同参与的衔接流程，所以盲目地使用时也会存在一定的矛盾。首先上述的多个保障手段其来源于不同的主体，相关要求和标准不一样。基本医疗保险的起付线视不同医院级别不同而不一样，不同地区和区域的报销比例也存在差别。大病医疗救助在各地起付线也存在不同，商业保险起付线视不同公司、不同保险类型也会有着不同的标准。那么起付线不同，对相应的金额核算带来很大挑战。医疗救助又要求罕见病患者需要在基本医疗保险、大病医疗保险和商业保险保障之后，才能去申请相应的保障。如果各保障主体各自结算，如何有效衔接又成为很大问题。因此中国社会需要尽快建立可行的罕见病多层次保障机制，为罕见病患者减轻负担、及时诊疗而提供坚实的基础。

第四节　罕见病地方特色保障
体系建立的经验

　　目前，在中国已经有多个地区开展了罕见病多元化的保障探索。总结来说，地方政府和医保部门主要针对尚未纳入国家基本医保目录的高昂罕见病专科产品，建立独立于基本医保以外的特定筹资通道，或其他保障来源，对部分罕见病药品进行报销。2021年国家医疗保障局与财政司共同发布了《关于建立医疗保障待遇清单的意见》，一定程度上影响各地方特色的保障制度，但各地方在探索罕见病保障时，蕴含的多元保障设计理念，为未来中国罕见病保障机制建设提供了不少新思路。

　　浙江省是中国较早提出和开展罕见病专项保障模式的地区，其主要通过设立"罕见病专项保障基金"模式来完成纳入保障范围内罕见病药品的补助。2015—2018年期间，浙江省首先将戈谢病、ALS等单病种纳入了"罕见病医疗保障病种范围"，采取基本医疗保险、大病医疗保险以及医疗救助逐层分担上述疾病患者的医疗费用，其次对几种罕见病用药纳入了大病保险支付的范围，包括治疗戈谢病的伊米苷酶。在前期的探索并且取得初步成效后，2019年12月浙江省医疗保障局等相关部门共同发布了《关于建立浙江省罕见病用药保障机制的通知》，建立起了罕见病用药保障、医疗救助、慈善帮扶等多层次保障机制。在具体执行上，相关部门统筹每年基本医疗保险的参保人数，以每年每人2元为标准，上缴形成罕见病专项保障基金。目前已经纳入治疗戈谢病的注射用伊米苷酶、治疗法布雷病的阿加糖酶β等。为了更好支持该保障的执行，浙江省对罕见病药品准入机制、待遇保障、患者认证、定点治疗和管理以及药品的供应等内容作出了明确要求。准入机制方面，组建了浙江省罕见病用药专家委员会制度。专家委员会由罕见病临床医生、研究学者、医保政策专家等组成。专家委员会根据国家罕见病目录，组织论证拟调入和调出保障范围的罕见病药品、罕见病临床诊治规范和用药规范，对全省罕见病用药保障情况开展定期评估等。省医疗保障局按照"专家论证、价格谈判、动态调整"的原则，根据专家委员会推荐的药品，展开用药谈判。在患者的待遇保障方面，参保人员在一个结算年度内发生药品费用，实行费用累加计算分段报销，个人负担封顶。0~30万元，报销的比例为80%；（30~70）万元，报销的比例为90%；70万元以上费用，全额予以报销。报销外的费用，符合医疗救助的患者将由政府按照规定予以医疗救助，同时也鼓励社会慈善机构募集资金，共同参与帮扶罕见病患者。在患者认证方面，符合用药保障的患者，需要凭浙江大学医学院附属第一医院、浙江大学医学院附属第二医院以及浙江大学医学院附属儿童医院三家医院中的其中一家医院诊断证明，方可向相关医保部门申请办理，经核实后纳入罕见病用药保障范围。在患者的治疗和管理方面，各设区市医疗保障局会同卫生健康部门制定确定一家医疗机构为定点治疗医院，且每家医院指定一至两名高级职称临床医生专职罕见病治疗责任医师，纳入罕见病用药保障范围的患者须选定一家指定治疗医院接受治疗，罕见病保障药品直接配送至该医疗机构，患者凭诊断证明在指定治疗医院配取药品，当场接受药品输注服务，不得转他人使用。浙江省为部分罕见病患者提供了非常好的保障，也为将来国家层面进行战略性购买、战略性安排打好了一系列的基础。

　　江苏省的罕见病保障与浙江省比较相似，同样是以罕见病专项保障基金的模式。2020年12月，江苏省医疗保障局联合相关部门发文《关于建立罕见病用药保障机制（试行）的通知》，建立了罕见病用药保障专项资金池。同浙江省一样，江苏省在具体执行方面，包括筹资、保障范围、药品准入机制、患者的待遇保障、患者就诊和管理等内容都作出了详细、完善的要求。首先筹资是以每年每人2元标准，将戈谢病、庞贝病、法布雷病、脊髓性肌萎缩症以及黏多糖贮积症等疾病的治疗药品纳入了第一批罕见病用药保障范围。同样组织相关专家成立罕见病用药保障专家委员会，论证并提出保障药品的建议，并根据这些建议组织和展开谈判。在待遇保障方面，江苏省按费用累加计算分段确定支付比例：30万元及以下，支付的比例为80%；（30~70）万元（含70万元），支付的比例为85%；70万元以上费用，支付的比例为90%。并且设立江苏省人民医院、南京市儿童医院、东南大学附属中山医院三所医院为指定的患者诊断医疗机构。在其余区市设一家定点治疗机构和相关的专职罕见病治疗责任医师。患者需要凭上述三家医疗机构的诊断证明，选择定点治疗机构接受治疗，享受罕见病用药保障。浙江省和江苏省都是以"罕见病专项保障基金的模式"来支持罕见病用药保障，并且都关注那些目前在中国基本医保外，且费用高昂的罕见病药品。两省的做法说明罕见病专项保障基金具有可行性。

山东省青岛市做法则是以补充保险的形式来提供罕见病的用药保障。早在2005年，青岛市劳动和社会保障局就发布了《关于完善医疗保险门诊大病管理有关问题的通知》，将MG等三种罕见病纳入了门诊大病的范围。随后几年青岛市相关部门多次发布关于补充保险等意见。据《关于实施青岛市全民补充医疗保险有关问题的通知》，全民补充医疗保险包括特药、特殊医用耗材（以下简称特材）及精准诊疗项目保障和大额保障两部分。关于特药、特材及精准诊疗项目保障范围严格按照《青岛市补充医疗保险特殊药品和特殊医用耗材及精准诊疗项目目录》内容执行，而全民补充医疗保险大额保障范围包括参保人发生的住院和符合门诊慢性病管理（含门诊大病）的临床必需的基本医保药品、服务项目、服务设施目录外的医疗相关费用，基本医疗保险目录内最高费用限额以上、治疗必需的医疗费用，以及上述补充医疗保险目录项目个人按照比例负担的医疗费用，按规定纳入大额保障范围。其资金主要来源于四个渠道，一是财政补助资金筹集，由财政部门将财政补助资金拨付至青岛市财政局全民补充医疗保险资金财政专户；二是参保人个人缴纳部分筹集，每人每年增加个人账户计入20元，全部划转全民补充医疗保险资金；三是职工医疗（医保）个人账户资金保值增值部分筹集，城镇职工医保个人账户资金历年保值增值部分一次性划拨全民补充医疗保险资金财政专户；四是专项储备金的划转。保障范围包括《青岛市补充医疗保险特殊药品和特殊医用耗材及精准诊疗项目目录》所提及的特药、特材，并设置不同的支付标准以及起付线和封顶线。在患者确认方面，参保患者经责任医师评估，并由责任医师所在医院医保办对《青岛市特药、特材专家评估表》盖章确认后，参保患者持《青岛市特药、特材专家评估表》及相关医疗文书等材料，向市社会保险经办机构提出申请。经核实后，录入医疗保障信息管理系统。并设置定点机构和责任医师，符合资格的参保患者在定点医院和特供药店中接受治疗和购药保障。青岛市的罕见病特色保障一定程度上开创了罕见病补充医保的模式，为后续的政策提供了可行性方案的探索。目前，《关于实施青岛市全民补充医疗保险有关问题的通知》已经废止。

四川省成都市关于罕见病保障的模式主要是"罕见病大病医疗互助补充保险"，2019年四川省发布了《成都市人民政府办公厅关于调整城乡居民基本医疗保险、大病医疗互助补充保险及重特大疾病医疗保险有关政策的通知》，其筹资来源成都市大病医疗互助补充保险。保障的范围为药品适应证属于国家罕见病目录中载明的疾病，同时药品属于符合突破性治疗药物特征的罕见病创新药。若药品适应证已经纳入基本医疗保险药品目录，则相应适应证不纳入或退出保障范围。企业可申请纳入成都市罕见病保障，市医疗保障局委托四川省医学会推荐临床专家进行审核。保障待遇方面，参加成都市大病医疗互助补充保险的参保人员，发生的医疗费用在基本医疗保险政策范围内报销后的剩余部分，符合大病医疗互助补充保险报销范围的一次性住院费用，由大病医疗互助补充保险资金实行级距式分段按比例支付，剩余部分在10 000元以下（含10 000元）的支付比例为77%；剩余部分在10 000~30 000元（含30 000元）的支付比例为80%；剩余部分在30 000~50 000元（含50 000元）的支付比例为85%；剩余部分在50 000元以上的支付比例为90%，一定程度上也缓解了罕见病患者的经济负担。

甘肃省地属我国中西部，经济发展相对落后，但其在罕见病保障方面也作出了一些努力，2022年3月，甘肃省人民政府办公厅发布了《关于健全重特大疾病医疗保险和救助制度的实施意见》，其中包括了因高额医疗费用支出导致家庭基本生活出现严重困难的大病患者（以下简称"因病致贫重病患者"）等为救助对象，这部分患者的认定需要综合考虑家庭经济状况、医疗费用支出、医疗保险支付等情况，由民政部门会同医保等部门认定。甘肃相关措施主要促进三重制度互补衔接。按照"先保险后救助"的原则，强化基本医保、大病保险、医疗救助三重制度综合保障。坚持基本医保主体保障功能，对所有参保人员实施公平普惠保障。患重特大疾病需长期门诊治疗的费用，经基本医保、大病保险报销后的个人负担部分按规定给予医疗救助。经基本医保、大病保险支付后的年度救助起付标准以上的个人自付部分按 60% 的比例实行救助。在参保地定点医疗机构就医或规范转诊且在省域内就医的直接救助对象和依申请救助对象，经三重制度综合保障后，政策范围内个人自付医疗费用在一个自然年度内累计超过 6 000 元的部分，按照 30% 的比例实行二次倾斜救助。除此以外，甘肃省还提及鼓励社会力量参与救助保障，包括慈善救助和发展商业医疗保险，在重大疾病保障方面，应该适当向困难群众适当倾斜。

通过梳理上述中国部分区域或城市关于罕见病保障的经验，我们不难发现，其展示出了一定共性，即在国家基本医保目录基础上的地方特色化政策试点，并且都在一定程度上加强了医疗、医保、医药三方的联动。

第五节　地方推进罕见病保障方面的举措

上述部分地区，主要是建设了特色的罕见病诊疗保障体系；也有一部分地区虽然没有建立单独的罕见病保障体系，但在相关政策和举措中，积极推进和落实罕见病的保障问题。2022 年，北京市医疗保障局针对新增医疗服务项目的价格管理，提出"为促进创新医疗技术尽早服务于人民群众，对试行期满前符合下列条件之一的项目，医疗机构可不受试行期限制，及时向市医疗保障局提出优先纳入统一定价和医保支付政策评估论证程序的书面申请，并附相关证明文件和资料。具体条件包括：在重大疾病、罕见病诊疗手段或诊疗效果方面填补空白的，或相关管理部门特批加速应用的医疗新技术转化为诊疗服务的项目"，及时地将符合条件的、现有医疗服务价格项目未覆盖的新医疗技术或新医疗活动，转化为边界清晰、要素完备的医疗服务价格项目。北京市医疗保障局还对符合一定条件的药物、医疗器械以及诊疗项目，纳入 CHS-DRG 付费除外支付管理，明确创新药、创新医疗服务项目可以不按 DRG 方式支付，单独据实支付，申报的范围规定：全市累计基本医疗保险参保人员病例达到 50 例以上，罕见病不受例数限制，一定程度上解决了罕见病患者保障问题。山西省医疗保障局在 2022 年发布了《关于调整完善"双通道"药品范围和待遇标准的通知》，收录特药目录的药品，职工医保按照 65% 报销，城乡居民医保按照 55% 报销。而对于特药目录中的罕见病治疗用药，职工医保按照 70% 报销，城乡居民医保按照 60% 报销，报销比例比原来提高了 5 个百分点，罕见病患者的个人用药负担进一步减轻。早在 2019 年，山西省在罕见病的保障问题方面就有所尝试，对部分罕见病实施基本医保、大病医保、医疗救助、专项救助和社会援助五重保障。除了基本医疗保险待遇外，通过谈判模式将部分罕见病的特效药纳入山西省大病保险用药范围，大病保险支付 50%，省财政每年安排一定额度专项救助资金，对部分罕见病特效药个人自付再按 60% 给予专项救助。除上述各项报销后的合规医疗费用，山西省针对符合医疗救助条件的，在年度救助限额内按不低于 70% 的比例给予医疗救助，并支持和鼓励慈善组织、社会团体、企业募集资金，进一步对罕见病患者的医疗、生活及精神进行特殊服务和援助。青海医疗保障局为了面对通过采用新技术、新疗法能明显提高诊疗效果，符合人民群众多元化健康需求，但尚未列入省现行医疗服务价格项目范围，以诊断和治疗疾病为目的医疗服务价格项目，在 2020 年发布了《青海省新增医疗服务价格项目管理暂行办法》，提及填补重大疾病、罕见病诊疗手段、诊疗效果空白的，或卫生健康、药品监管部门特批加速应用的医疗新技术，省医疗保障局可根据实际情况，不受集中审核周期限制，随时启动复核工作，压缩各环节复核时间，加快立项进度，适当简化要求，快速受理审核。湖北省医疗保障局制定全省统一的"双通道"药品目录，将国家基本医保目录的协议期内谈判药品全部纳入，并对"双通道"药品目录中用于罕见病等疾病治疗药品，纳入"单独支付"管理，执行单独支付政策。参保患者在定点医疗机构住院使用"单独支付"药品发生的医疗费用，按各地现行医保住院待遇政策执行。在定点医疗机构门诊使用或定点零售药店按规定购买"单独支付"药品发生的费用，不设起付线，由统筹基金按统筹地区三级医疗机构职工和城乡居民住院统筹基金支付比例支付，其中职工医保不低于 65%，城乡居民医保不低于 50%。

上述的各地区主要是在相关保障举措中，针对罕见病保障设计了一些福利条款，一定程度上减轻了部分罕见病患者的负担，在未来整个保障体系的建设中，或许是内容完善的重要参考。

第六节　关于建设中国罕见病保障
建设机制的构思

　　建立完善的医疗保障是推进健康中国战略的重要举措之一，也是市场经济发展与和谐社会构建的必然要求。随着社会经济的发展中国罕见病保障事业的重要性和急迫性已经非常明显，社会各界对提升罕见病保障水平都有明确的共识和愿望。另外，医疗保障在"三医联动"中起到补充、激励的角色，缺乏完善的医疗保障制度，也将无法为医疗和医药提供合理的经济支持。

　　如果单纯依靠中国的基本医疗保险制度，至少对于现阶段，无法覆盖所有的罕见病保障。商业保险、社会救助也因为各自的特征同样无法为罕见病医药提供完备的保障制度。在中国各地方特色的罕见病保障措施中，我们可以看到专项基金、补充保险等的应用，并取得了一定的成效。综上所述，罕见病保障绝非独自承担的过程，需要由基本医疗保障做基础，商业医疗保险、社会救助共同参与形成的多层次罕见病医疗保障。在基本医疗保险不能覆盖情况下，建立于基本医保之外的罕见病专项资金池、商业保险来为罕见病患者提供保障。另外，还需要在罕见病多层次保障中，建设完备的实施路径以及衔接工作机制。

　　罕见病保障体系的建设是非常复杂的工作，需要加大政府投入，罕见病医疗保障体系的建立离不开政府、社会、个人、医院等多方面的共同努力。社会需要容纳并帮助罕见病患者，个人需要提高保险意识，医院需要提高治疗水平，同时更要建立相关的法律法规。只有在法律法规的约束和规范之下，才能够确保罕见病患者能够享受到应有的医疗保障。中国的罕见病防治与保障事业任重而道远，希望每个人都能参与其中并为之努力奋斗。

参考文献

［1］国家卫生健康委员会.中国罕见病防治与保障事业发展［M］.北京：中国协和医科大学出版社，2021.

［2］中华人民共和国中央人民政府.中共中央　国务院关于深化医疗保障制度改革的意见［EB/OL］.（2020-02-25）［2023-08-15］.https://www.gov.cn/gongbao/content/2020/content_5496762.htm.

［3］国家医疗保障局.国家医疗保障局关于公布《2022年国家基本医疗保险、工伤保险和生育保险药品目录调整工作方案》及相关文件的公告［EB/OL］.（2022-06-29）［2023-08-15］.http://www.nhsa.gov.cn/art/2022/6/29/art_109_8342.html.

［4］国家医疗保障局.国家医疗保障局关于公布《2023年国家基本医疗保险、工伤保险和生育保险药品目录调整工作方案》及申报指南的公告［EB/OL］.（2023-06-29）［2023-08-15］.http://www.nhsa.gov.cn/art/2023/6/29/art_109_10921.html.

［5］中国罕见病联盟，全国罕见病诊疗协作网办公室，北京罕见病诊疗与保障学会.2022年中国罕见病临床诊疗现状调研报告［M］.北京：人民卫生出版社，2022.

［6］国家医疗保障局.国家医保局　人力资源社会保障部关于印发《国家基本医疗保险、工伤保险和生育保险药品目录（2023年）》的通知（医保发〔2023〕30号）［EB/OL］.（2023-12-13）［2023-12-13］.http://www.nhsa.gov.cn/art/2023/12/13/art_104_11673.html.

［7］安徽省人民政府.安徽省医疗保障局关于印发《安徽省基本医疗保险门诊慢特病病种目录（试行）》的通知（皖医保秘〔2021〕36号）［EB/OL］.（2021-06139）［2023-08-15］.https://www.ah.gov.cn/szf/zfgb/553994901.html.

［8］长春市医疗保障局.长春市城乡居民基本医疗保险实施办法［EB/OL］.（2020-01-17）［2023-08-15］.http://ccyb.changchun.gov.cn/zcfg/zcfg/202001/t20200119_2074546.html.

［9］拉萨市医疗保障局.《拉萨市人民政府办公室关于印发拉萨市生育保险和职工基本医疗保险合并实施方案的通知》政策解读［EB/OL］.（2021-07-27）［2023-08-15］.https://ybj.lasa.gov.cn/lsylbzj/zcjd/202107/fc28cf18db5f4eb68ea4f555643a754c.shtml.

［10］肖建华，王超群.罕见病防治和保障的支持体系：台湾的经验与启示［J］.社会保障研究，2018（2）：92-105.

［11］浙江省医疗保障局.关于建立浙江省罕见病用药保障机制的通知［EB/OL］.（2019-12-31）［2023-08-15］.http://ybj.zj.gov.cn/art/2019/12/31/art_1229262886_55746768.html.

［12］江苏省医疗保障局.对省十三届人大四次会议第4132号建议的答复.（苏医保复〔2021〕69号）［EB/OL］.（2021-06-28）［2023-08-15］.http://ybj.jiangsu.gov.cn/art/2021/8/2/art_71898_9958903.html

［13］北京市人民政府.北京市医疗保障局关于进一步完善本市新增医疗服务项目价格管理工作的通知（暂行）（京医保发〔2022〕5 号）〔EB/OL〕.（2022-01-04）〔2023-11-10〕. https://www.beijing.gov.cn/zhengce/zhengcefagui/qtwj/202202/t20220228_2617618.html.

［14］北京市医疗保障局.关于印发 CHS-DRG 付费新药新技术除外支付管理办法的通知（试行）（京医保中心发〔2022〕30 号）〔EB/OL〕.（2022-07-13）〔2023-11-10〕. https://ybj.beijing.gov.cn/tzgg2022/202207/t20220713_2798069.html.

［15］山西省医疗保障局.山西省医疗保障局办公室关于调整完善"双通道"药品范围和待遇标准的通知（晋医保办发〔2022〕2 号）〔EB/OL〕.（2022-01-29）〔2023-11-10〕. https://ybj.shanxi.gov.cn/xxfb/xxgkml/202202/t20220209_4870546.html.

［16］山西省医疗保障局.关于部分高额费用"罕见病"医疗保障问题的通知（晋医保办发〔2019〕13 号）〔EB/OL〕.（2019-03-01）〔2023-11-10〕. https://ybj.shanxi.gov.cn/xxfb/xxgkml/202001/t20200121_2736967.html.

［17］青海省医疗保障局.青海省新增医疗服务价格项目管理暂行办法〔EB/OL〕.（2019-03-01）〔2023-11-10〕. https://ybj.qinghai.gov.cn/2020-12/21/c_1126887715.htm.

附表 1　国内重症肌无力药物研发情况

药物名称	靶点	药物类型	给药途径	重症肌无力治疗领域全球最高研发状态	重症肌无力治疗领域中国最高研发状态
依库珠单抗（Eculizumab）	C5	生物药-人源化单克隆抗体（IgG2/4κ）	稀释后静脉输注	获批上市 EMA：2017 年 08 月 14 日批准用于治疗 AChR-abs 阳性难治性 GMG FDA：2017 年 10 月 23 日批准用于治疗 AChR-abs 阳性成人 GMG PMDA：2017 年 12 月 25 日批准用于治疗使用大剂量静脉注射免疫球蛋白或血浆置换无法充分控制症状的 GMG	无申报 在中国未查询到 MG 相关注册信息，但已获得 NMPA 批准用于其他适应证（阵发性血红蛋白尿症、非典型溶血性尿毒症综合征）
雷夫利珠单抗（Ravulizumab）	C5	生物药-人源化单克隆抗体（IgG2/4κ）	稀释后静脉输注	获批上市 FDA：2022 年 04 月 27 日批准用于治疗 AChR-abs 阳性成人 GMG PMDA：2022 年 08 月 24 日批准用于治疗使用大剂量静脉注射免疫球蛋白或血浆置换无法充分控制症状的 GMG EMA：2022 年 11 月 23 日批准用于 AChR-abs 阳性成人 GMG 标准治疗基础上的补充治疗	无申报 在中国未查询到 MG 相关注册信息，但已获得 NMPA 批准开展其他适应证相关的临床试验（成人和青少年造血干细胞移植后出现的血栓性微血管病、预防进行体外心肺循环时慢性肾脏疾病患者的严重肾脏不良事件）

续表

药物名称	靶点	药物类型	给药途径	重症肌无力治疗领域 全球最高研发状态	重症肌无力治疗领域 中国最高研发状态
Pozelimab	C5	生物药-人源 化单克隆抗体 （IgG4）	皮下注射 给药	Ⅲ期 与 Cemidisiran，分别以单药和联合 治疗形式在美国、欧洲和日本等多 个国家和地区开展用于有症状 GMG 的Ⅲ期临床试验（NCT05070858）	无申报
Cemidisiran	C5	化学药-siRNA	皮下注射 给药	Ⅲ期 与 Pozelimab，分别以单药和联合治 疗形式在美国、欧洲和日本等多个 国家和地区开展用于有症状 GMG 的 Ⅲ期临床试验（NCT05070858）	无申报
Gefurulimab （ALXN1720）	C5	生物药-双特 异性抗体	患者自行 皮下给药	Ⅲ期 在美国、欧洲、日本、巴西等多个 国家和地区开展用于 AChR-abs 阳性 GMG Ⅲ期临床试验（NCT05556096）	获批开展临床试验 获得临床试验默示许可， 在中国大陆开展用于治疗 全身型重症肌无力的临床 试验（JXSL2300030）
Zilucopan	C5	化学药-合成 多肽	患者自行 皮下给药	Ⅲ期 在美国、欧洲、日本等多个国家和 地区开展用于 GMG Ⅲ期临床试验 （NCT04115293、NCT04225871 和 NCT05514873）	无申报

续表

药物名称	靶点	药物类型	给药途径	重症肌无力治疗领域 全球最高研发状态	重症肌无力治疗领域 中国最高研发状态
RLYB116	C5	生物药-亲和体 （融合蛋白）	皮下注射 给药	I 期 在澳大利亚开展临床 I 期临床试验 （ACTRN12621001571864）	无申报
Vemircopan （ALXN2050）	补体因子 D 抑制剂	化学药-有机杂 环类药物	口服	II 期 目前在美国、欧洲、加拿大等多个 国家和地区开展了用于治疗 GMG 的 II 期临床研究（NCT05218096）	无申报 在中国未查询到 MG 相关 注册信息，但已获得 NMPA 批准开展其他适应证相关 的临床试验，例如增生性 狼疮肾炎（LN）、原发性免 疫球蛋白 A 肾病（IgAN）
艾加莫德 α （Efgartigimod alpha）	FcRn	生物药-IgG1 衍 生的片段抗体	静脉输注 给药	获批上市 FDA：2021 年 12 月 17 日批准用于 治疗 AChR-abs 阳性的成人 GMG PMDA：2022 年 01 月 20 日批准用 于治疗 AChR-abs 阳性成人 GMG EMA：2022 年 08 月 10 日批准用于 AChR-abs 阳性成人 GMG 标准治疗 基础上的补充治疗	申请进口 NMPA 于 2022 年 07 月 14 日 承办艾加莫德 α 注射液用 于治疗全身型重症肌无力 的新药上市申请（JXSS22 00022）

药物名称	靶点	药物类型	给药途径	重症肌无力治疗领域全球最高研发状态	重症肌无力治疗领域中国最高研发状态
Rozanolixizumab	FcRn	生物药 - 人源化单克隆抗体（IgG4）	患者自行皮下给药	提交上市申请 FDA：2023 年 01 月 06 日，接到提交的用于治疗"AChR-abs 或 MuSK-abs 阳性的成人 GMG"的上市申请，预计 2023 年第二季可能会有回复 开展多项用于治疗 GMG 的临床Ⅲ期试验（NCT05681715、NCT04124965、NCT04650854、NCT03971422）	获批开展临床试验 获得临床试验默示许可，在中国大陆开展用于中重度至重症并需要额外治疗的全身型重症肌无力（GMG）患者的按需治疗（JXSL2000052、JXSL2000164、JXSB2000036）
巴托利单抗（Batoclimab）（HBM9161、HL161、IMVT-1401、HL161BKN、RVT-1401）	FcRn	生物药 - 人源化单克隆抗体（IgG1）	皮下注射给药	Ⅲ期 在美国、欧洲、加拿大、韩国等多个国家和地区开展用于中重度至重度 GMG Ⅲ期临床试验（NCT05403541）	Ⅲ期 从韩国引进，目前在中国大陆开展多项用于治疗 GMG 的Ⅱ期/Ⅲ期临床研究［CTR20220701、CTR20202259、CTR20212099、CTR20201048（NCT04346888）］
Nipocalimab	FcRn	生物药 - 人源化单克隆抗体（IgG1）	静脉输注给药	Ⅲ期 开展用于成人 GMG 的全球多中心Ⅲ期临床试验（NCT04951622）在美国、日本、荷兰开展用于 GMG 的儿科Ⅲ期临床试验（NCT05265273）	Ⅲ期 中国大陆参与开展用于成人 GMG 的全球多中心Ⅲ期临床试验（NCT04951622、CTR20212693）

续表

药物名称	靶点	药物类型	给药途径	重症肌无力治疗领域全球最高研发状态	重症肌无力治疗领域中国最高研发状态
Orilanolimab（ALXN1830、SYNT001）	FcRn	生物药-人源化单克隆抗体（IgG4）	皮下注射给药	II期（终止）用于GMG的II期临床试验（NCT04982289）由申办方决定终止，尚未纳入任何受试者，其他适应证相关试验也大多终止。	无申报
利妥昔单抗（Rituximab）	CD20	生物药-人鼠嵌合单克隆抗体（IgG1κ）	静脉输注给药	在MG治疗领域超说明书用药十余年，用法写入International Consensus Guidance for Management of Myasthenia Gravis（2020 Update）MG领域已完成临床试验包括：NCT02110706（II期）、NCT0619671（I/II期）、NCT0074462（II期）等	在MG治疗领域超说明书用药十余年，用法写入《中国重症肌无力诊断和治疗指南（2020版）》
MIL62	CD20	生物药-糖基化改造的II型人源化单克隆抗体	静脉输注给药	无申报	已获得NMPA批准用于多个其他适应证 获批开展临床试验 获得临床试验默示许可，在中国大陆开展用于GMG的临床试验（CXSL2101187）
伊奈利珠单抗（Inebilizumab）	CD19	生物药-人源化单克隆抗体（IgG1）	静脉输注给药	III期 开展用于"AChR-abs或MuSK-abs阳性MG患者"的III期全球多中心临床试验（MINT研究，NCT04524273）	III期 中国大陆参与开展用于"AChR-abs或MuSK-abs阳性MG患者"的III期全球多中心临床试验（NCT04524273，CTR20210474）

药物名称	靶点	药物类型	给药途径	重症肌无力治疗领域全球最高研发状态	重症肌无力治疗领域中国最高研发状态
迈泽妥单抗（Mezagitamab）（TAK-079）	CD38	生物药-全人源化单克隆抗体（IgG1）	皮下注射给药	II期 在美国、加拿大、意大利利波兰等国家和地区开展用于"AChR-abs 或 MuSK-abs 阳性 MG 患者"的临床II期试验（NCT04159805）	无申报 在中国未查询到 MG 相关注册信息，但已获得 NMPA 批准开展其他适应证相关的临床试验（持续性/慢性原发性免疫性血小板减少症、原发性 IgA 肾病）
硼替佐米（Bortezomib）	Proteasome	化学药-有机杂环药物	静脉注射或皮下注射给药	II期（终止）在德国开展临床II期试验，用于治疗重症肌无力、类风湿关节炎和系统性红斑狼疮（TAVAB 研究 NCT02102594），试验因招募困难终止	无申报 在中国未查询到 MG 相关注册信息，但已获得 NMPA 批准开展其他适应证相关的临床试验（持续性/慢性原发性免疫性血小板减少症、原发性 IgA 肾病）
泰它西普（Telitacicept）	BAFF/APRIL	生物药-融合蛋白	皮下注射给药	无申报	III期 在中国大陆开展用于治疗 GMC 的III期临床试验（NCT05737160, CTR20230297）

续表

药物名称	靶点	药物类型	给药途径	重症肌无力治疗领域全球最高研发状态	重症肌无力治疗领域中国最高研发状态
贝利尤单抗（Belimumab）	BAFF	生物药-人源化单克隆抗体（IgG1λ）	静脉输注给药	II期 在美国、欧洲、加拿大完成用于治疗 AChR-abs 或 MuSK-abs 阳性 GMG 患者的临床 II 期试验（NCT01480596）	无申报 在中国未查询到 MG 相关注册信息，但已获得 NMPA 批准用于其他适应证（系统性红斑狼疮、活动性狼疮性肾炎）
伊卡利单抗（Iscalimab）（CZ533）	CD40	生物药-全人源化单克隆抗体（IgG1）	皮下注射给药	II期 在加拿大、丹麦和德国等国家和地区完成临床 II 期试验，作为标准治疗基础上的附加治疗用于 GMG（NCT02565576）	无申报 在中国未查询到 MG 相关注册信息，但已获得 NMPA 批准开展其他适应证相关的临床试验（系统性红斑狼疮、狼疮性肾炎）
托珠单抗（Tocilizumab）	CD26（IL-6R）	生物药-人源化单克隆抗体（IgG1κ）	静脉输注给药	偶有超说明书使用用个案报道	III期 在中国大陆开展用于 GMG 的 II 期和 II/III 期临床研究（NCT05067348、NCT05716035）
萨特利珠单抗（Satralizumab）	CD26（IL-6R）	生物药-人源化单克隆抗体（IgG2）	皮下注射给药	III期 开展用于 GMG 患者的 III 期全球多中心临床试验（NCT04963270）	III期 中国大陆参与开展用于 GMG 患者的 III 期全球多中心临床试验（NCT04963270、CTR20220092）

药物名称	靶点	药物类型	给药途径	重症肌无力治疗领域全球最高研发状态	重症肌无力治疗领域中国最高研发状态
Tolebrutinib（SAR442168）	BTK	化学药-有机杂环药物	口服	III期（终止） 在美国、欧洲、中国、日本等国家和地区开展的用于 GMC 的全球多中心 III 期临床试验（NCT05132569）于 2023 年因战略原因终止，仅入组 6 人	获批开展临床试验 获得临床试验默示许可，在中国大陆开展用于 GMC 的临床试验（JXHL2101 209）
Descartes-08	BCMA	细胞疗法	静脉输注给药	II期 在美国开展用于治疗 GMG 的 II 期临床试验（NCT04146051）	无申报
伊基仑赛（Equecabtagene Autoleucel）CT103A	BCMA	细胞疗法	静脉输注给药	无申报 在美国开展用于多发性骨髓瘤治疗的 I 期临床试验	I期 在中国大陆开展临床 I 期试验，用于治疗重症肌无力、肌病、神经系统自身免疫疾病、视神经脊髓炎、慢性炎症性脱髓鞘性多发性神经病和自身免疫疾病。（NCT04561557） 已提交发性骨髓瘤适应证上市申请

续表

药物名称	靶点	药物类型	给药途径	重症肌无力治疗领域全球最高研发状态	重症肌无力治疗领域中国最高研发状态
抗 CD19 CAR-T	CD19	细胞疗法	静脉输注给药	无申报	I 期 2023 年在中国大陆开展用于治疗重症肌无力的临床 I 期试验（NCT05828212）
MuSK-CAART	MuSK	细胞疗法	静脉输注给药	I 期 在美国开展用于治疗重症肌无力临床 I 期试验（NCT05451212）	无申报
CVMG-01	AChR-abs/TCR	治疗性疫苗	皮下注射给药	I b 期 在比利时完成了一项用于治疗眼肌型和全身型 MG 的 I/II 期临床试验（NCT02609022）	无申报
CVMG-02	AChR-abs/TCR	治疗性疫苗	皮下注射给药	II 期临床试验筹备中	无申报
Amifampridine Phosphate	VGKCs	化学药 - 有机杂环药物	口服	III 期 在美国开展用于治疗 MuSk-abs 阳性 MG 患者的 III 期临床试验 NCT03304054 已完成，NCT03579966 正在进行	无申报

续表

药物名称	靶点	药物类型	给药途径	重症肌无力治疗领域 全球最高研发状态	重症肌无力治疗领域 中国最高研发状态
硫酸沙丁胺醇（Salbutamol Sulfate）	ADRB2	化学药-有机杂环药物	口服	II/III期 在丹麦的用于治疗 MG 的 II/III 期研究（BETA-MG，NCT03914638）正在进行，尚无研究进展报道	无申报 在中国未查询到 MG 相关注册信息，但已获得 NMPA 批准用于其他适应证
克拉屈滨（Cladribine）（CRD1）	核糖核苷酸还原酶	化学药-核苷酸类似物	皮下注射给药	II期 在波兰完成了用于治疗难治性 MG 的探索性研究	无申报 在中国未查询到 MG 相关注册信息，但已获得 NMPA 批准用于其他适应证
盐酸安普乐定（Apraclonidine Hydrochloride）	肾上腺素能受体	化学药-有机杂环药物	局部用药	II期 在黎巴嫩完成了一项用于治疗 MG 上睑下垂的 II 期临床试验（NCT05045248）	无申报 在中国未查询到 MG 相关注册信息，但已获得 NMPA 批准用于其他适应证
NMD-670	CLCN1	化学药-有机杂环药物	口服	I/II期 在丹麦完成了一项用于治疗 MG 的 I/II 期临床试验	无申报
Tirasemtiv	骨骼肌型肌钙蛋白复合体和肌钙蛋白白-原肌球蛋白复合体	化学药-有机杂环药物	口服	II期（终止） 终止了一项用于 GMC 患者的 II 期临床试验（NCT01268280）	无申报

259

附表 2　部分术语英文全称及简称

D

德国重症肌无力协会（German Myasthenia Gravis Society，GMGS）

低密度脂蛋白受体相关蛋白 4（low-density lipoprotein receptor-related protein 4，LRP4）

低密度脂蛋白受体相关蛋白 4 体阳性的重症肌无力（low-density lipoprotein receptor-related protein 4 MG，LRP4-MG）

G

骨骼肌特异性受体酪氨酸激酶（muscle-specific receptor tyrosine kinase，MuSK）

J

甲状腺疾病（autoimmune thyroid disease，ATD）

甲状腺眼病（thyroid eye disease，TED）

胶原蛋白 Q（collagen Q，ColQ）

吉兰-巴雷综合征（Guillain-Barré syndrome，GBS）

极晚发型重症肌无力（very late-onset myasthenia gravis，VLOMG）

肌萎缩侧索硬化症（amyotrophic lateral sclerosis，ALS）

肌肉特异性受体酪氨酸激酶抗体阳性的重症肌无力（muscle-specific receptor tyrosine kinase MG，MuSK-MG）

L

兰伯特-伊顿肌无力综合征（LEMS）

类风湿性关节炎（rheumatoid arthritis，RA）

M

慢性炎症性脱髓鞘性多发性神经病（chronic inflammatory demyelinating polyneuropathy，CIDP）

美国食品药品管理局（Food and Drug Administration，FDA）

美国重症肌无力基金会（本书主要指重症肌无力严重程度分型）（Myasthenia Gravis Foundation of America，MGFA）

O

欧洲药品管理局（European Medicines Agency，EMA）

Q

嵌合抗原受体（chimeric antigen receptor，CAR）

青少年重症肌无力（juvenile myasthenia gravis，JMG）

全身型重症肌无力（generalized myasthenia gravis，GMG）

R

日本罕见病和患者组织协会（Japan Patients Association，JPA）

日本医药品与医疗器械局（Pharmaceuticals and Medical Devices Agency，PMDA）

S

视神经脊髓炎谱系病（neuromyelitis optica spectrum disorders，NMOSD）

T

Toll 样受体 4（Toll-like receptor 4，TLR4）

通用术语标准（common terminology criteria for adverse events，CTCAE）

W

晚发型重症肌无力（late-onset myasthenia gravis，LOMG）

X

系统性红斑狼疮（systemic lupus erythematosus，SLE）

胸腺瘤相关重症肌无力（thymoma-associated myasthenia gravis，TAMG）
血清阴性重症肌无力（seronegative myasthenia gravis，SNMG）

Y

眼肌型重症肌无力（ocular myasthenia gravis，OMG）
炎症性肌病（inflammatory myopathy，IM）
乙酰胆碱受体（acetylcholine receptor，AChR）
乙酰胆碱受体抗体阳性的重症肌无力（acetylcholine receptor-MG，AChR-MG）
原发性干燥综合征（primary Sjögren's syndrome，PSS）

Z

早发型重症肌无力（early-onset myasthenia gravis，EOMG）
自身免疫性脑炎（autoimmune encephalitis，AE）
自身免疫性神经肌肉接头（neuromuscular junction，NMJ）
主要组织相容性复合体（major histocompatibility complex，MHC）
重症肌无力（myasthenia gravis，MG）
最小症状表现（minimal symptom expression，MSE）